Die „Monographien aus dem Gesamtgebiete der Neurologie und Psychiatrie" stellen eine Sammlung solcher Arbeiten dar, die einen Einzelgegenstand dieses Gebietes in wissenschaftlich-methodischer Weise behandeln. Jede Arbeit soll ein in sich abgeschlossenes Ganzes bilden. Diese Vorbedingung läßt die Aufnahme von Originalarbeiten, auch solchen größeren Umfanges, nicht zu.

Die Sammlung möchte damit die Zeitschriften „Archiv für Psychiatrie und Nervenkrankheiten, vereinigt mit Zeitschrift für die gesamte Neurologie und Psychiatrie" und „Deutsche Zeitschrift für Nervenheilkunde" ergänzen. Sie wird deshalb deren Abonnenten zu einem Vorzugspreis geliefert.

Manuskripte nehmen entgegen

aus dem Gebiete der Psychiatrie:	Prof. Dr. M. MÜLLER, Bern, Bolligenstraße 117
aus dem Gebiete der Anatomie:	Prof. Dr. H. SPATZ, Gießen, Friedrichstraße 24
aus dem Gebiete der Neurologie:	Prof. Dr. P. VOGEL, Heidelberg, Voßstraße 2

MONOGRAPHIEN AUS DEM GESAMTGEBIET DER NEUROLOGIE UND
PSYCHIATRIE
HERAUSGEGEBEN VON
M. MÜLLER · BERN · H. SPATZ · GIESSEN · P. VOGEL · HEIDELBERG
HEFT 87

MARKHALTIGE FASERVERBINDUNGEN IM HIRNSTAMM DER KATZE

MIT AUSFÜHRUNGEN ÜBER DIE FUNKTIONELLE UND KLINISCHE BEDEUTUNG DER GESCHILDERTEN STRUKTUREN

VON

SANDRO BÜRGI
PROFESSOR FÜR INNERE MEDIZIN, BES. NEUROLOGIE
AN DER UNIVERSITÄT BERN

UND

VERENA M. BUCHER
PHYSIOLOGISCHES INSTITUT DER UNIVERSITÄT ZÜRICH
MITARBEITERIN FÜR DEN ANATOMISCHEN TEIL

49 ABBILDUNGEN

MIT EINEM GELEITWORT VON PROFESSOR DR. W. R. HESS

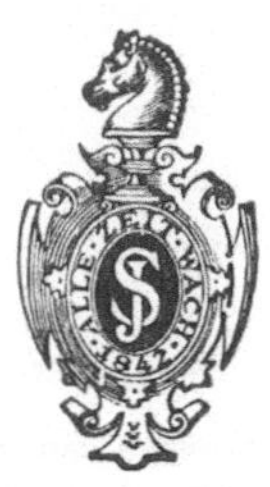

Springer-Verlag Berlin Heidelberg GmbH
1960

Studien aus der Hirnbiologischen Sammlung von W. R. Hess

ISBN 978-3-540-02581-8   ISBN 978-3-642-87414-7 (eBook)
DOI 10.1007/978-3-642-87414-7

Zum Geleit

Der von Herrn Kollegen SANDRO BÜRGI als Autor dieser Monographie seinerzeit ins Auge gefaßte und in den nachfolgenden Darstellungen nun realisierte Plan steht im Zusammenhang mit experimentellen Untersuchungen betreffend die *funktionelle Organisation des Zwischenhirns*. Darüber ist vom Unterzeichneten und Mitarbeitern ausführlich Bericht erstattet worden (1928—1956). Wie aus Publikationen nach 1939 ersichtlich, wurde — angeregt durch R. JUNG und E. WEISSCHEDEL — die Lokalisation der für die elektrischen Reizwirkungen verantwortlichen Stellen zu einem erheblichen Teil an Marchiserien vorgenommen. Abgesehen von meiner eigenen Zielsetzung stellen diese eine gute Unterlage für eine umfassende descriptiv anatomische Analyse des Katzengehirnes dar.

Die morphologisch orientierte Bearbeitung des in der Sammlung als lokalisatorische Belege zur Verfügung gehaltenen Materiales wurde von dem Unterzeichneten um so mehr begrüßt, als er selbst gemäß den Grenzen seiner Zuständigkeit sich zur Hauptsache auf die funktionellen Aspekte konzentrierte und auch jetzt seine Arbeit in dieser Richtung noch weiterführt.

Die Studie, welche Herr Kollege BÜRGI in sachverständiger Zusammenarbeit mit Fräulein VERENA M. BUCHER ausgeführt hat, stellt somit eine Ergänzung dar, die allen jenen willkommen sein wird, welchen es an einer Koordination morphologischer und funktioneller Aspekte des Gehirnes gelegen ist. Sie bringt auch eine Zusammenfassung früherer Mitteilungen, welche in der Zeit zwischen 1945 und 1959 als Einzelpublikationen aus dem Physiologischen Institut und der Hirnbiologischen Sammlung Zürich erschienen sind.

Zum Schluß bleibt dem Unterzeichneten die Pflicht, der *Schweiz. Akademie für Med. Wissenschaften* und dem *Schweiz. Nationalfonds zur Förderung der wissenschaftlichen Forschung* für die der Hirnbiologischen Sammlung zugewiesenen finanziellen Unterstützung zu danken; sie ist u. a. auch der vorliegenden Monographie zugute gekommen. — Meinen Dank verdient auch das vielfach geübte Entgegenkommen von Herrn Prof. O. WYSS, meinem Nachfolger als Vorsteher des Physiologischen Institutes unserer Universität.

Zürich, im Dezember 1959

W. R. HESS

Inhaltsübersicht

Einleitung

Im Verlaufe seiner ausgedehnten Forschungen über die funktionelle Bedeutung des Zwischenhirns und der angrenzenden Gebiete ist W. R. Hess Ende der dreißiger Jahre dazu übergegangen, das nach seiner Methode (Hess 1932) durchgeführte Reizexperiment nicht nur durch die Beobachtung des „spiegelbildlichen" Verhaltens des Versuchstieres nach Ausschaltung des stimulierten Substrates mittels Diathermiestrom zu ergänzen, sondern überdies danach zu forschen, welche Faserverbindungen infolge der Herdsetzung degeneriert sind. Er nannte dies die Methode der Stimulation-Elimination-Degeneration (S.E.D. 1947)[1], welche es gestattet, einerseits den durch Aktivierung sowie durch Verlust eines Substrates erzielten Effekt zu studieren, andererseits nicht nur die Lage der Reiz- und Coagulationspunkte, sondern auch die davon ausgehenden Verbindungen kennenzulernen. Was die Lokalisation der Elektrodenspuren und der Herde betrifft, wurde schon 1930 ein Photogrammatlas des Katzengehirns hergestellt, welcher diese Arbeit wesentlich erleichtert. Die Befunde können mit Hilfe eines Koordinatensystems von der einen auf eine andere Ebene übertragen werden (Hess 1932). Um die von den Reiz- und Coagulationsstellen ausgehenden Degenerationen festzustellen, wurden die Gehirne der Versuchstiere nach der Marchischen Methode imprägniert und serienweise in frontaler, horizontaler oder sagittaler Ebene geschnitten. Auf diese Weise haben sich im Laufe der Jahre 98 Marchiserien angesammelt, von welchen sich 75 für das Studium der Hirnstammverbindungen, vor allem derjenigen des Zwischen- und Mittelhirns besonders eignen und die Grundlage der vorliegenden Arbeit darstellen.

Die anatomische Auswertung befaßte sich zunächst mit der Feststellung der Lage der Elektroden, des Coagulationsherdes und der davon ausgehenden Faserzüge im Einzelfalle. Der Vergleich mehrerer gleichartiger Reiz- und Ausschaltungseffekte mit analogen Degenerationserscheinungen gestattete es jedoch in vielen Fällen, auch die funktionelle Bedeutung einzelner Verbindungen oder ganzer Systeme zu erhärten. Es zeigte sich, daß die Hessschen Dokumente überdies dazu angetan sind, das rein anatomische Studium von Bahnen mit vorläufig unbekannter Bedeutung zu fördern.

In gemeinsamer Arbeit mit Fräulein Verena Bucher habe ich mich dieser letzteren Aufgabe seit mehr als 15 Jahren gewidmet, während welcher eine Reihe von Einzeldarstellungen in Fachzeitschriften veröffentlicht wurden. Wir haben uns dabei mit vielen kontroversen Problemen vorwiegend anatomischer Natur vertraut gemacht und glauben, einige derselben der Lösung näher gebracht zu haben.

---

[1] Über die Einzelheiten der Methode vgl. Hess (1932); die Ergebnisse der Reiz- und Ausschaltungsversuche finden sich zusammengestellt in Hess (1947, 1948, 1954).

Da die Ergebnisse unserer Untersuchungen jedoch zerstreut in verschiedenen Zeitschriften mehrerer Länder mitgeteilt wurden, scheint es angezeigt zu sein, einmal eine Gesamtdarstellung derselben zu unternehmen. Es hat dies überdies den Vorteil, einige Beobachtungen verwerten zu können, welche infolge der thematischen Beschränkung nicht in die Einzelarbeiten aufgenommen werden konnten.

Die Fragestellung der vorliegenden Arbeit ist in erster Linie morphologisch, weshalb der Wiedergabe und Erläuterung nicht retuschierter Mikrophotographien ebensoviel Gewicht beigemessen wurde wie dem Text. Soweit es anging, habe ich mich jedoch bemüht, auch die funktionelle Bedeutung der geschilderten Strukturen und die klinischen Belange kurz zu erörtern und diesbezügliche Übereinstimmungen oder Diskrepanzen mit den anatomischen Gegebenheiten hervorzuheben. Überdies wurde manchmal versucht, durch Heranziehung von Erkenntnissen der phylogenetischen Forschung das Verständnis zu fördern, wobei wir vor allem den Darstellungen von ARIËNS KAPPERS und BECCARI folgten. Die Beschränkung auf die Besprechung *markhaltiger* Faserverbindungen und die vornehmliche Berücksichtigung des Zwischen- und Mittelhirnes ergibt sich zwangsläufig aus den vorhandenen Dokumenten. Trotzdem es sich um Katzenmaterial handelt, dürften die Befunde insofern eine allgemeinere Gültigkeit haben, als die grundlegenden Strukturen dieser Hirnabschnitte bis zum Menschen hinauf in prinzipiell analoger Weise beibehalten werden. Die Unterschiede sind vorwiegend quantitativer Natur.

Da die Besprechung der Literatur zum Teil schon in unsern Einzelarbeiten erfolgt ist, konnte oft auf eine erneute Auseinandersetzung mit derselben verzichtet werden. Zudem würde eine eingehende Berücksichtigung aller einschlägigen Publikationen den Text allzusehr mit Autorennamen belasten. Aus dem gleichen Grunde wird auf unsere eigenen Veröffentlichungen nur mittels römischer Zahlen hingewiesen.

Die Beurteilung von Hirnschnitten, insbesondere wenn sie aus experimentellem Materiale stammen, kann in guten Treuen zu verschiedenen Auffassungen führen. In den wenigen Fällen, in welchen die Interpretation meiner Mitarbeiterin von der meinen abweicht, wird dies in einer Fußnote vermerkt. Im übrigen wird das hier verwendete Material zusammen mit den Filmstreifen und Protokollen der Experimente von W. R. HESS in der Hirnbiologischen Sammlung aufbewahrt und steht späteren Interessenten zur Überprüfung und allfälligen Bearbeitung nach anderen Gesichtspunkten zur Verfügung.

Herrn Prof. HESS bin ich für seine wertvollen Ratschläge und seine Bereitwilligkeit, uns seine Sammlung zur Verfügung zu stellen, zu großem Dank verpflichtet. Vereinzelte Abbildungen wurden im Photographischen Institut der Eidg. Technischen Hochschule ((Direktor Prof. EGGERT) hergestellt. Die meisten Mikrophotographien wurden jedoch mit einer Apparatur aufgenommen, welche Herr Professor ROBERT SCHENK (jetzt Anatomische Anstalt Basel) für Filmaufnahmen bei Lupenvergrößerung zusammengestellt und mir in liebenswürdiger Weise zum Gebrauch überlassen hat. Auch ihm gebührt unser verbindlichster Dank.

Allgemeine Vorbemerkungen

1. Von den im Text und vor allem bei den Abbildungen aufgeführten *arabischen Zahlen* bedeutet jeweils die erste die Fall-, die zweite die Schnittnummer. Wenn also z. B. unter

Abb. 1 steht: *298*, 309, so heißt das, es handle sich um den Schnitt Nummer 309 des Experimentes 298. Da sich die gleichen Zahlen in den physiologisch orientierten Publikationen von W. R. HESS und seinen Mitarbeitern wiederfinden, erleichtert dies dem speziell interessierten Leser, an Hand dieser Veröffentlichungen auch von den Reizbefunden und der Wirkung der Ausschaltung bei den betreffenden Experimenten Kenntnis zu nehmen. Eine vollständige Liste der Arbeiten findet sich bei HESS (1954, vgl. auch seine ersten zusammenfassenden Werke von 1947 und 1948).

2. Die Wiedergabe von *Horizontalschnitten* erfolgt in der üblichen Weise so, daß rostal vorne, caudal hinten liegt. Da die Horizontalschnitte parallel einer durch die vordere und hintere Commissur gehenden Ebene angefertigt wurden, erinnern die Bilder vom Mittelhirn an abwärts an Frontalschnitte, was für den Ungeübten eine gewisse Schwierigkeit bedeuten kann. Es soll daher auf die eingehende Erläuterung der Schnittführung bei HESS (1932) hingewiesen werden.

3. Die im Text verwendeten *römischen Zahlen I bis XVI* beziehen sich auf unsere hirnanatomischen Publikationen, welche der vorliegenden Arbeit als Basis dienten. Sie sind am Anfang des Literaturverzeichnisses im einzelnen aufgeführt.

I. Rhinencephale Verbindungen[1]

Während die afferenten Systeme der anderen Sinnesorgane ziemlich gesetzmäßig aufsteigen und manchmal schon mit der zweiten Neuronenkette einen Thalamuskern erreichen, von wo aus eine Projektion auf die Rinde erfolgt, durchsetzen die sog. rhinencephalen Verbindungen das Mittel- und Zwischenhirn der Katze wie der höheren Säuger in scheinbar recht eigenwilliger Weise. So erhalten z. B. die Anteriorkerne großenteils schon cortical verarbeitete Impulse. Diese Anordnung ist zum Teil entwicklungsgeschichtlich bedingt. Insofern es sich um Strukturen echt olfactorischer Bedeutung handelt, ist aber darüber hinaus folgendes zu beachten: Das Tier wittert, schnuppert oder schnüffelt, um die Flucht zu ergreifen, der Beute nachzujagen, die Nahrung zu prüfen oder den Sexualpartner aufzusuchen. Das bedeutet aber, daß die Geruchsreize im allgemeinen eine Umstimmung des ganzen Organismus bewirken und ein Gesamtverhalten hervorrufen, welches sowohl motorische wie vegetative Äußerungen verursacht. Dies mag die außerordentliche Komplexität der rhinencephalen Verbindungen mitbedingen und im weiteren den Grund darstellen, warum dieses System von vornherein und in erster Linie im Telencephalen organisiert wird. Dort aber, wo einfachere Reflexe in Frage kommen, z. B. bei der olfactorisch veranlaßten Sekretion der Verdauungssäfte, handelt es sich um eine Kontaktnahme mit vegetativen Instanzen, deren anatomischer Ausdruck noch gänzlich unbekannt ist.

Im weiteren ist hervorzuheben, daß viele Anteile des „Rhinencephalon" auch bei den Mikrosmaten, ja Anosmaten gut ausgebildet werden und daher kaum dem Geruchssinn dienen können (sog. „nichtolfactorischer Allocortex" von STEPHAN, 1956). Ob denselben von vornherein andere Aufgaben obliegen oder ob es sich um einen Funktionswandel handelt, wissen wir nicht. Populäre Ausdrücke wie „jemand hat eine gute Nase" oder „er schnüffelt in allem herum" können vielleicht einen Weg zum Verständnis weisen; denn sie kennzeichnen mit einem dem olfactorischen Geschehen entnommenen Bilde ein instinktives Verhalten, das nicht unbedingt an den Geruchssinn gebunden ist. Man muß sich aber darüber im klaren sein, daß alle

---

[1] Der Ausdruck „rhinencephal" wird hier im herkömmlich konventionellem Sinne gebraucht und soll nichts über die effektive Bedeutung der besprochenen Strukturen aussagen.

bisher aufgestellten, zum Teil geistreichen und sogar pathologisch-anatomisch argumentierten Theorien (etwa EDINGERS Oralsinn oder GAMPERS und GRÜN-THALS amnestischer Symptomenkomplex) nicht über das Stadium der Hypothese hinausgekommen sind.

Wir möchten uns daher in diesem Kapitel nicht mit der physiologischen Seite der Probleme befassen, sondern uns auf die Erörterung einiger struktureller Punkte beschränken. Aber auch hier stoßen wir auf eine Eigentümlichkeit des Rhinence-phalon: Es gibt eine Reihe von Bündeln, welche sich, obschon myelinisiert, im Marchibilde kaum oder überhaupt nicht darstellen lassen. Das scheint z. B. beim Commissurenanteil der Stria terminalis der Fall zu sein (Fox 1943)[1]. Andere Faserzüge, in unserem Material u. a. die Commissura anterior, Pars olfactoria, und einige Bestandteile der Stria medullaris, imprägnieren sich eine Strecke weit, worauf die Osmiumkörner abrupt verschwinden. Dort aber, wo man einen Faszikel bis zu seiner Endaufsplitterung verfolgen kann, sieht man oft eine eigenartige, für das betreffende Bündel meist spezifische Imprägnierung, z. B. ein „schollen-artiges Zerbröckeln" anstatt einer faserförmigen Degeneration (VII, IX). Ob dies auf einer besonderen Struktur oder chemischen Zusammensetzung der Mark-scheiden beruht, wissen wir nicht. Wo sie vorhanden sind, lassen diese Degenera-tionsarten jedoch einen Faserzug mit Wahrscheinlichkeit als Bestandteil des Rhinencephalon erkennen; sie haben aber den Nachteil, bei nur teilweiser Unter-brechung des Bündels eine echte von einer Pseudodegeneration im Marchibilde manchmal schwer unterscheiden zu lassen und sich mikrophotographisch schlecht darzustellen.

a) Verbindungen des mamillären Systems[2]

Der *Fornix* ist in unseren Präparaten zwar oft durch Elektrodenspuren oder Coagulationsherde mitverletzt; doch haben wir uns bisher mit diesem kom-plizierten System nicht im einzelnen befaßt und möchten daher nur einige Punkte an Hand von Literaturangaben erwähnen. Im allgemeinen wird angenommen, das Gewölbe enthalte neben wenigen ansteigenden (Tr. olfacto- und septo-hippo-campicus) vor allem hippocampofugale Fasern, welche u. a. zum Septum, zur Area praeoptica (vor allem deren präcommissuralen Anteil), zum dorsalen und periventriculären Hypothalamus, zum Thalamus (insb. Nucl. anteroventralis), vor allem aber zum Corpus mamillare ziehen (NAUTA 1956, Ratte). Gemäß einer kürzlich erschienenen experimentellen Arbeit von McLARDY (1955) scheint er überdies eine wohl in beiden Richtungen laufende Verbindung zwischen Septum

---

[1] Auch eigene Beobachtungen (BUCHER, nicht veröffentlicht).

[2] Bei den rhinencephalen Verbindungen des Zwischen- und Mittelhirns kann man grosso modo ein mamilläres und ein habenuläres System unterscheiden. Beim ersteren kommen cortical verarbeitete Impulse via Fornix, daneben mesencephale via Pedunculus zum Corpus mamillare, dessen Efferenzen in geringem Maße das Mittelhirn via Fasc. mamillo-tegmentalis, großenteils via Fasc. mamillo-thalamicus die Anteriorkerne erreichen, von wo aus eine Pro-jektion auf das Cingulum stattfindet. Es handelt sich also in der Hauptsache um Efferenzen des nichtolfactorischen Archicortex (STEPHAN 1956). Das phylogentisch ältere, habenuläre System führt in der Stria medullaris Impulse sehr verschiedener Herkunft, zum Teil aber wohl echt olfactorischer Bedeutung, welche den Habenulae zugeleitet werden (vgl. MARBURG 1944). Von hier erfolgt die Projektion auf den Nucl. interpeduncularis, in geringerem Maße auch auf das Tegmentum mesencephali.

und Temporallappen (via Fibrae perforantes des Balkens) zu enthalten. Die betreffenden Fasern sollen zum Teil in einer von BECKER (1952) beim Hund beschriebenen, von McLARDY beim Macacus ebenfalls neu entdeckten vorderen Fornixdecussation kreuzen, welche aber schon im Katzenatlas von WINKLER u. POTTER abgebildet ist. Dieses „*vordere Psalterium*" liegt knapp rostral des Überganges von Fornix horizontalis in die Columnae descendentes. Den Übergang selbst kennzeichnet ein aus stark vascularisiertem Bindegewebe bestehendes, Ependym- und Gliazellen enthaltendes Gebilde, welches, caudodorsal an die eben erwähnte Decussation anschließend, dem Fornix unten aufliegt[1]. Beide Strukturen wurden von McLARDY auch in menschlichen Gehirnen gesehen, und in unserem Katzenmaterial sind sie ebenfalls nachweisbar.

Die von dieser Stelle aus als Pars libera das Dach des III. Ventrikels weiterhin mitbildenden und überdies das Foramen Monroi vorne umrandenden *Fornixsäulen* kommen in engen Kontakt mit der Stria medullaris seitlich, dem Septum vorne, an welch letzteres sie offenbar Fasern abgeben, treten dann aber in die Ventrikelwand ein (Pars tecta) und streben den Mamillarkörpern zu, in welche sie von rostrolateral eindringen[2]. Eine Kreuzung der ankommenden Fasern, wie sie von RAMÓN Y CAJAL (1911) beschrieben wurde, sahen wir nicht. Ebensowenig konnten der oft erwähnte Eintritt von Fornixelementen in die Decussatio supramamillaris (MORIN 1950, NAUTA 1956), in den Pedunculus corporis mamillaris (HONEGGER 1890, GEREBTZOFF 1941) sowie weitere Mittelhirnprojektionen mit Sicherheit nachgewiesen werden. Nach NAUTA unterliegen diese Endaufsplitterungen starken Schwankungen, nach RIOCH handelt es sich zum Teil um Fasern, welche ihre Myelinscheiden verloren haben, was die Unstimmigkeiten erklären dürfte.

Weitere Afferenzen erhält das *Corpus mamillare* durch seinen *Pedunculus*, in welchem Gebilde wir 2 verschiedene, aus dem Mittelhirn aufsteigende Bündel nachweisen konnten (IX). Das eine, die *Pars ascendens medialis* bzw. der *Fasc. tegmentomamillaris*, scheint im Guddenschen Nucl. tegmenti profundus zu entspringen (QUENSEL 1911, Fox 1941), von wo aus seine mäßig myelinisierten Fasern in aufgelockertem Verbande ventralwärts durch die Substantia reticularis ziehen (Abb. 1a), den Lemniscus medialis überschreiten und sich ventrolateral des Nucl. interpeduncularis zu einem Bündel sammeln, um nun im eigentlichen Pedunculus corporis mamillaris an der Hirnbasis rostralwärts zu verlaufen. Dabei entfernen sie sich ein wenig vom Nucl. interpeduncularis, durchkreuzen die austretenden Oculomotoriuswurzeln (Abb. 1b) und endigen im lateralen und medialen Teil des Corpus mamillare (Abb. 1c). Wie schon RAMÓN Y CAJAL (1911) zeigte, kreuzen einige Fasern zur gegenüberliegenden Seite. Ein manchmal erwähntes Fortschreiten

---

[1] McLARDY hält diesen „Nodulus chorioidalis" für den Knotenpunkt, wo die Taeniae chorioideae der Seitenventrikel mit dem rostralsten Ansatzpunkt derjenigen des III. Ventrikels konfluieren. Das Gebilde entspreche dem „Ganglion psalteri" von SPIEGEL (1918), dem „Tuberculum intercolumnare" von PUTNAM (1922) und dem „Subfornicalorgan" von PINES (1926). — (Autoren zitiert nach McLARDY.)

[2] Die Angaben über die genaue Endigung der Fasern sind sehr unterschiedlich; aber auch die Bezeichnung der Kerne des Corpus mamillare wird sehr uneinheitlich gehandhabt. So nennt z. B. LE GROS CLARK (1938) „Nucl. intercalatus" den lateralsten Abschnitt des sonst als Nucl. lateralis angegebenen Kernes. Eine gute vergleichend-anatomische Studie über diese Fragen findet sich bei ROSE (1939/40).

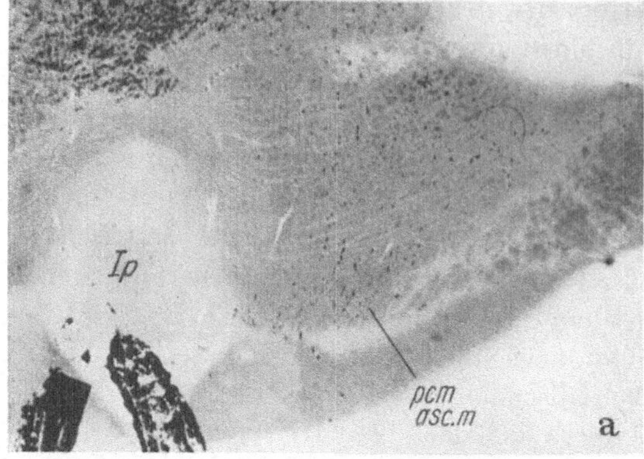

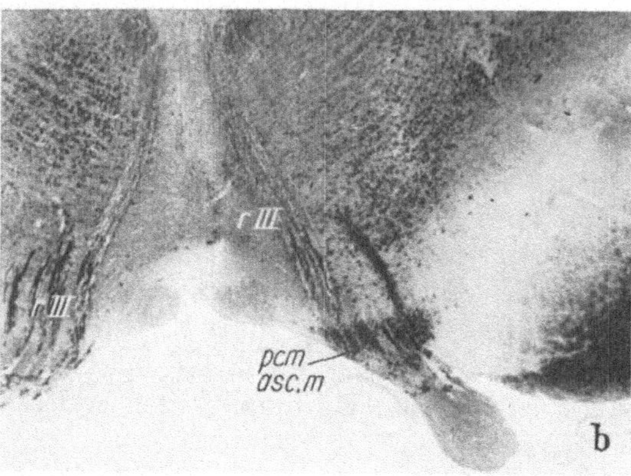

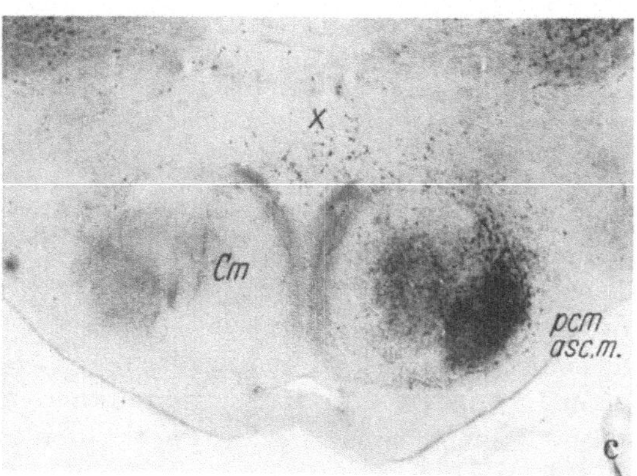

Abb. 1 a—c. 3 Frontalschnitte (*298*, 309; *297*, 392 und 431),
welche den Verlauf des Pedunculus mamillaris, Pars ascendens medialis *(pcm. asc. m)* veranschaulichen. Oben (1 a)
sieht man, wie die Fasern, welche von der Gegend des
Nucl. Gudden herkommen, die Substantia reticularis mesencephali „regentropfenartig" in ventrorostraler Richtung
durchlaufen und sich seitlich des Nucl. interpeduncularis
(Ip) sammeln. Abb. 1 b zeigt, wie sie sich mit den austretenden Oculomotoriuswurzeln *(r III)* überkreuzen, während Abb. 1 c ihre Endigung im lateralen und mittleren
Abschnitt des Corpus mamillare *(Cm)* darstellt. Man sieht,
daß einige Elemente kreuzen *(x)*

einzelner Elemente bis zum
Tuber cinereum konnten wir
nicht nachweisen. Vom Momente
an, wo sie als kompaktes Bündel an der Hirnbasis erscheint,
weist diese tegmento-mamilläre
Verbindung eine typisch schol-
lenförmige Degenerationsweise
auf (Abb. 1 b, 1 c), während die
Osmiumkörner in der Substantia reticularis wie Tropfen aus-
sehen.

Die *Pars ascendens lateralis*
degeneriert nach Herden, welche
in der Area cuneiformis liegen[1],
und zwar im mittleren Abschnitt
ihrer rostrocaudalen Ausdehnung. Ob das Bündel hier entspringt oder von weiter caudalwärts herkommt, konnte nicht
sichergestellt werden. Wegen
gleichzeitiger Degeneration anderer Systeme, insbesondere des
Brachium conjunctivum, war es
auch nicht möglich, seinen anfänglichen Verlauf zu verfolgen.
Wahrscheinlich ziehen seine
Fasern zunächst ventralwärts
durch die laterale Substantia
reticularis; denn man findet sie
an der Stelle wieder, wo sie den
dorsolateralen Abschnitt des
Lemniscus medialis überschreiten (Abb. 2 a). Von hier aus laufen sie mitten durch die Substantia nigra, um in den eigentlichen Pedunculus corporis mamillaris dort einzutreten, wo sich
derselbe mit den Oculomotoriuswurzeln verflicht (Abb. 2). In
der Hauptsache erreicht das
Bündel den Lateralkern des Corpus mamillare; einige Elemente

---

[1] Mit der Area cuneiformis werden
wir uns anläßlich der Besprechung
der Verbindungen des akustischen
Systems zu beschäftigen haben.

nehmen jedoch kurz vorher eine leicht dorsale Richtung ein, treten in den Fasc. mamillo-thalamicus ein und steigen in dieser Struktur zum Medialkerne ab. Im Gegensatz zum Fasc. tegmento-mamillaris degeneriert die Pars ascendens lateralis während ihres ganzen Verlaufes in „gestrichelter" Form.

Der Pedunculus corporis mamillaris enthält im weiteren einige mamillofugale Elemente, sie sind nicht zahlreich, aber es handelt sich wiederum um 2 Bündelchen, eine *Pars descendens medialis* und eine *Pars descendens lateralis*. Die Fasern der

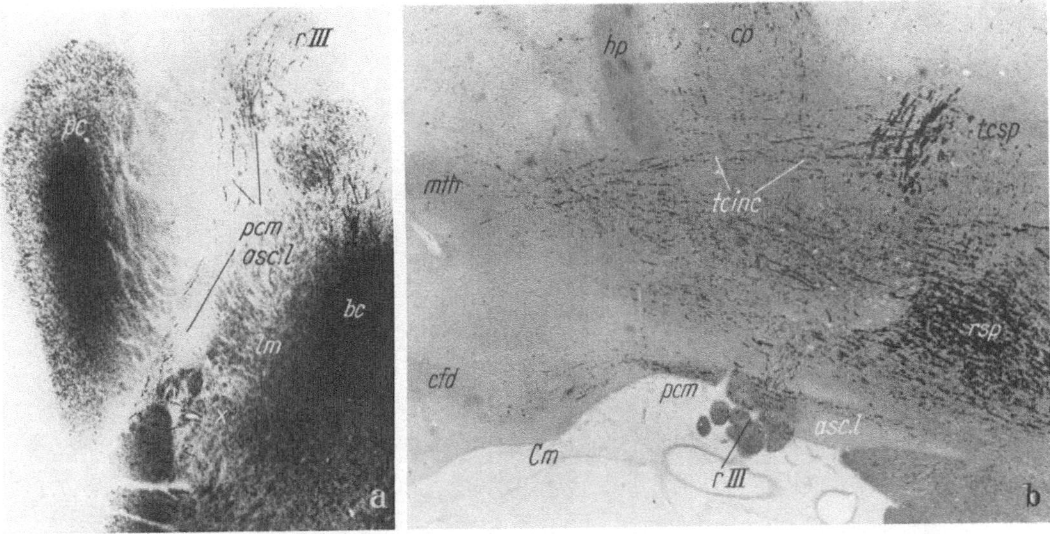

Abb. 2a u. b. Die Pars ascendens lateralis des Pedunculus corporis mamillaris *(pcm. asc. l)* in einem Horizontalschnitt *(282, 173)* durch Substantia nigra und Oculomotoriuswurzeln und einem Sagittalschnitt *(448, 535)* durch Tegmentum mesencephali und lateralen Abschnitt des Corpus mamillare *(Cm)*. Auf ersterem sieht man bei *x*, wie die Fasern den Lemniscus medialis *(lm)* überkreuzen, um in die Substantia nigra einzutreten, welche sie ihrer ganzen Länge nach durchlaufen. Auch auf dem Sagittalbild ziehen sie durch diese Struktur. In der Gegend der austretenden Oculomotoriuswurzeln *(r III)* vereinigen sie sich mit der (in diesem Falle nicht degenerierten) Pars medialis. *bc* Brachium conjunctivum, *cfd* Columna fornicis descendens, *cp* Commissura posterior, *hp* Fasc. habenulo-pedunchularis, *mth* Fasc. mamillo-thalamicus, *pc* Pedunculus cerebri, *rsp* Fasc. rubro-spinalis, *tcinc* Fasc. tecto-incertalis, *tcsp* Fasc. tecto-spinalis

ersteren verlaufen im Areal des Pedunculus corporis mamillaris caudalwärts, schwenken am hinteren Pol des Nucl. interpeduncularis nach oben und verlieren sich in Richtung Guddenscher Kernkomplex. Diejenigen der Pars descendens lateralis zweigen ziemlich rasch lateralwärts ab, durchlaufen die Substantia nigra, konnten aber nicht weiter verfolgt werden. Ob diese absteigenden Bündelchen im Corpus mamillare selbst entspringen oder von weiter rostralwärts, z. B. vom Fornix herkommen, konnte nicht sichergestellt werden; das erstere erscheint uns jedoch wahrscheinlicher.

Ein weiteres efferentes, bei der Katze eher schwach entwickeltes Bündel stellt der *Fasc. mamillo-tegmentalis* dar. Er soll im Medialkern entspringen, verläuft zunächst dorsal-, dann dorsocaudalwärts durch das prärubale Feld, biegt allmählich in rein caudale Richtung um, wobei er sich ventrolateral des Fasc. longitudinalis medialis, zum Teil im Areal des Fasc. thalamopraetecto-tegmentalis (s. Kap. VI) befindet und gegen den Guddenschen Kernkomplex hinzieht, den er aber mindestens teilweise noch überschreitet. Bekanntlich soll dieser Faserzug mit dem *Fasc. mamillo-thalamicus* zusammen aus einem gemeinsamen Stamme hervorgehen (Ramón y Cajal), welcher sogar einen eigenen Namen erhalten hat: Fasc. mamillaris princeps. Man müßte daher annehmen, daß sich das mamillo-

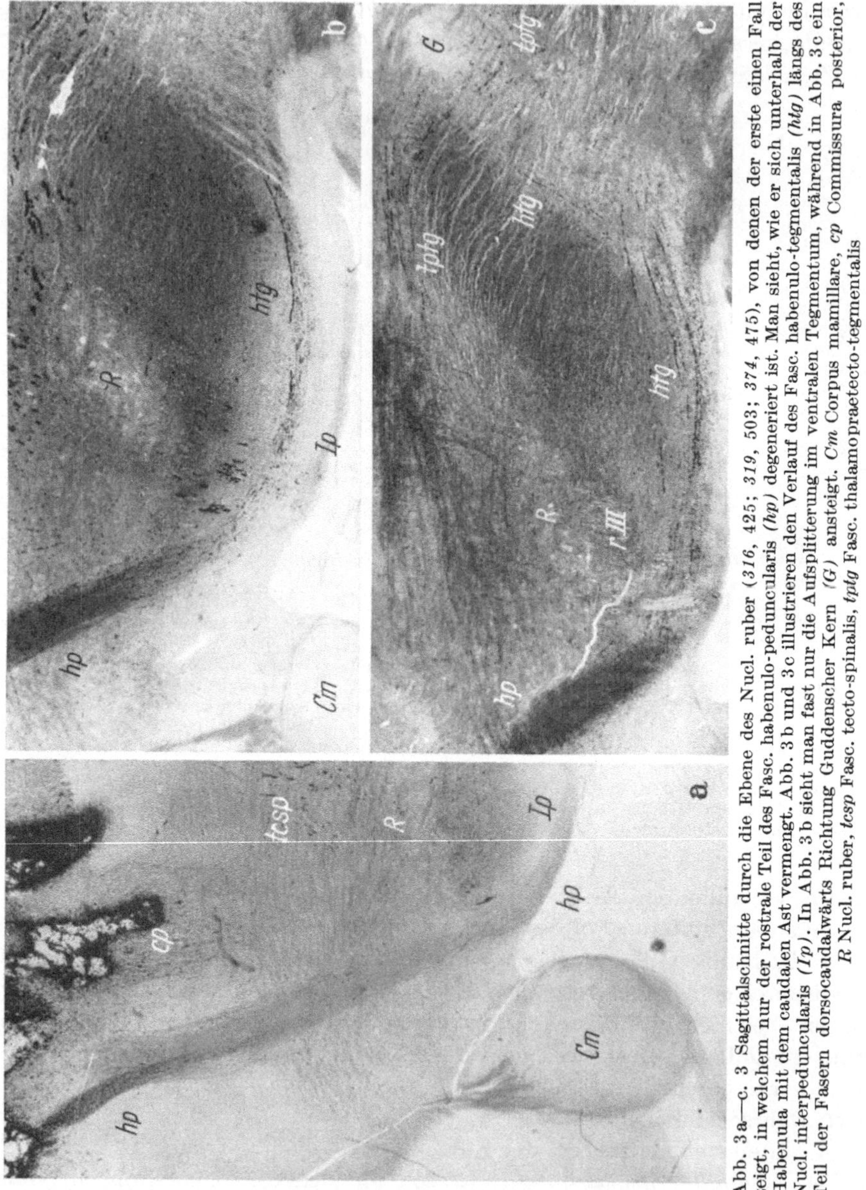

Abb. 3a—c. 3 Sagittalschnitte durch die Ebene des Nucl. ruber (*316, 425; 319, 503; 374, 475*), von denen der erste einen Fall zeigt, in welchem nur der rostrale Teil des Fasc. habenulo-peduncularis (*hp*) degeneriert ist. Man sieht, wie er sich unterhalb der Habenula mit dem caudalen Ast vermengt. Abb. 3b und 3c illustrieren den Verlauf des Fasc. habenulo-tegmentalis (*htg*) längs des Nucl. interpeduncularis (*Ip*). In Abb. 3b sieht man fast nur die Aufsplitterung im ventralen Tegmentum, während in Abb. 3c ein Teil der Fasern dorsocaudalwärts Richtung Guddenscher Kern (*G*) ansteigt. *Cm* Corpus mamillare, *cp* Commissura posterior, *R* Nucl. ruber, *tcsp* Fasc. tecto-spinalis, *tptg* Fasc. thalamopraetecto-tegmentalis

thalamische Bündel als Kollateralensystem des phylogenetisch älteren mamillotegmentalen allmählich entwickelt hat. Da jedoch der Vicq d'Azyrsche Faserzug in der aufsteigenden Tierreihe stark zunimmt und den Fasc. Gudden ad tegmentum bei weitem überflügelt, muß und soll er auch direkte Fasern besitzen (Castaldi

1923). Was das Marchibild betrifft, so hat der Fasc. mamillo-tegmentalis mittelstark myelinisierte, sich nicht „rhinencephal" imprägnierende Fasern, während das mamillo-thalamische Bündel nebel- und staubförmig zerfällt, nur vereinzelte Fäserchen aufweist, und daher namentlich gegen die Endigung hin schwer zu verfolgen ist. Man sieht zwar, daß es zu den Anteriorkernen, wahrscheinlich vorwiegend zum Nucl. anteromedialis[1] strebt, seine Endaufsplitterungen sind aber nicht genau festzustellen. Dagegen kann man seine Herkunft, vornehmlich aus dem Nucl. medialis corporis mamillaris[2] recht gut erkennen. Einige Beobachtungen[3] weisen darauf hin, daß der Faserzug auch absteigende, d. h. thalamo-mamilläre Elemente enthält, was aber wegen der „rhinencephalen" Degenerationsweise nie restlos sichergestellt werden konnte.

b) Verbindungen des habenulären Systems

Die Kerne der Habenulae erhalten ihre Afferenzen vorwiegend aus verschiedenen Bestandteilen der *Stria medullaris*, die aber in unserem Material meist nur streckenweise degenerieren. Gemäß der Literatur handelt es sich um Impulse aus sekundären und tertiären Riechzentren, wobei eine ganze Reihe von Komponenten aufgeführt werden (MARBURG unterscheidet deren 11), welche vom Hippocampus (als ununterbrochene Verbindung bestritten), dem Septum, von Stria terminalis und Commissura anterior, vom Tuberculum olfactorium, der Area praeoptica, dem Hypothalamus, vom Lobus pyriformis und der Amygdala, vom Kern des Tractus olfactorius lateralis usf. herkommen sollen. Über einen wohl nicht zum habenulären System gehörenden, in der Commissura habenularum kreuzenden Bestandteil der Stria medullaris wird weiter unten berichtet.

Aus den Kernen der Habenula entspringt vor allem der phylogenetisch uralte *Fasc. habenulo-peduncularis* (Tractus Meynert, Fasc. retroflexus), der bei der Katze mit einem rostraler liegenden, offenbar vorwiegend den lateralen Kernabschnitten entstammenden und einem mediocaudalen Anteil beginnt, welche sich dann zum gemeinsamen Bündel vereinigen (Abb. 3a). Der Faserzug zieht in ziemlich gestrecktem Verlauf ventral- und leicht caudalwärts und tritt von vorn unten in den Nucl. interpeduncularis ein, wo er offenbar restlos endigt (Abb. 5). Der ursprünglich nicht myelinisierte Fasc. habenulo-peduncularis wird schon bei den Plagiostomen von myelinisierten Fasern umgeben, eine Anordnung, welche sich auch bei der Stria medullaris vorfinden soll (ARIËNS KAPPERS). Bei der Katze sieht man in ganz ähnlicher Weise fein gestrichelt degenerierende, wohl vorwiegend aus der medialen Habenulagegend stammende Elemente den schollenförmig zerfallenden Tractus Meynert umgeben, sich dann aber vor dem Nucl. ruber allmählich caudolateralwärts davon ablösen, um in einem nach vorn unten konvexen Bogen lateral des Nucl. interpeduncularis zu verlaufen (Abb. 3b, c, vgl. Abb. 25a, 29b, 30c). Ob dieser *Fasc. habenulo-tegmentalis* (I, VII, IX) hier Fasern abgibt, konnte nicht sichergestellt werden. In der Hauptsache verliert er sich caudal davon im ventralen Tegmentum (Abb. 3b); ein nicht unbeträchtlicher

---

[1] Nach LE GROS CLARK soll die Endigung bei höheren Formen eher im Nucl. anteroventralis stattfinden.

[2] CASTALDI (1923; TSAI (1925); LE GROS CLARK und Mitarbeiter (1938); ROSE (1939); ALLEN (1944).

[3] *255, 320, 411, 412, 414.*

Anteil seiner Elemente zweigt jedoch in caudodorsaler Richtung ab und zieht zum Guddenschen Kernkomplex (Abb. 3c). Das Bündel scheint zuerst von ELIZABETH THOMPSON (1942, Opossum) in Normalmaterial beschrieben worden zu sein; die Autorin dachte aber an eine Beziehung zum Griseum centrale, vielleicht sogar zum Oculomotoriuskern, und hielt es für einen Bestandteil des Fasc. longitudinalis dorsalis. Nach unseren Beobachtungen besteht kein Zusammenhang mit diesen Strukturen; dagegen stellt der Faserzug eine Querverbindung zwischen habenulärem und mamillärem System her.

Leider ist man über die Efferenzen des Nucl. interpeduncularis mangelhaft orientiert. Eine manchmal erwähnte Projektion auf die Guddenschen Kerne (BECCARI 1943, CLARA 1953) beruht möglicherweise auf einer Verwechslung mit den eben beschriebenen Fasern des Fasc. habenulo-tegmentalis. Nach Angaben der vergleichenden Anatomie kommt auch eine Verbindung mit den visceromotorischen Kernen der Oblongata in Betracht. Die Frage muß sich aber stellen, ob nicht von hier aus längs eines anatomisch noch unbekannten Dispositives u. a. die Sekretion der Verdauungssäfte durch olfaktorische Reize beeinflußt wird[1].

c) Einige weitere Verbindungen

1. Das *basale Riechbündel* (Tractus olfacto-mesencephalicus der neuen Nomenklatur, „medial forebrain bundle" des englischen Schrifttums), welches eine direkte Verbindung der sekundären Riechzentren mit Hypothalamus und Mesencephalon herstellen soll[2], ist in unserem Material immer nur teilweise unterbrochen. Es handelt sich um außerordentlich feine und daher nur schwer verfolgbare Fäserchen, welche zwischen Basis des Vorderhirns, Hypothalamus und Mittelhirn *in beiden Richtungen*, d. h. sowohl deszendierend als auch ascendierend verlaufen. Die caudalste Stelle, von welcher aus wir eine aufsteigende Degeneration beobachtet haben, betrifft merkwürdigerweise einen Herd, welcher sich von der Area cuneiformis bis dorsorostral des Nucl. masticatorius erstreckt[3]. Nach vorn ziehen die Fäserchen des basalen Riechbündels jedenfalls bis zum Tuberculum olfactorium; doch konnten wir ihre genaue Endigung weder hier noch im Mesodiencephalon sicherstellen.

2. Das *Commissurenbündel der Stria medullaris* wurde seinerzeit (VII) in Anlehnung an JOHNSTON (1923) und BERKELBACH VAN DER SPRENKEL (1926) als „Stria terminalis-Bündel der Stria medullaris" beschrieben[4]. Da aber seine Herkunft aus dem Bett der Stria terminalis zwar möglich, aber durchaus nicht gesichert ist, dürfte die nichts präjudizierende Bezeichnung „Commissurenbündel"

---

[1] Ob das Syndrom der „starrsinnigen Progression" von BAILEY u. DAVIS (1942) als Ausdruck der alleinigen Zerstörung des Nucl. interpeduncularis zu werten ist, bleibe vorläufig dahingestellt.

[2] Dieses System kommt natürlich auch in Frage für eine Verbindung mit den sekretorischen Kernen. Es ist aber zu erwähnen, daß HESS bei Reizung in der Area praeoptica lateralis und im Hypothalamus lateralis Schnuppern erhielt.

[3] *282.*

[4] Das Bündel wurde von WALLENBERG (1926) in experimentellem Material beim Iltis und früher schon beim Kaninchen teilweise beschrieben. Vielleicht entsprechen ihm auch die pallido-habenuläre Verbindung von MARBURG (1944), bzw. der laterale cortico-habenuläre Trakt, der allerdings sowohl von RANSON u. RANSON Jr. (1942) wie von LAURSEN (1955) nur bis zur Gegend der Habenula verfolgt wurde.

geeigneter sein[1]. Jede Unterbrechung der Stria medullaris im Thalamus bewirkt u. a. die Degeneration recht ordentlich myelinisierter Fasern, welche im lateralen Abschnitt dieser Struktur caudodorsalwärts ziehen, im oberen Teil der Commissura habenularum[2] kreuzen, um in leicht laterodorsalerer Lage im kontralateralen Faszikel rostroventralwärts zu verlaufen (Abb. 4a). Sie schwenken dann von medial her nach vorne um die Anteriorkerne, steigen fast senkrecht ab (Abb. 36b), liegen

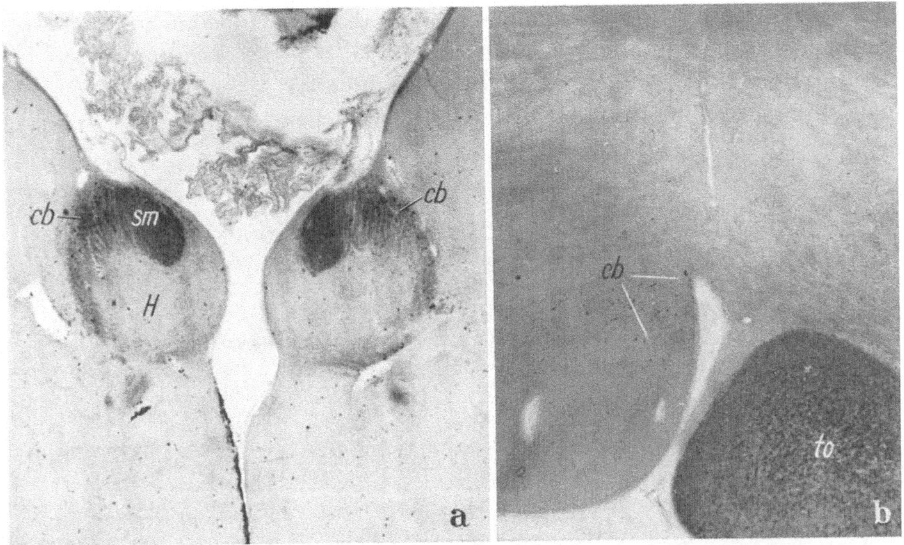

Abb. 4a u. b. Auf dem Frontalschnitt durch den vorderen Teil der Habenulae (*332*, *453*) sieht man das Commissurenbündel *(cm)* lateral bzw. laterodorsal in der Stria medullaris *(sm)*. Links steigt es nach oben hinten an, rechts begibt es sich nach Kreuzung in der Commissura habenularum rostroventralwärts zur Hirnbasis. Der Sagittalschnitt durch Area praeoptica und Hypothalamus lateralis (*442*, *293*) zeigt eine Aufsplitterung um und an einem in die Hirnbasis eindringenden Gefäß. *H* Habenulae, *to* Tractus opticus

wenig rostral des unteren Thalamusstieles und kommen ungefähr von der Horizontalebene der Commissura anterior an in engsten Kontakt mit den Ästen vornehmlich zweier aus dem hinteren Teil der Substantia perforata anterior ansteigender Gefäße. Etwas weiter unten weicht der Faserzug leicht lateralwärts ab und splittert sich in mehrere Zweige auf. Die lateralsten ziehen Richtung Mandelkern, konnten aber nicht bis dorthin verfolgt werden. Die medialeren verlaufen weiterhin mit den erwähnten Gefäßen zur Hirnbasis hin, wo sie sich knapp rostrolateral des eben aus dem Chiasma hervorgegangenen Tractus opticus um und an denselben aufsplittern (Abb. 4b). Bei einer Unterbrechung des Bündels etwa auf der Horizontalebene der Commissura anterior ist die Degeneration um die Gefäße herum auf der ipsilateralen Seite viel stärker ausgeprägt als auf der kontralateralen (vgl. Abb. 6b und 8 in VII). Man muß daher annehmen, daß der Faserzug nach seiner Kreuzung noch von anderswoher Zuzug erhält (Septum, Anteriorkerne,

---

[1] Die Bezeichnung soll nicht besagen, daß es sich eher um eine Commissur als um eine Decussation handelt, sondern nur darauf hinweisen, daß die Fasern die Commissura habenularum durchlaufen.

[2] In der Commissura habenularum kreuzen noch andere Systeme, insbesondere sehr feine Fäserchen unbekannter Herkunft im caudoventralen Abschnitt.

Stria terminalis?). Seine auffallende Beziehung zu einigen Gefäßen beruht vielleicht nur darauf, daß sie ihm als Stütze dienen. Dagegen sei hervorgehoben, daß die bei allen Wirbeltieren vorhandene Commissura habenularum nach allgemeiner Auffassung bei den Säugetieren nur interhabenuläre oder in einem dieser Kerne endigende Fasern enthalten soll (BECCARI). Eine unserem Commissurenbündel ähnliche Verbindung mit weitverzweigten Aufsplitterungen auf der gekreuzten Seite wurde von GAMBLE (1956) bei Reptilien beschrieben, wobei der Autor die Frage aufwirft, ob sich etwas ähnliches nicht auch bei den Säugern finden ließe. In seinem Eidechsen- und Schildkrötenmaterial degenerierten die Fasern nach Zerstörung des Bulbus olfactorius und wurden daher als sekundäre, aus den Mitralzellen stammende olfaktorische Neurone angesprochen.

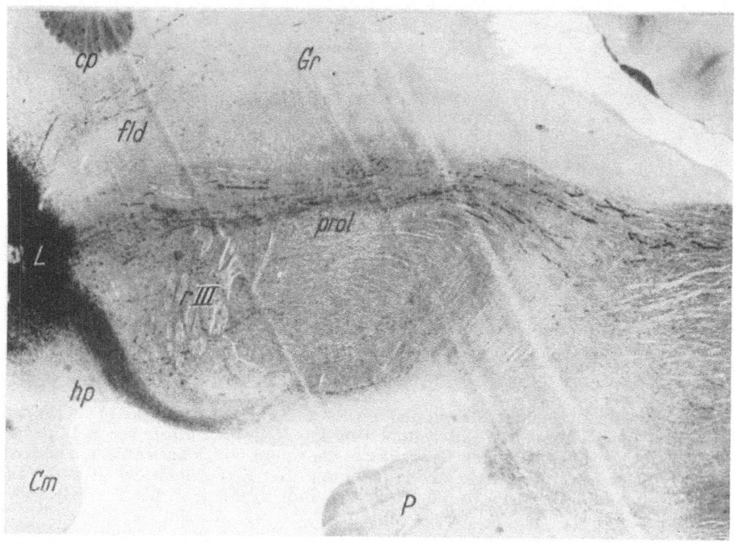

Abb. 5. Der Sagittalschnitt paramedian durch das Tegmentum mesencephali (*434*, *582*) zeigt den wegen seiner eigenartigen Degenerationsweise fast nur schattenhaft sichtbaren Fasc. praerubro-olivaris *(prol)*. Die deutlich sichtbaren Fasern gehören vorwiegend dem Fasc. mamillo-tegmentalis an. Man beachte die zwar stärkere, aber ebenfalls „rhinencephale" Degenerationsweise des Fasc. habenulopeduncularis *(hp)*. *Cm* Corpus mamillare, *cp* Commissura posterior, *fld* Fasc. longitudinalis dorsalis, *Gr* Griseum centrale, *L* Läsion, *P* Pons

3. Endlich sei hier ein Bündel erwähnt, das wir auf Grund seiner typisch schollenförmig zerbröckelnden Degenerationsweise als wahrscheinlich „olfactorisch", d. h. dem Rhinencephalon zugehörig angesprochen haben (IX), vielleicht aber besser als *Fasc. praerubro-olivaris* bezeichnen sollten. Es wird im caudalen Teil des prärubralen Feldes unterbrochen, verläuft dorsomedial des Nucl. ruber, ventrolateral des Fasc. longitudinalis medialis Richtung Guddenscher Kernkomplex, zum Teil aber sicher noch weiter caudalwärts durch die Mittelhirnhaube (Abb. 5). Wegen seiner eigenartigen Degenerationsweise konnten wir es nicht weiter verfolgen, verfügen aber leider über keine frontal geschnittene Serie, in welcher es unterbrochen wäre; denn bei dieser Schnittrichtung scheint sein weiterer Weg leichter feststellbar zu sein. Wir sind nämlich zur Überzeugung gelangt, daß dieser Faszikel höchstwahrscheinlich mit dem von ECONOMO u. KARPLUS (1910) als Mittelhirn-Olivenbahn, von OGAWA (1939) als mediale Haubenbahn

beschriebenen identisch ist. Nach den genannten Autoren ziehen die sehr feinen Fasern des Bündels vom prärubralen Felde aus zunächst in den ventralsten Abschnitt des Fasc. longitudinalis medialis, verlassen denselben allmählich auf der Höhe der Guddenschen Kerne, um sich ventralwärts zu wenden, immer in betont medialer Lage über den Trapezkörper zu gleiten und sich endlich nach leicht lateralem Abschwenken zwischen medialer Nebenolive und frontalem Pole der Hauptolive aufzusplittern. In unsern besten einschlägigen Fällen[1] sieht man tatsächlich eine Degeneration feinster Fasern von medial her in den rostralsten Abschnitt des Olivenkomplexes eindringen. Dagegen sind dorsal des Trapezkörpers nur zerstreut verlaufende Fäserchen festzustellen, deren Herkunft von der Gegend des Guddenschen Kernes in unseren Präparaten nicht nachweisbar ist. OGAWA möchte den Faserzug vom Nucl. campi Foreli, Nucl. Cajal und Nucl. Darkschewitsch herleiten, eine Auffassung, welche durch unsere Beobachtungen nicht bestätigt wird. In unserem Material degeneriert das Bündel nur nach Herden, welche sich wenig rostral des Nucl. ruber befinden. Überdies haben wir eine Reihe von Fällen mit Unterbrechung des hinteren Längsbündels nach Läsionen im Nucl. interstitialis[2], in welchen der hier besprochene Faserzug nicht mitgriffen ist. HASSLER (1954) ist der Ansicht, die „mediale Haubenbahn" entspringe einem im Vorfeld des roten Kernes befindlichen Nucl. praeinterstitialis. Die Zuordnung des Faserzuges ist auf jeden Fall schwierig. Einerseits kennen wir kein anderes, in dieser typisch schollenförmigen Weise degenerierendes Bündel, das nicht dem Rhinencephalon angehörte. Andererseits ist zuzugeben, daß keine Analogie mit einem aus der vergleichenden Anatomie bekannten Faszikel zu bestehen scheint. Es darf aber auch darauf hingewiesen werden, daß zumindest eine indirekte Kontaktnahme des Rhinencephalon mit dem Kleinhirn auf Grund der neueren Anschauungen über dieses System (vgl. z. B. MORUZZI 1950) nicht als abwegig erscheinen würde.

Summary

The so-called rhinencephalic structures of the Dia- and Mesencephalon comprise: a) a *mamillary system* that receives cortically elaborated impulses by way of the fornix, and impulses from lower levels by way of the mamillary peduncle, and relays these over the mamillo-thalamic tract to the anterior nuclei of the thalamus, and from thence to the cingulum, while a few impulses are transmitted to the mesencephalon by the mamillo-tegmental fascicle; b) a phylogenetically old *habenular system* that receives cortical and, in greater number, peripheral impulses by way of the various components of the stria medullaris, and relays these to the interpeduncular nucleus, the efferent connexions of which are poorly understood. Another group of fibres, as our material shows, relates the habenula directly with the reticular formation of the tegmentum and with the region of Gudden's nucleus, an area in which a link between the mamillary and habenular systems should be sought. These thinly medullated fibres surround the fasc. retroflexus, leave the tract at the level of the red nucleus and run along the lateral margin of the nucleus interpeduncularis before reaching their destination.

---

[1] *324, 434.*
[2] Maximal im Falle *322*; vgl. Abb. 31 in Kap. VII.

They constitute a *fasc. habenulo-tegmentalis* (Fig. 3b, c). Our material also indicates the following:

The *mamillary peduncle* conveys two ascending paths. The first arises in the region of Gudden's nucleus; the second was interrupted in the area cuneiformis. Both paths can be traced up through the reticular formation of the tegmentum (Fig. 1a, 2a), the second path also through the substantia nigra (Fig. 2a, b). The bundles enter the peduncle and break up in the mamillary bodies (Fig. 1c). The peduncle also conveys a few fibres in the reverse direction.

The *medial forebrain bundle*, composed of finely medullated fibres, ascends and descends in the lateral preoptic and lateral hypothalamic areas between forebrain and mesencephalon. The ascending bundles may arise from the isthmus or even farther back.

The *"commissural" bundle of the stria medullaris*, interrupted at the level of the rostral thalamus, runs caudally in the lateral part of the stria medullaris, crosses the midline in the habenular commissure, courses rostrally in the lateral portion of the contralateral stria medullaris, dips down lateral to the descending column of the fornix and breaks up in the region of the anterior perforated substance. The fibres on their way down can be traced alongside branches that ascend from blood-vessels that supply this region (Fig. 4b).

The *prerubro-olivary bundle*, following damage to the prerubral region, is sprinkled with a dense deposit of fine osmic granules, a form of degeneration seen in several tracts belonging to the olfactory system. The tract can be followed beneath the medial longitudinal fascicle to the region of Gudden's nucleus (Fig. 5), from where it appears to run down to medial portions of the inferior olive. It may correspond to the mesencephalo-olivary tract of von Economo and Karplus, i. e. the medial tegmental bundle of Ogawa.

II. Das Tectum opticum[1] und die Verbindungen vorwiegend optischer Bedeutung

Das Tectum opticum stellt die älteste, bei den Wirbeltieren nachzuweisende Endstätte der Retinafasern dar. Schon beim Petromyzon sollen dort u. a. opticostatische Koordinationen erfolgen (Ariëns Kappers 1947); in der höheren Entwicklung erreichen aber noch weitere sensorische Afferenzen das Mittelhirndach. Das bei den Knorpelfischen allmählich auftretende Corpus geniculatum laterale ist wahrscheinlich nur dessen Nucl. ventralis homolog, welcher in der aufsteigenden Reihe wieder weitgehend zurückgebildet wird. Es soll übrigens zunächst nur Kollateralen erhalten und mit dem Colliculus superior in Verbindung stehen. Die direkt dem Tectum zustrebenden Retinafasern splittern sich im oberflächlich liegenden Stratum opticum auf. Von hier aus werden tiefer liegende Zellverbände innerviert, welche ihrerseits den Ursprungsort tecto-bulbärer Systeme bilden. Damit ist eine primitive Organisation gekennzeichnet, vermittelst welcher visuelle Eindrücke nach Verarbeitung mit weiteren sensorischen Impulsen zu einer motorischen Reaktion führen können.

---

[1] Synonyme: Colliculus superior sive rostralis, Corpus quadrigeminum anterius, vordere Zweihügel usf.

Obschon die anatomische Differenzierung des Tectum opticum in der phylogenetischen Entwicklung vorerst zunimmt, findet dann allmählich wieder eine gewisse Rückbildung statt: „At no time does the mammalian optic tectum show the high secondary differentiation which characterizes it in reptilian and avian forms", sagen HUBER u. CROSBY (1943). Einerseits ist das darauf zurückzuführen, daß bei den Säugern die ascendierenden sensorischen Afferenzen, insbesondere der Lemniscus medialis, großenteils ohne Umschaltung im Mittelhirndache dem Thalamus zustreben. Andererseits werden die optischen Eindrücke mehr und mehr dem Corpus geniculatum laterale und von da der Occipitalrinde zugeleitet. Parallel mit letzterem Vorgang beobachtet man eine Verminderung der retino-tectalen, gleichzeitig aber eine Vermehrung der praktisch erst bei den Säugetieren nachzuweisenden cortico-tectalen Verbindungen (CROSBY u. HENDERSON 1948).

a) Struktur und allgemeiner Faserverlauf

Das Tectum opticum ist schichtförmig aufgebaut und daher gewissermaßen der Hirnrinde vergleichbar. Wie schon RAMÓN (1896) zeigte, ist diese Anordnung bei den Reptilien besonders auffällig, kann aber noch bei den meisten Säugern nachgewiesen werden. Wir haben uns hier vornehmlich mit den 4 markhaltigen Schichten

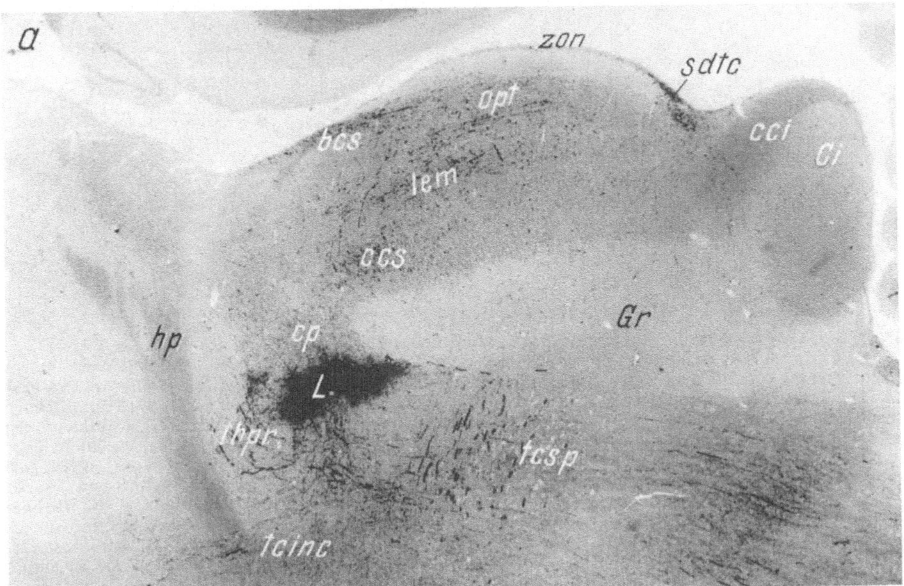

Abb. 6a. Übersichtsbild über die Schichten und Verbindungen des Tectum opticum in einem Sagittalschnitt (*418*, *597*) durch die Colliculi und den lateralen Abschnitt der Commissura posterior *(cp)*. Im Stratum zonale *(zon)* findet sich erst caudal gegen die Semidecussatio tectalis *(sdtc)* hin eine stärkere Degeneration. Letzteres Gebilde liegt rostrodorsal der nicht degenerierten Commissura colliculi inferioris *(cci)*. Die Fasern des Brachium colliculi superioris *(bcs)* strömen vor allem ins Stratum opticum *(opt)* ein, bei welchem man eine oberflächlichere und eine tiefere Schicht unterscheiden kann. Auch das Stratum lemnisci *(lem)* und der vordere Teil der Commissura colliculi superioris *(ccs)* werden durch degenerierte Elemente zur Darstellung gebracht. Unterhalb des Griseum centrale *(Gr)* sieht man Fasern des Fasc. tecto-spinalis *(tcsp)* und seiner tecto-incertalen Collateralen *(tcinc)*. Der noch weiter laterorostral reichende Herd *(L)* hat auch den Fasc. thalamopraetecto-tegmentalis (hier *thpr*, sonst immer *tptg* bezeichnet) zur Degeneration gebracht, dessen Fasern hier zwischen Fasc. habenulopeduncularis *(hp)* und Commissura posterior *(cp)* ins Mittelhirn absteigen

zu befassen, dem Stratum zonale, opticum, lemnisci sive album intermediale, und dem profundum. Zwischen denselben liegen das Stratum griseum superficiale, intermediale und profundum. Man kann aber mit MARBURG u. WARNER (1947) noch einen zuäußerst liegenden Teil des Stratum zonale abgrenzen, oder gemäß HUBER u. CROSBY die dorsalen periventriculären Strukturen als Stratum griseum et fibrosum periventriculare zum Tectum zählen, womit man dann auf 10 Schichten käme.

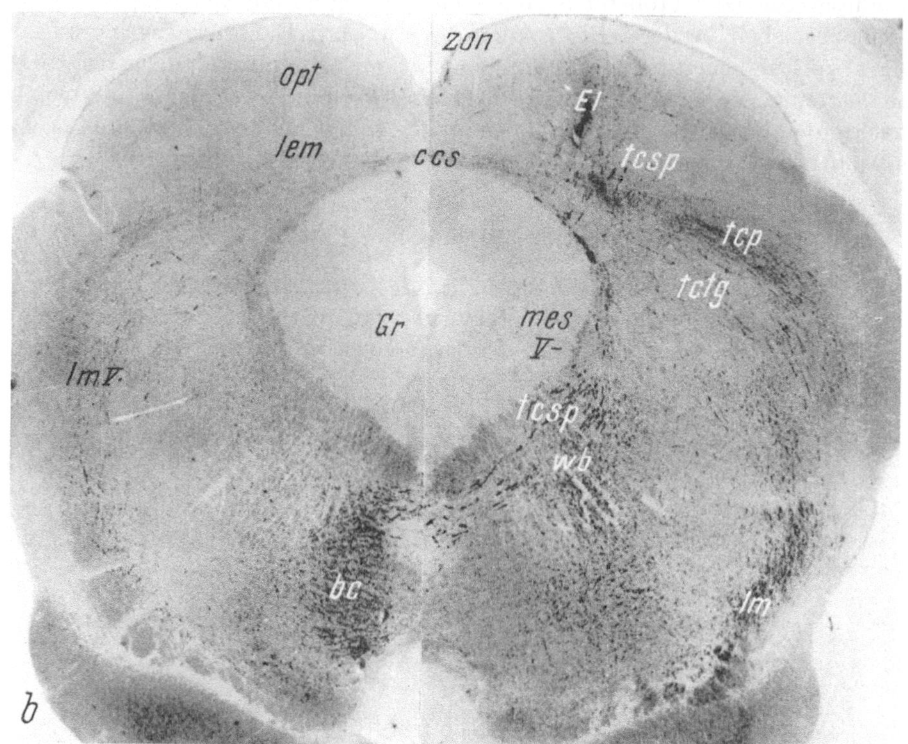

Abb. 6b. Übersichtsbild der Schichten und Verbindungen des Tectum opticum in einem Frontalschnitt (*302*, 316) durch den Colliculus superior rostral der Wernekinkschen Decussation. Auf dem Bilde sind in den Strata zonale *(zon)*, opticum *(opt)* und lemnisci *(lem)* nur vereinzelte Elemente degeneriert. Man beachte einige paramedian rostralwärts verlaufende Fasern unter dem *z* von *zon*. Rechts sieht man, wie die Fasern des Fasc. tecto-spinalis *(tcsp)* zuerst die unteren Schichten durchstoßen (links unterhalb des *t* von *tcsp*), dann am Rande des zentralen Höhlengraus *(Gr)* unmittelbar neben der (nicht degenerierten) mesencephalen Trigeminuswurzel *(mes V)* und weiter durch das Tegmentum zur Kreuzung absteigen. In Fortsetzung der Commissura colliculi superioris *(ccs)* ziehen tecto-pontine *(tcp)*, darunter einige zerstreuter verlaufende tecto-tegmentale *(tctg)* Elemente lateroventralwärts in die Haube. — Der bis zur oberen Olive reichende Herd dieses Falles hat einige aufsteigende Systeme unterbrochen, und man sieht daher rechts (ungekreuzt mit Bezug auf den Herd) den Lemniscus medialis *(lm)* und das Wallenbergbündel *(wb)*, links (gekreuzt) das Brachium conjunctivum *(bc)* und die Trigeminusschleife *(lm V)*. *El* Elektrodenspuren

Die allgemeine Anordnung und der Verlauf der Faserdegeneration im Stratum zonale und im Stratum opticum (Abb. 6a, b) sind dermaßen gleichartig, daß sie gemeinsam besprochen werden sollen. Dabei ist vorauszuschicken, daß ein Stratum zonale praktisch erst bei den Säugetieren erscheint und das Stratum opticum die Tendenz aufweist, zweischichtig zu werden (BARRIS u. Mitarbeiter 1935). Herde im Brachium colliculi superioris oder in den lateralen Abschnitten des vorderen Zweihügels bringen vor allem Fasern zur Degeneration, welche in beiden Schichten caudal- und leicht medialwärts verlaufen, wobei man den Eindruck hat, daß einige derselben die Schicht wechseln; jedenfalls ist die Degeneration im Stratum zonale mediocaudal immer stärker als weiter vorne. Zugleich hat sich letzteres etwas nach unten ausgedehnt. Die imprägnierten Elemente haben sich dort hinten auch der Mittellinie genähert und sind damit in eine Gegend gekommen, in welcher sich die beiden Schichten eng aneinanderschließen und schwerer zu unterscheiden sind. Einige dieser caudomedialwärts ziehenden Fasern splittern sich vor Erreichen des hinteren Poles auf; andere schwenken lateralwärts ab und folgen eine

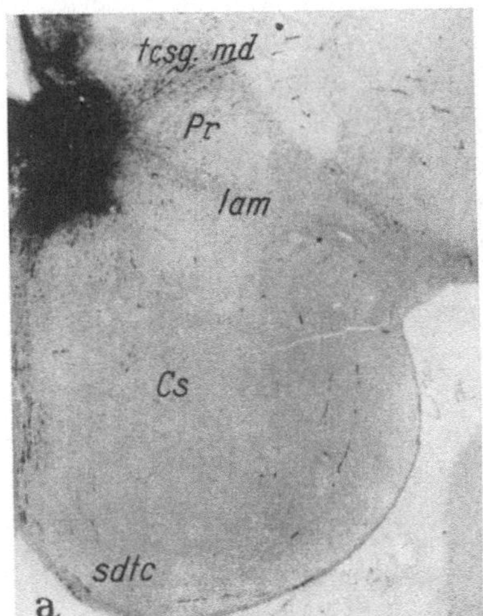

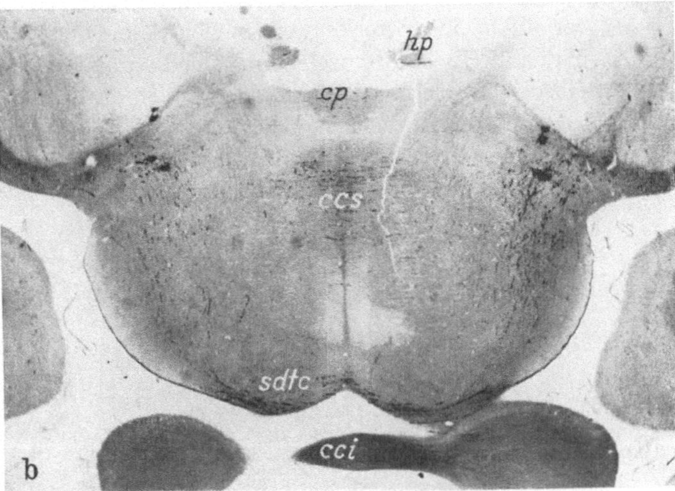

Abb. 7a u. b. Zwei Horizontalschnitte *(320,* 385 und *294,* 517) durch den Colliculus superior *(Cs)*. Auf Abb. 7a wird der vorwiegend nicht kreuzende Anteil der Semidecussatio tectalis *(sdtc)* zur Darstellung gebracht. Man sieht ferner oben rechts den Fasc. tecto-suprageniculatus mediodorsalis *(tcsg. md)* durch das Praetectum *(Pr)* seiner Bestimmung zustreben. In der Lamina tecto-praetectalis *(lam)* sind einige Elemente degeneriert. Das Bild rechts (Abb. 7b) zeigt vorwiegend kreuzende Elemente der Semidecussatio tectalis. Man beachte, daß dieses Gebilde völlig getrennt von der Commissura colliculi inferioris *(cci)* und der Commissura colliculi superioris *(ccs)* verläuft. *Ci* Colliculus inferior, *cp* Commissura posterior, *hp* Fasc. habenulo-peduncularis

Strecke weit dem ipsilateralen Rande des Tectum; wieder andere biegen vor Erreichen der Mediane um und streben paramedian nach vorne; wohl die meisten treten jedoch in die Semidecussatio tectalis ein (s. unten). Daneben gibt es auch paramedian nach hinten verlaufende Fasern, so ein kleines Bündel, welches aus dem Brachium colliculi superioris rostromedial ins Tectum tritt und caudalwärts zieht, ohne den hinteren Pol zu erreichen. Es wird von MARBURG u. WARNER als der mittleren optischen Wurzel homolog angesprochen. Rostromedial gelegene Herde lassen im weitern Fasern unbekannter Herkunft degenerieren, welche ebenfalls paramedian nach hinten ziehen (Abb. 7a), dann aber vorwiegend ohne zu kreuzen in die Semidecussatio eintreten, lateral-, dann laterorostralwärts dem Rande des Tectum folgen und sich hier aufsplittern. Einzelne dieser Elemente gehen in den Colliculus inferior über[1].

Die *Semidecussatio tectalis* (II, XII, XIV, Abb. 7a—c) selbst stellt gewissermaßen den caudalen Abschluß der vorderen Zweihügel dar. Sie liegt knapp

---

[1] Auch von anderen Bestandteilen der Semidecussatio tectalis findet eine geringe Projektion auf den Colliculus inferior statt.

rostral, z. T. etwas dorsorostral der Commissura colliculi inferioris (Abb. 6a, 7b), mit welcher sie oft verwechselt wurde. Die in ihr kreuzenden Fasern entsprechen vorwiegend den oben erwähnten, durch rostrolateral gelegene Herde unterbrochenen, welche caudal- und wenig medialwärts nach hinten ziehen, um dann die Mittellinie zu überschreiten, wobei einige vom Stratum zonale ins Stratum opticum abzusteigen scheinen; jedenfalls betrifft die Degeneration auf der gegenüberliegenden Seite fast ausschließlich das Stratum opticum. Diese Elemente verlieren sich am seitlichen Rande des Colliculus (Abb. 7b, c). Auch die lateral nach hinten ziehenden, dann aber ipsilateral paramedian nach vorn umschwenkenden Fasern verlaufen eine Strecke weit in der Semidecussatio. Einen weiteren Bestandteil bilden die Elemente, welche paramedian nach hinten gehen, um dann dem gleichseitigen Rande des Tectum zuzustreben (Abb. 7a). Endlich treten einige im Subthalamus unterbrochene, dann im lateralen Stratum lemnisci caudalwärts ziehende, möglicherweise incerto-tectale Fasern in die Semidecussatio ein, ziehen bis zur Mittellinie, wo sie sich ipsilateral nach vorne wenden.

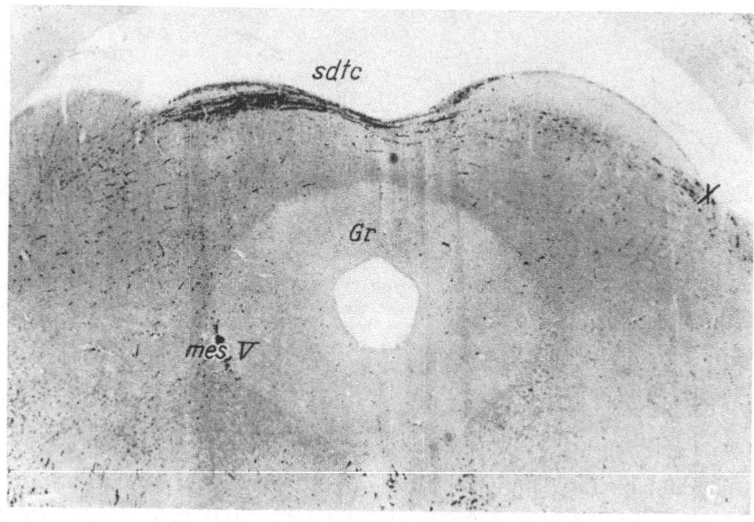

Abb. 7c. Der Frontalschnitt (*340*, 604) durch den caudalen Colliculus superior bringt von links nach rechts kreuzende Fasern der Semidecussatio tectalis *(sdtc)* zur Darstellung. Bei *x* streben einige Elemente ihrer Endigung im lateralen Tectum zu. *Gr* Griseum centrale, *mes V* mesencephale Trigeminuswurzel

Im *Stratum lemnisci* sind die Fasern in noch betonterer Weise längs angeordnet, verlaufen aber vorwiegend rostralwärts. Eine dünne Schicht nach hinten ziehender Elemente wird durch Herde im rostralen Tectum unterbrochen. Sie wurde früher als „flat bundle" beschrieben (II) und entspricht vielleicht der Pars praeoccipitalis ventralis des inneren cortico-tectalen Traktes von CROSBY u. HENDERSON (Macaca). Die weitaus größte Zahl der Fasern des Stratum lemnisci degeneriert jedoch in Richtung nach vorne. Hierher gehören die weiter unten zu beschreibenden tecto-thalamischen Bündelchen sowie der Fasc. tecto-suprageniculatus mediodorsalis. Zu erwähnen sind endlich Kollateralen der dorsalen supraoptischen Decussation, welche das Stratum lemnisci durchlaufen (s. Kap. VIII).

Stratum profundum und Commissura colliculi superioris (Abb. 6a, b, 16a) bestehen vornehmlich aus quergestellten Fasern, welche ähnlich einem Dachgebälke von der Mittellinie nach beiden Seiten leicht abfallen. Nach vorne erstreckt sich die Commissura colliculi superioris mit etwas schräger verlaufenden Fasern (Abb. 28, 37b) bis über den caudalen Abschnitt der Commissura posterior, während sie hinten nicht ganz bis zu der viel dorsaler liegenden Semidecussatio tectalis reicht. Sie enthält zum Teil wohl echte Commissurenfasern, die mit dem Stratum lemnisci in Verbindung stehen dürften, ferner kreuzende tecto-tegmentale und cortico-tectale sowie Elemente der dorsalen supraoptischen Decussation. Auch aufsteigende Elemente aus dem Fasc. spino-tectalis und vielleicht aus der Trigeminusschleife scheinen zum Teil in dieselbe einzutreten. Ipsilateral entspringend verlaufen im Dachgebälke des Stratum profundum der Anfangsteil der Fasciculi tecto-pontinus und tecto-suprageniculatus lateroventralis. Aber auch einige Fasern des Fasc. tecto-suprageniculatus mediodorsalis und der tecto-thalamischen Bündelchen scheinen daraus hervorzugehen (Abb. 9a,b).

b) Afferenzen

Von den *Afferenzen zum Tectum opticum* sind in erster Linie die *Retinafasern* zu nennen, der *Tractus retino-tectalis*, wie ihn Becker (1952) nennt; denn bei den Subprimaten handelt es sich wirklich noch um ein Bündel. Bei der Katze ziehen seine Fasern, von der Retina her großenteils gekreuzt, mit dem Tractus opticus, umranken das Corpus geniculatum laterale, um via Brachium colliculi superioris in die obere Schicht des Stratum opticum einzutreten, wo sie sich, soweit wir sehen, ohne zu kreuzen gleichmäßig verteilen (vgl. dazu Barris et al. 1935). Durch die Arbeiten von Lubsen, Brouwer u. a.[1] wissen wir, daß dabei eine mosaikartige Vertretung der homonymen Retinahälften auf dem Tectum opticum zustande kommt. Das obere Gesichtsfeld wird auf die rostromedialsten Abschnitte des Colliculus superior projiziert, das untere etwas lateraler vertreten, die seitliche Peripherie offenbar eher caudal. Nur die Maculagegend ist im Tectum nicht repräsentiert, was u. a. zu besagen scheint, daß die vorderen Zweihügel offenbar mit dem zentralen Sehen nichts zu tun haben.

In zweiter Linie ist eine ganze Reihe *corticaler Systeme* zu erwähnen, welche dem Colliculus superior zustreben. Crosby u. Henderson (1948) unterscheiden 1. einen aus der Temporooccipitalrinde stammenden äußeren cortico-tectalen Trakt, dessen Fasern ins Stratum zonale eintreten; 2. einen inneren cortico-tectalen Trakt, dessen Pars occipitalis (aus Area 18) in der tiefern Schicht des Stratum opticum verläuft, während die Pars praeoccipitalis (aus Area 19) offenbar im Stratum lemnisci teils nach vorn, teils nach hinten zieht, weshalb letztere Fasern möglicherweise unserem „flat bundle" (II) entsprechen. Neben diesen occipitotemporalen soll es auch Fasern parietalen, vielleicht sogar frontalen Ursprungs geben, welche das Tectum opticum erreichen[2]. Die frontalen Blickfelder scheinen jedoch nicht

---

[1] Minkowski (1920); Lubsen (1921), Brouwer, Zeeman u. Mulock Houwer (1923); Brouwer u. Zeeman (1926). Aus neuerer Zeit vor allem Julia Apter (1945, 1946); Hoessly (1947).

[2] Boyce 1897; Simpson 1901; Probst 1901, 02a; Beevor u. Horsley 1902; Sachs 1909; Mettler 1932, 35a—c, 36; Barris, Ingram u. Ranson 1935; Hirasawa und Mitarbeiter 1938; Huber u. Crosby 1943; Crosby u. Henderson 1948; Lemmen 1951.

auf den Colliculus superior zu projizieren (BECHTEREW 1909, LEVIN 1936). In unserem Material gibt es etliche kleine Rindenherde, welche durch die Schrauben der Elektrodenhalter verursacht wurden, deren Lage jedoch nicht genau lokalisiert wurde. Wir können daher aus eigener Anschauung nur sagen, daß zahlreiche Elemente corticaler Herkunft über das Wernickesche Feld via Thalamus posterior und Brachium colliculi superioris in die Area praetectalis, die hintere Commissur und ins Tectum ziehen (Abb. 8), zum Teil in der Commissura colliculi superioris kreuzen, vor allem aber die Semidecussatio tectalis beschicken. Mit letzterem stimmt die Tatsache überein, daß sowohl BOYCE (1897) als auch PROBST (1901/02a)

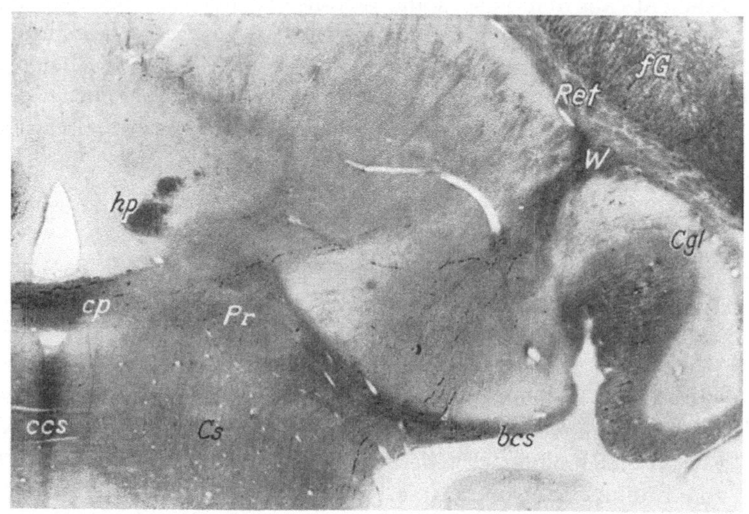

Abb. 8. Horizontalschnitt (*364*, 385) durch Tectum *(Cs)*, Praetectum *(Pr)*, caudalen Thalamus und innere Kapsel, welcher den Verlauf corticaler Elemente vom Wernickeschen Felde *(W)* zu Tectum, Praetectum und Commissura posterior *(cp)* zeigt. Oben rechts sieht man einige Fasern der dorsalen supraoptischen Decussation *(fG)*, welche die innere Kapsel durchstoßen, um sich im Nucl. reticularis thalami *(Ret)* rostral des Corpus geniculatum laterale *(Cgl)* aufzusplittern. *bcs* Brachium colliculi superioris, *ccs* Commissura colliculi superioris, *hp* Fasc. habenulo-peduncularis

cortical unterbrochene degenerierte Fasern der Semidecussatio abbilden, ohne dieselbe als etwas besonderes zu erkennen.

Weitere Rindenfasern verlassen die corticofugalen Bahnen erst unterhalb der innern Kapsel, ziehen via Subthalamus caudodorsomedialwärts und treten caudo-lateral ins Tectum ein, wo sie sich rasch verlieren (vgl. Abb. 5 in VI). Dünnere und eher spärliche, im Subthalamus unterbrochene Fasern stellen vielleicht einen *Fasc. incerto-tectalis* dar (Abb. 3 in XIV). Sie verlaufen etwas medialer als die vorher er-wähnten, kommen im rostralen Abschnitt des Colliculus superior ins Stratum lemnisci zu liegen, ziehen nach hinten, um zuletzt in die Semidecussatio einzu-treten, wo sie sich teilen, indem einige laterorostralwärts dem Tectalrand folgen, während die meisten medialwärts abbiegen, vor Erreichen der Mittellinie aber paramedian nach vorne schwenken (vgl. Abb. 13).

Von den im Hirnstamm aufsteigenden sensiblen Systemen, welche bei niedern Wirbeltieren zum großen Teil im Mittelhirndach endigen, wird bei der Katze nur noch wenig an die vordern Zweihügel abgegeben. Eine Projektion des Lemniscus medialis haben wir nie mit Sicherheit nachweisen können. Dagegen scheint die im sensiblen Hauptkern entspringende ventrale Trigeminusschleife dem Tectum Fasern abzugeben[1] (vgl. Kap. X). Wie wir weiter unten sehen werden, dürfte man auf Grund der neueren Arbeiten von Sybil Cooper und ihren Mitarbeitern annehmen, daß eine solche *trigemino-tectale Verbindung* proprioceptive Afferenzen aus den Augenmuskeln leiten würde. Analoge Impulse aus den Halsmuskeln dürften im *Fasc. spino-tectalis* geführt werden. Dieser letztere ist zwar in unserem Material nicht mit Sicherheit zu identifizieren, wurde aber von so vielen Autoren beschrieben, daß an seinem Vorhandensein nicht zu zweifeln ist. Der Vollständigkeit halber sei noch erwähnt, daß Tectum und Area praetectalis auch einige Afferenzen aus den später zu beschreibenden Systemen der dorsalen und ventralen supraoptischen Decussationen erhalten.

c) Efferenzen

Die *efferenten* Verbindungen des Tectum opticum der Katze bestehen einerseits aus Fasern, welche nach vorn ziehen und vielleicht den alten, bei primitiven Wirbeltieren mächtiger ausgebildeten tecto-thalamischen Systemen homolog sind. Aus phylogenetischen Überlegungen würde man ihnen Funktionen sensorischer Art zuschreiben. Viel eindrucksvoller ist der Fasc. tecto-bulbaris et -spinalis, welcher in Verbindung mit seinen Kollateralen als ausführendes Organ der im Colliculus superior integrierten motorischen Reaktionen zu wirken scheint. Im einzelnen ist folgendes zu sagen:

Tecto-thalamische Fasern können namentlich in sagittal geschnittenen Serien regelmäßig nachgewiesen werden (Abb. 9a, b). Es handelt sich um spärliche Elemente, welche zum Teil aus der Commissura colliculi superioris hervorzugehen scheinen (Abb. 9b), vorwiegend im Stratum lemnisci, in geringem Maße aber auch im Stratum opticum nach vorn ziehen und via Praetectum der Gegend lateral der Habenulae zustreben. Einige verlaufen etwas ventraler zur Gegend des Centrum medianum, was uns seinerzeit veranlaßt hat, von 2 Bündelchen zu sprechen (II). Das erstere könnte den tecto-habenulären Verbindungen der Literatur entsprechen (Huber u. Crosby 1943, Marburg u. Warner 1947). Eine Endigung in den Habenulae haben wir allerdings nie gesehen.

Der *Fasc. tecto-suprageniculatus mediodorsalis* (II) besteht aus Fasern, welche im Tectum und zum Teil vielleicht im Praetectum entspringen und ipsilateral im Stratum lemnisci des vordern Zweihügels, hierauf in der gleichnamigen, aber ventraler liegenden Schicht der Area praetectalis nach vorne ziehen (Abb. 7a, 9a, 42b). Sie schwenken dann bogenförmig nach außen ab, erreichen den dorsalen Teil des Nucl. suprageniculatus, scheinen aber teilweise noch etwas weiter lateralwärts Richtung Corpus geniculatum laterale fortzuschreiten. Einige Beobachtungen deuten darauf hin, daß möglicherweise ein paar Elemente dieses Systems in der Commissura colliculi superioris kreuzen und dem kontralateralen Nucl. suprageniculatus zustreben.

Der restlos ipsilateral organisierte *Fasc. tecto-suprageniculatus lateroventralis* (II, Abb. 11, 12a) verläuft vorerst im Stratum profundum bzw. in der gleich-

---

[1] Da in unsern einschlägigen Fällen durch Elektrodenspuren einige Degenerationen in der Commissura colliculi superioris entstanden und wegen Mitdegeneration von Systemen, welche auf dieselbe projizieren, hält Verena Bucher den Befund nicht für gesichert.

seitigen Hälfte der Commissura colliculi superioris, um hierauf am Rande des Tectum fast rechtwinklig nach vorn umzubiegen und mehr minder in zwei Etagen dem ventralen Abschnitt des Nucl. suprageniculatus zuzusteuern, wo die meisten Fasern sich verlieren. Einige insbesondere dorsaler liegende ziehen noch weiter

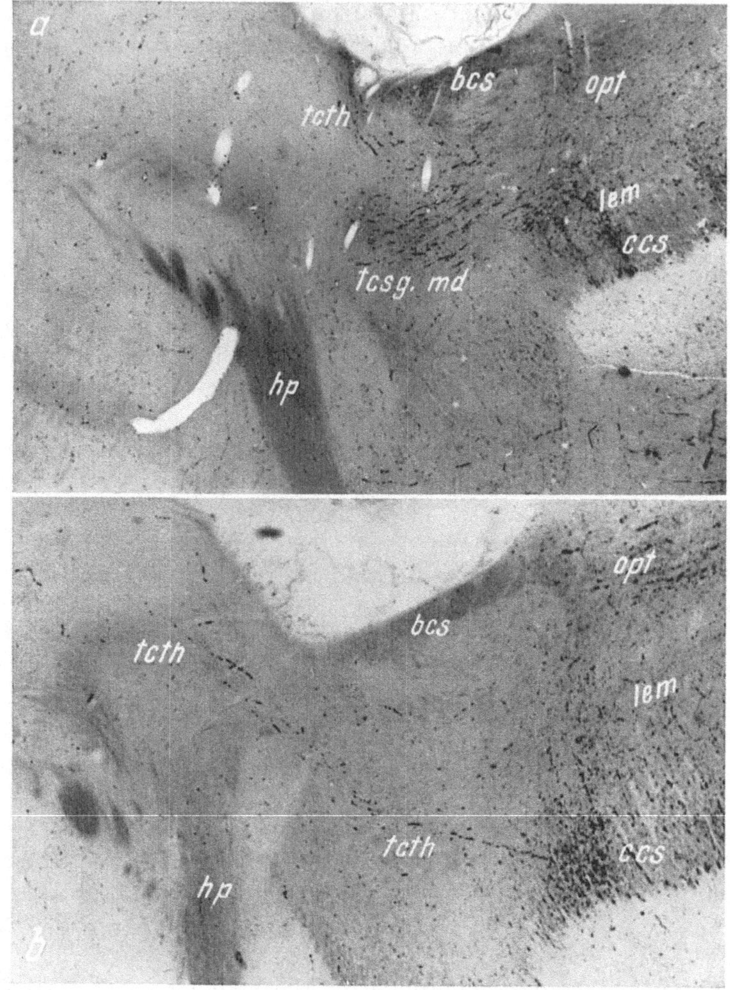

Abb. 9a u. b. 2 Sagittalschnitte (*447*, 608 und *317*, 497) durch den caudalen Thalamus und rostralen Colliculus superior, welche den Fasc. tecto-suprageniculatus mediodorsalis *(tcsg. md)* und weitere tecto-thalamische Fasern *(tcth)* zur Darstellung bringen. Auf dem unteren Bilde sieht man, daß einige der letzteren aus der Commissura colliculi superioris *(ccs)* entspringen. *bcs* Brachium colliculi superioris, *hp* Fasc. habenulo-peduncularis, *lem* Stratum lemnisci, *opt* Stratum opticum

rostralwärts. Wahrscheinlich ist das Bündel identisch mit Fasern, welche MARBURG u. WARNER von der Commissura colliculi superioris herleiteten und Richtung Pulvinar verfolgten.

Das auffälligste efferente System der vorderen Zweihügel bildet der bei der Katze mächtig entwickelte *Fasc. tecto-bulbaris et -spinalis*. Seine stark myelinisierten Fasern scheinen in mittleren Schichten zu entspringen (RASMUSSEN 1935),

worauf sie das Dachgebälke durchstoßen und unmittelbar lateral der bläschenförmigen Zellen der mesencephalen Trigeminuswurzel zu liegen kommen, wo sie
rechtwinklig umbiegen[1] und längs des Randes des zentralen Höhlengraus und
dann im Tegmentum zur Meynertschen Decussatio tegmenti dorsalis absteigen
(Abb. 6 b, vgl. auch 2 b, 6 a, 10, 16 a) und darin restlos kreuzen. Während des Des-
census geben sie Kollateralen ab, welche den Fasc. tecto-incertalis bilden (s.
unten). Nach erfolgter Kreuzung verlaufen sie locker angeordnet im Fasc. praedorsalis, wobei die dorsalsten Elemente unterhalb des Fasc. longitudinalis medialis, dann etwas lateraler unter dem Nucl. trochlearis und dem Guddenschen

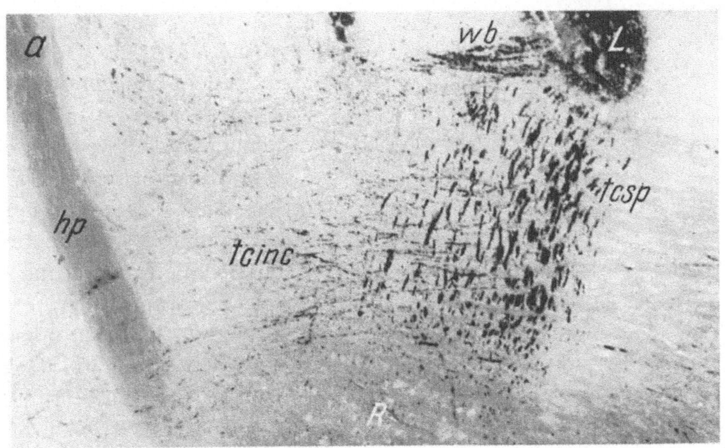

Abb. 10. Sagittalschnitt (*317*, *509*) durch Tegmentum mesencephali und Nucl. ruber, welcher den Beginn des Fasc. tecto-incertalis *(tcinc)* zeigt. Man sieht, wie er als Kollateralensystem des Fasc. tecto-
spinalis *(tcsp)* entsteht. *hp* Fasc. habenulo-peduncularis, *L* Herd, der noch einige Fasern des Wallenbergbündels *(wb)* unterbrochen hat, *R* Nucl. ruber

Kernkomplex caudalwärts ziehen, während sich die ventralsten wenig oberhalb
der Mittelhirnbasis befinden (Abb. 12 b). Im caudalen Mesencephalon und in der
Brückengegend werden einige Kollateralen an die Substantia reticularis abgegeben. Die Endigung des Faserzuges kann in unserem Material nicht festgestellt
werden, da Medulla oblongata und Rückenmark im allgemeinen nicht verarbeitet
wurden. Nach RASMUSSEN (1935) erfolgt sie in den motorischen Kernen des verlängerten Markes, insbesondere im Nucl. nervi accessorii, und in den Vorder-
hörnern bis C 7, was mit den Beobachtungen im physiologischen Reizexperiment
in bester Übereinstimmung steht (s. später).

Der *Fasc. tecto-incertalis et -reticulatus* (I, II, XI, XIV)[2] bildet ein ziemlich aus-
gedehntes Kollateralensystem des Fasc. tecto-spinalis. Seine mittelstark myelinisierten Fasern zweigen vom letzteren ab, während derselbe von der Gegend der
mesencephalen Quintuswurzel bis zur Kreuzung absteigt (Abb. 2 b, 10, 16 a). Die
höher entspringenden Elemente ziehen leicht ventralwärts nach vorne ins H-Feld,

---

[1] Es ist auffallend, wie häufig man im Marchibild ein mehr oder minder rechtwinkliges
Umbiegen von Fasern sieht (Beginn des Fasc. interstitio-spinalis, Teile des Fasc. tecto-incertalis,
„Ganserknie", Fasern des dorsalen Längsbündels zur Vierhügelplatte u. a. m.).

[2] Es sei ausdrücklich festgehalten, daß diese Fasern auch degenerieren, wenn die Elektroden
das Tegmentum nicht erreichen (z. B. *319*).

wo sie in nächste Nachbarschaft zum rubro-thalamischen Abschnitt der Bindearme kommen, während die lateroventraler austretenden zunächst rostrodorsal-
wärts zum Teil durch den Nucl. subparafascicularis verlaufen, um von dort kas-
kadenförmig in den Subthalamus abzufallen. Einige Neurone mögen schon im H-Feld
enden, die meisten erreichen den rostromedialsten Abschnitt der Zona incerta, wo
ein nicht unerheblicher Anteil recht-
winklig nach außen abschwenkt
(Abb. 11) und sich, der Lamina
medullaris externa folgend, vornehmlich im subthalamischen Sek-
tor des Nucl. reticularis thalami
verliert.

Eine *tecto-oculonucleäre Verbindung* konnte nie mit Sicherheit
nachgewiesen werden, obschon sie
zweifellos vorhanden ist. Im physiologischen Reizexperiment sieht man
nämlich, daß vom Tectum opticum
aus in allererster Linie die Augenmuskelkerne innerviert werden.
Trotzdem konnten nur in 2 Serien[1]
einige Schnitte entdeckt werden,
auf welchen mit Osmium imprä-
gnierte Fasern nach Kreuzung in
der Decussatio tegmenti dorsalis
aufsteigen und im Nucl. oculomotorius zu endigen scheinen (Abb.
7b in XIV). In andern Fällen sahen
wir ein paar sehr feine, vom Colliculus superior herkommende Elemente der Gegend des gleichseitigen
III. Kernes zustreben, waren aber
nie sicher, ob es sich um echte Im-
prägnierungen handelte. RASMUS-
SEN scheint ähnliche Gebilde beobachtet zu haben, die er ebenfalls
mit äußerster Vorsicht interpretiert.
Auch MARBURG u. WARNER konnten
keine Verbindung zu den Augen-

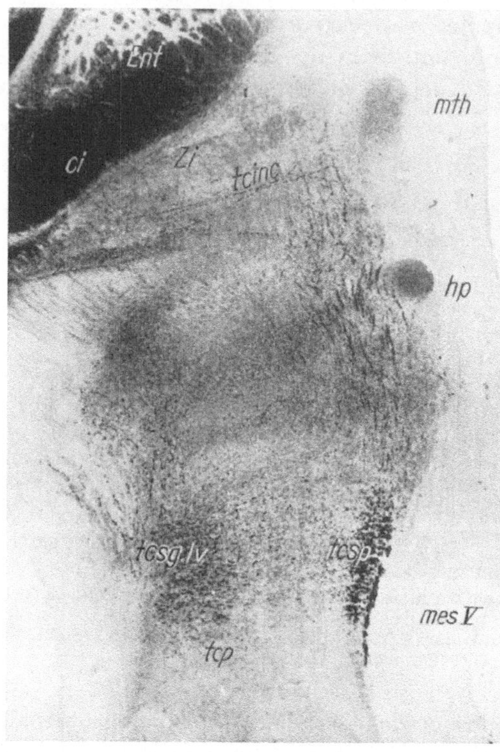

Abb. 11. Der Fasc. tecto-incertalis in einem Horizontalschnitt (*349*, 464) durch Tegmentum mesencephali und
Zona incerta *(Zi)*. Man beachte das zum Teil recht-
winklige Abschwenken einiger Elemente Richtung Zona
incerta. Das Bündel kommt, wie Abb. 10 zeigt, aus dem
knapp lateral der mesencephalen Trigeminuswurzel
(mes V) absteigenden Fasc. tecto-spinalis *(tcsp)*. Unten
links sieht man Elemente der Fasciculi tecto-pontinus
(tcp) und tecto-suprageniculatus lateroventralis *(tcsg.
lv)* und möge dies mit dem Sagittalbilde Abb. 12a
vergleichen. *ci* Capsula interna, *Ent* Nucl. entopeduncularis, *hp* Fasc. habenulo-peduncularis, *mth* Fasc.
mamillo-thalamicus

muskelkernen nachweisen. Dagegen beschreiben CROSBY u. HENDERSON ipsi- und
kontralaterale tecto-oculomotorische Fasern im Normalmaterial von Macaca mulatta; eine Projektion auf den IV. und den VI. Kern haben sie aber auch nicht
gesehen. Da das physiologische Reizexperiment das Vorhandensein tecto-oculo-
nucleärer Verbindungen ganz eindeutig zeigt, muß man sich fragen, ob es sich
dabei um marklose, um schwer imprägnierbare, sog. „resistant fibers" handelt,
oder ob eine Synapse zwischengeschaltet ist.

---

[1] *321, 418.*

Der *Fasc. tecto-pontinus* degeneriert gleichseitig nach Herden im Tectum, besonders stark, wenn dieselben in lateralen Abschnitten dieser Struktur liegen, von wo aus er vorerst in der Commissura colliculi superioris bzw. im Dachgebälke lateralwärts zieht. Am Rande des vorderen Zweihügels, wo der Fasc. tecto-suprageniculatus lateroventralis nach vorn umbiegt, wenden sich seine Fasern caudoventralwärts (Abb. 12a),

um dann bogenförmig im lateralen Tegmentum, seitlich des Lemniscus medialis und des Fasc. tegmento-olivaris der Brücke zuzustreben (vgl. auch Abb. 6b, 11, 22b). Ein Großteil derselben endigt im lateralen Ponskern, welcher gemäß BRODAL u. JANSEN (1946) u. a. auf den Paraflocculus projiziert. Ein kleineres Kontingent schwenkt kurz vorher medialwärts ab und verliert sich in der Substantia reticularis pontis, wie dies schon von MÜNZER u. WIENER (1902) angegeben wurde (Abb. 12b). Es handelt sich also in Wirklichkeit um einen Fasc. tecto-pontinus et -tegmentalis.

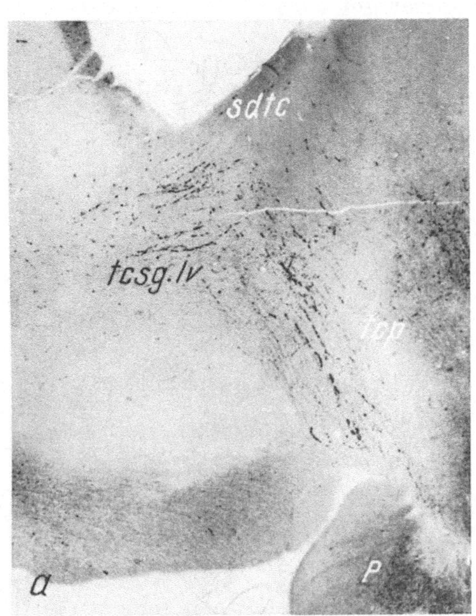

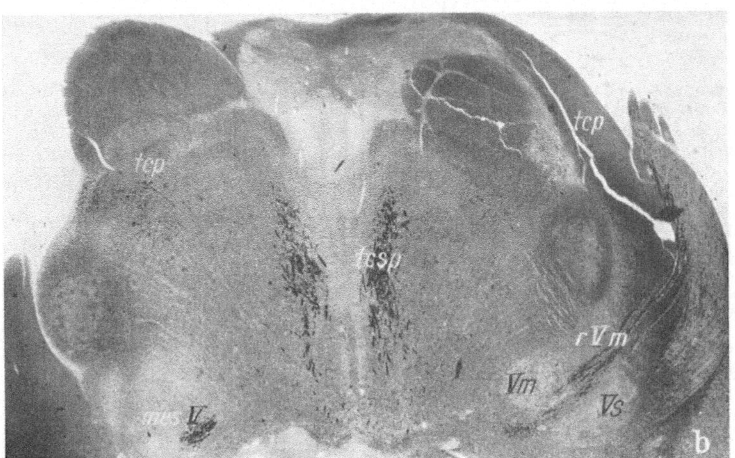

Abb. 12 a u. b. Auf einem Sagittalschnitt (*448*, 336) durch den lateralen Abschnitt des Colliculus superior und das Tegmentum mesencephali erscheinen Fasc. tecto-suprageniculatus lateroventralis *(tcsg. lv)* und Fasc. tecto-pontinus *(tcp)*, der eine nach vorne, der andern nach hinten unten gerichtet. Oben sieht man vereinzelte, ganz lateral endigende Fasern der Semidecussatio tectalis *(sdtc)*. P Pons. Auf dem Horizontalschnitt (*349*, 629) durch Brücke und motorischen *(Vm)* sowie sensiblen Hauptkern *(Vs)* des Trigeminus sieht man die Aufsplitterung des Fasc. tecto-pontinus in den lateralen Brückenkernen und im pontinen Tegmentum. Der Schnitt zeigt im weiteren Elemente des Fasc. tecto-spinalis *(tcsp)*, welche hier (nach Kreuzung) im Fasc. praedorsalis spinalwärts ziehen. Unten links erscheint die ebenfalls degenerierte mesencephale Trigeminuswurzel *(mes V)*, welche rechts schon in die motorische Trigeminuswurzel *(rVm)* bzw. in die Portio minor eingetreten ist, während an ihrer Stelle im Tegmentum der Probstsche Faszikel erscheint

Weitere *tecto-tegmentale Fasern* kreuzen in der Commissura colliculi superioris und steigen medial des Fasc. tecto-pontinus in die seitliche Mittelhirnhaube ab (Abb. 6 b), wo sie zerstreut enden. Einige mögen den Nucl. ruber, andere vielleicht die Substantia nigra erreichen.

Negativ sei hervorgehoben, daß wir nie etwas von dem bei niederen Wirbeltieren offenbar gut ausgebildeten Fasc. tecto-cerebellaris gesehen haben. Es war uns auch nicht möglich, in unserem Material die von RIOCH (1929) beschriebenen nigro-tectalen oder die ipsi- und contralateralen rubro-tectalen Verbindungen von BECKER (1952) sicherzustellen. Erst recht konnten wir nie einen Zusammenhang zwischen Tectum und Commissura posterior aufdecken[1].

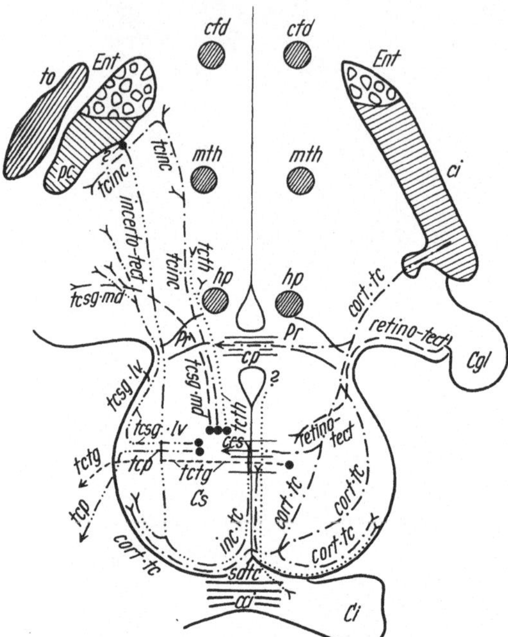

Abb. 13. Schematische Übersicht über die Verbindungen des Tectum opticum im horizontalen Aspekt. Links oben tiefer liegendes Niveau. Der fast senkrecht absteigende Fasc. tecto-spinalis, die aufsteigenden spino-tectalen Fasern sowie die Verbindungen mit den supraoptischen Decussationen sind der Übersichtlichkeit halber weggelassen. *bcs* Brachium colliculi superioris, *cci* und *ccs* Commissura colliculi inferioris bzw. superioris, *cfd* Columna fornicis descendens, *Cgl* Corpus geniculatum laterale, *Ci* und *Cs* Colliculus inferior bzw. superior, *ci* Capsula interna, *cp* Commissura posterior, *Ent* Nucl. entopeduncularis, *hp* Fasc. habenulo-peduncularis, *inctc* Fasc. incerto-tectalis, *mth* Fasc. mamillo-thalamicus, *pc* Pedunculus cerebri, *Pr* Area praetectalis, *sdtc* Semidecussatio tectalis, *tcinc* Fasc. tecto-incertalis, *tcp* Fasc. tecto-pontinus, *tcsg. lv* und *md* Fasc. tecto-suprageniculatus lateroventralis bzw. mediodorsalis, *tctg* tecto-tegmentale Fasern, *tcth* tecto-thalamische Fasern, *to* Tractus opticus, *?* Herkunft der Fasern unbekannt

d) Physiologische Experimente

Im *physiologischen Experiment* erzeugt die nach der Methode von HESS (1932) durchgeführte Stimulierung des Tectum opticum eine Wendung von Auge und Kopf nach der Gegenseite, und zwar eine *blickbedingte Wendung*; d. h. die Bewegung der Bulbi eilt den übrigen voraus (HESS, BÜRGI u. BUCHER 1946). Sie wurde nur selten als reine Seitwärtswendung beobachtet; meist enthält sie, und zwar je nach Reizstelle, eine Komponente schräg nach oben oder unten, während bei Stimulierung des rostromedianen Tectum reines Heben der Bulbi und des Kopfes auftritt (vgl. Fig. 5 in HESS, BÜRGI u. BUCHER). Senken wurde nie gesehen, der Colliculus superior aber auch nicht in seiner ganzen Ausdehnung gereizt, insbesondere nicht in seinen lateralen und caudalen Abschnitten, wo man gemäß der Retinaprojektionen Senken und extreme Seitwärtswendung erwarten müßte. Die Reaktion erfolgt im allgemeinen fließend und erscheint als ein koordiniertes, natürliches Geschehen, als eine Bewegung, deren führende Komponente auf ein Ziel gerichtet ist und daher, entsprechend der Heßschen Terminologie, der

---

[1] Wie überall, so können wir uns auch hier natürlich nicht über allfällige marklose Verbindungen äußern.

teleokinetischen Motorik zugehört. Diese Befunde wurden durch Experimente an der Forelle bestätigt und erweitert (AKERT 1949) und stehen in guter Übereinstimmung mit anderen Literaturangaben (CROSBY u. HENDERSON 1948, CROSBY 1953).

Besondererer Erwähnung bedarf die in obigen Experimenten gemachte Beobachtung, daß das Versuchstier manchmal reizbedingt eine Wendung von einem gewissen Ausmaße ausführt, anschließend aber eine kleine Korrektur anbringt, vermittelst welcher ein augenfälliges Objekt in das zentrale Blickfeld fällt. Wir möchten das einerseits mit der Feststellung in Zusammenhang bringen, daß die Macula keine tectale Repräsentation haben soll (BROUWER u. ZEEMAN 1926 u. a. m.), das zentrale Sehen also von der Rinde aus eingestellt werden muß. Andererseits ist nochmals darauf hinzuweisen, daß in der aufsteigenden phylogenetischen Reihe die retino-tectalen Elemente ab-, die cortico-tectalen dagegen zunehmen (CROSBY u. HENDERSON). Es scheint dies darauf hinzudeuten, daß sich die funktionelle Bedeutung der vorderen Zweihügel insofern etwas ändert, als dieselben als reflektorisch und daher etwas global wirkendes Organ hervortreten, während die Präzisionsarbeit mehr und mehr dem Cortex übertragen wird.

Die *physiologisch-anatomische Korrelation* der für die Katze geschilderten Verhältnisse ergibt ungefähr folgendes Bild: Ein optischer Reiz tritt beispielsweise im linken oberen Gesichtsfeld auf und erregt daher die Netzhautreceptoren rechts unten. Diese Erregung wird nicht nur zum rechten Corpus geniculatum laterale und von da via Meyer-Archambaultsche Schleife zur rechten unteren Area striata, sondern gleichzeitig durch retino-tectale Fasern zum rostromedialen Abschnitt des rechten vorderen Zweihügels geleitet. Dort findet vorerst eine Integration mit propriozeptiven Afferenzen statt, weil die Ausführung der durch den optischen Reiz angeregten Bewegung der Augen und des Kopfes zur Erfassung des sich im linken oberen Gesichtsfelde befindlichen Objektes weitgehend von der momentanen Stellung dieser Effektoren abhängt. Letztere muß daher im Tectum opticum fortlaufend registriert werden (dazu HESS 1941, 1942), wobei sich die anatomische Frage stellt, auf welche Weise dies geschehen kann. Man wußte zwar schon lange, daß es Verbindungen der Augenmuskeln zum Ramus ophthalmicus des Trigeminus gibt, und unsere Beobachtungen deuten auf die Möglichkeit hin, daß die aus dem sensiblen Hauptkern stammende Quintusschleife Verbindung mit dem Colliculus superior aufnimmt. Es ist aber erst in den letzten Jahren SYBIL COOPER und ihren Mitarbeitern (1954, 1955; FILLENZ 1955) der Nachweis gelungen, daß die Augenmuskeln Spindeln enthalten, deren Neurone zum Trigeminus ziehen und Impulse leiten, welche sich elektrophysiologisch als propriozeptiver Natur charakterisieren lassen. Für die Repräsentation der momentanen Kopfstellung darf man dagegen den Fasc. spino-tectalis in Anspruch nehmen. Nach erfolgter Integration dieser verschiedenen Afferenzen werden Augen und Kopf in adäquater Weise nach links oben gewendet, so daß das Bild des im linken oberen Gesichtsfeld aufgetauchten Reizobjektes in die Maculagegend zu liegen kommt. Die hierfür notwendigen Bewegungsimpulse werden durch die mangelhaft nachgewiesenen, aber sicher vorhandenen tecto-oculonucleären Verbindungen und durch den stark markhaltigen Fasc. tecto-bulbaris et -spinalis den betreffenden motorischen Kernen zugeleitet. Die genaue Einstellung erfolgt vom cortical organisierten Fixationsmechanismus aus, welcher mittels cortico-tectaler Fasern auch die vom Tectum opticum bewerkstelligte, initiale und etwas globale Reaktion korrigieren kann. Eine Beteiligung des tecto-incertalen Kollateralensystems an diesem Vorgang ist anzunehmen, weil Reizung der Zona incerta ebenfalls kontralaterale, wenn auch nicht blickbedingte Wendungen hervorruft (HESS 1954). Die tecto-tegmentalen Fasern kommen für die Mobilisierung der Stützmotorik in Frage, welche bei jeder Bewegung mitspielen muß, während der Fasc. tecto-pontinus offenbar analog den cortico-pontinen Systemen die notwendige Verbindung mit dem Kleinhirn aufnimmt. Unklar ist die Rolle, welche den tecto-suprageniculären und übrigen tecto-thalamischen Fasern zusteht. Insgesamt darf man aber sagen, daß sich eine sehr weitgehende Übereinstimmung des funktionellen Geschehens mit den morphologischen Befunden ergeben hat.

Mit Bezug auf die *biologische Bedeutung* der Reaktion weisen die geschilderten Verhältnisse auf eine rasch arbeitende, sich weniger Synapsen begnügende Organisation hin, welche in ihrer Endphase dem „Einschnappmechanismus" von KESTENBAUM vergleichbar das Reizobjekt wahrscheinlich nur ungefähr in die Projektion des zentralen Sehens bringt. Diese Schlußfolgerung wird einerseits durch die oben angeführten, experimentell beobachteten Korrekturbewegungen, andererseits durch die Tatsache nahegelegt, daß die Maculagegend im Tectum opticum nicht vertreten sein soll (BROUWER u. ZEEMAN u. a. m.). Die genaue Erfassung eines Objektes erfolgt aber immer mit Hilfe des Fixationsmechanismus, welcher seinerseits einer funktionstüchtigen Macula bedarf. Es handelt sich somit um das reflektorische „Einfangen" eines optischen Reizobjektes, um das, was wir einen „visuellen Greifreflex" genannt haben (HESS, BÜRGI u. BUCHER 1946; AKERT 1949).

e) Mögliche Bedeutung beim Menschen

Beim *Menschen* werden diese visuellen Greifreflexe von KESTENBAUM (1946) als „optisch ausgelöste Augenbewegungen" bezeichnet und als besonderer Mechanismus aufgefaßt. Wie alle andern Augenbewegungen, mit Ausnahme der vestibulären und muskelsensorischen Korrekturen, scheinen sie in erster Linie einer corticalen Organisation zu unterstehen. Das Tectum opticum soll nur noch eine verhältnismäßig geringe Zahl zum Teil im Corpus geniculatum laterale umgeschalteter Retinafasern[1] erhalten, im übrigen aber immer noch die anatomischen Grundlagen aufweisen, welche es zu einem Organisator subcorticaler Reflexe befähigen würden (CROSBY u. HENDERSON 1948, CLARA 1953). Trotzdem ist seine funktionelle Bedeutung offenbar nur noch entfernt mit derjenigen zu vergleichen, welche eben für die Katze geschildert wurde. GOLDMANN (1947) berichtet über einen Patienten mit totaler Hemianopsie, bei welchem die Perimetrie zunächst ein überschüssiges Gesichtsfeld aufzudecken schien. Die genaue Analyse ergab folgenden bemerkenswerten Tatbestand: Sobald sich die Perimetermarken auf 10—20⁰ dem Fixierpunkte näherten, führte der Kranke unwillkürlich kurze, jedoch gezielte (!) Augenbewegungen aus. Es sieht dies wirklich aus wie ein eingeschränkter visueller Greifreflex, dessen Afferenzen aus den sonst blinden Netzhauthälften stammen und die von der Hemianopsie nicht betroffene tectale Organisation erreichen würden.

Ganz allgemein wird die Gegend der vorderen Zweihügel mit Einschluß der Commissura posterior bzw. der Area praetectalis beim Menschen mit vertikalen

---

[1] Bei der Katze wird das Vorhandensein von geniculo-tectalen Fasern ausdrücklich abgelehnt (BARRIS und Mitarbeiter).

Blickbewegungen in Zusammenhang gebracht, oft als ein „supranucleäres Zentrum" derselben angesehen und dem sog. Parabducens als dem „supranucleären Zentrum für das Blicken in der Horizontalen" gegenübergestellt. Prozesse, welche das Tectum opticum in Mitleidenschaft ziehen, führen zwar neben Störungen des Lichtreflexes und der Naheinstellung in erster Linie zu vertikalen Blicklähmungen, zuerst nach oben, dann nach unten; bei Fortschreiten der Erkrankung kann aber auch der Blick nach der Seite betroffen werden (DUKE-ELDER 1949). Da die frontalen Blickfelder nicht auf das Tectum projizieren sollen und die Folgebewegungen auf dem Fixationsmechanismus und damit auf einer funktionstüchtigen Macula aufbauen[1], müßte diese Herdlokalisation vorwiegend die optisch ausgelösten Blickbewegungen zum Ausfall bringen. Damit stimmen die klinischen Beobachtungen nur teilweise überein, was aber vielleicht darauf zurückzuführen ist, daß die verschiedenen Blickmechanismen zwar anatomisch besondere Substrate haben, funktionell aber von einander abhängig sind[1]. Wichtig ist vor allem festzuhalten, daß es bei Prozessen in der Vierhügelregion tatsächlich manchmal zu solch „dissoziierten" Blicklähmungen kommt.

Beim Parinaudschen Syndrom handelt es sich in der Mehrzahl der Fälle um Pinealome, welche von vorne auf die Area praetectalis und das Tectum opticum einen Druck ausüben. Praetectum und zum Teil die Commissura posterior sollen von den afferenten Fasern für den Lichtreflex durchlaufen werden (RANSON u. MAGOUN 1933), was den Ausfall der diesbezüglichen Pupillenreaktion erklärt. Wie die Störungen der Naheinstellung zustande kommen, ist im einzelnen nicht bekannt. Dagegen wissen wir, daß das obere Gesichtsfeld im rostromedianen Tectum vertreten ist, weshalb denn zuerst eine Blicklähmung nach oben auftritt. Bei seitlicher Ausdehnung des Prozesses käme eine solche nach unten zustande, während erst bei Zerstörung des caudalen Colliculus superior auch die subcorticale Organisation für das optische Einfangen von seitlich liegenden Reizobjekten mitergriffen würde (JULIA APTER). Diese Eventualität kommt bei Pinealomen wohl schon wegen der starken Knickung der Hirnachse beim Menschen kaum in Frage und es würde wahrscheinlich schon vorher eine direkte Beteiligung des Oculomotorius und vielleicht ein totaler Verschluß des Aquäduktes auftreten. Daß bei anderer Pathogenese auch Lähmung des Blickes nach der Seite beobachtet wurde, ist schon erwähnt worden.

Ganz anders verhält es sich bei Prozessen, welche die Gegend des sog. Parabducens betreffen. Hier kommt es nie zu „dissoziierten" Blicklähmungen im weiter oben erwähnten Sinne; d. h. man hat nie beobachtet, daß z. B. das willkürliche Seitwärtsblicken unbehindert, das reflektorische aber gestört ist[2]. Dagegen sehen wir hier Übergänge von der reinen Abducensparalyse über teilweise, d. h. doch

---

[1] In Wirklichkeit ist die Sache etwas komplizierter; denn genau wie beim optokinetischen Nystagmus müßte man wohl eine phylogenetisch alte, zum Teil auf den optisch ausgelösten Blickbewegungen beruhende, *retinale* von der beim Menschen im Vordergrunde stehenden *fovealen* Folgebewegung unterscheiden, wobei sich letztere auf der ersteren gründet.

[2] Eine Ausnahme bildet ein Fall von CANESTRINI (1956): Ein an Friedreichscher Ataxie leidender 20jähriger Patient zeigte folgendes Bild: Bei willkürlichem Blick nach links deutliche Parese des linken Abducens; bei Folgebewegungen unbehinderter Blick nach links. Bei schematischem Blick nach oben oder unten Konvergenzspasmus, bei Folgebewegungen normaler Blick nach oben oder unten. Hier scheinen somit gewisse Bahnen für willkürlichschematisches Blicken allein ausgefallen zu sein.

noch zu Doppelbildern führenden und daher unechten, bis zu vollständigen Blicklähmungen nach der Seite. Oder es tritt bei der oberen internucleären Lähmung nur ein Ausfall des gekreuzten Rectus internus für konjugierte Bewegungen in Erscheinung[1]. Das alles deutet aber nicht auf eine Organisation hin, auf ein „Zentrum", sondern auf eine gemeinsame Endstrecke, welche offenbar von allen Impulsen für konjugierte Seitwärtswendung der Bulbi durchlaufen werden muß.

Dadurch ist jedoch keinesfalls nachgewiesen, daß von den vordern Zweihügeln aus keine Seitwärtswendung der Bulbi ausgelöst werden kann, und wir möchten abschließend der Meinung Ausdruck geben, daß auch beim Menschen die funktionellen Potenzen des Tectum opticum, wie sie für die Katze geschildert wurden, prinzipiell weiterbestehen. Sie sind aber von corticalen Organisationen abhängig geworden und können nur noch als eine untergeordnete Instanz angesehen werden.

Summary

The optic tectum (Fig. 6a, b), besides being the end-station of some *retinal* fibres that enter the dorsal layer of the optic stratum and establish a point to point representation of the more peripheral portions of the retinal quadrants, receives *cortical* fibres (Fig. 8) that arise predominantly in occipital and/or temporal fields (but not in the frontal eye-fields) and pass to the ventral layer of the optic stratum, the stratum zonale, the stratum lemnisci, and the tectal semidecussation (that lies rostral to the commissura colliculi inferioris). Fibres of the *dorsal and ventral supraoptic decussations* reach the superior colliculus, as do trunk fibres or collaterals of *other tracts that ascend* from lower levels (spino-tectal tract, Wallenberg's bundle? trigeminal fillet?).

Our material shows that degenerating fibres in the stratum zonale and opticum stream predominantly mediocaudally; in the stratum lemnisci — with the exception of a cortical component — predominantly rostrally. Following damage to the stratum zonale and stratum opticum, many fibres enter the *tectal semidecussation* (Fig. 7a—c) and cross over to the contralateral tectum (stratum opticum), or follow the medial or lateral margin of the ipsilateral superior colliculus.

The well-known *tecto-spinal tract*, that crosses in the dorsal tegmental decussation and descends within the predorsal fascicle to the medulla oblongata and the cervical cord, gives rise to collaterals, the *tecto-incertal fascicle*, that can be traced to the ipsilateral zona incerta (Fig. 10, 11). There was no definite evidence of the distribution of tectal fibres to the nuclei of the eye-muscles, although such fibres do probably exist.

The uncrossed *tecto-pontine tract* (Fig. 12a, b) emerges from the commissura colliculi superioris and descends to the lateral pontine nuclei, as well as to the adjacent reticular formation. The uncrossed *fasc. tecto-suprageniculatus ventrolateralis* (Fig. 11, 12a) also emerges from the commissura colliculi superioris, runs laterally, then bends rostrally and reaches the rostroventral portions of the nucleus suprageniculatus, whereas the *fasc. tecto-suprageniculatus mediodorsalis* (Fig. 7a,

---

[1] Bei Konvergenzbewegungen ist der Rectus internus nicht gelähmt. Die Naheinstellung scheint eine Organisation sui generis darzustellen, welche übrigens je nach Lage des zu fixierenden Objektes auch den Rectus superior oder inferior aktivieren muß.

9a), that runs rostrally in the stratum lemnisci of the tectum and pretectum, proceeds to more dorsally lying portions of this nucleus. A few tectal fibres run to other thalamic nuclei (Fig. 9a, b). The *commissura colliculi superioris* may convey true commissural fibres, but it also carries crossed and uncrossed fibres that belong to a variety of systems.

III. Das Tectum acusticum (Colliculus inferior) und die Verbindungen vorwiegend akustischer Bedeutung

Die Fische sind zwar sprichwörtlich stumm; man darf daraus aber keineswegs folgern, daß sie auch an Taubheit leiden[1]. Nur scheint die Organisation des Gehörs bei ihnen, vielleicht schon wegen des Lebens im Wasser, nach einer besonderen Weise zu erfolgen; denn man muß jedenfalls feststellen, daß sich ein den höheren Formen vergleichbares akustisches System erst bei den Amphibien entwickelt. Dabei scheint allerdings die zentrale Organisation eines besonderen Apparates der Fische, nämlich diejenige der Laterallinien, teilweise übernommen zu werden und einen Funktionswandel zu erfahren, indem z. B. gewisse Zellen der Area acustico-lateralis ohne Zeichen von Degeneration ihre alten, „lateralen" Verbindungen ablösen und nur die mit Fasern der neu auftretenden Cochleariswurzeln auf-genommenen behalten (LARSELL 1934, Kaulquappen und Frösche). Das System der Nervi laterales soll auf Longitudinalwellen niedriger Frequenz reagieren, es wird mit Aufgaben der Statik, nach einigen Beobachtungen auch mit solchen eines Temperatursinnes in Verbindung gebracht. Auffallend ist ferner, daß die End-stätten insbesondere des Nervus lateralis anterior auf die Area subtectalis lateralis projizieren, welche als Vorläuferin des Torus semicircularis angesehen wird. Die diesbezüglichen Fasern gehören zu HERRICKS allgemeinem bulbären Lemniscus und werden von einzelnen Autoren (ARIËNS KAPPERS) mit der lateralen Schleife homologisiert. Einen sichern Lemniscus lateralis findet man erst bei den aus-gewachsenen Anuren, die zugleich als Novum eine Oliva superior aufweisen (LARSELL), und bei welchen sich von der Regio subtectalis her zum ersten Male ein eindeutiges Corpus posticum entwickelt hat (BECCARI). Der Vollständigkeit halber sei noch auf das Vorhandensein eines Nucl. isthmi[2] und eines angedeuteten Trapez-körpers hingewiesen.

Da der Torus semicircularis bzw. das daraus hervorgegangene Corpus quadri-geminum posterius während langer Zeit u. a. die Endstätte der cochleären Afferenzen darzustellen scheint, ist man geneigt anzunehmen, dieses Gebilde spiele für die Verwertung akustischer Reize eine ähnliche Rolle wie es die vorde-ren Zweihügel mit Rücksicht auf die visuellen Eindrücke tun. Die anatomischen

---

[1] Man hat z. B. bei einigen Knochenfischen festgestellt, daß sie auf Longitudinalwellen bis zu einer Frequenz von 260 reagieren. Da dies auch nach Ausschaltung der Nervi laterales der Fall ist, wird eine diesbezügliche Empfindlichkeit des Sacculus erwogen. Auch von Haien wird berichtet, daß sie außerordentlich geräuschempfindlich sind, und es wird sogar empfohlen, sie in Gefahrssituationen durch irgend einen Lärm zu verscheuchen.

[2] Der Nucl. isthmi soll bei einigen Fischen, nicht dagegen bei den Urodelen nachweisbar sein. Er enthält auch lemniscale Fasern, z. T. wohl Kollateralen, und wird von einigen Autoren mit dem Nucl. dorsalis lemnisci lateralis, von anderen mit dem Corpus geniculatum mediale homologisiert.

Verhältnisse lassen einen solchen Analogieschluß jedoch nicht ohne weiteres zu, wobei allerdings zu sagen ist, daß wir zum Teil noch ungenügend orientiert sind. Insbesondere wissen wir viel zu wenig über die Efferenzen des Colliculus inferior bei denjenigen Formen, bei welchen er bzw. der Torus semicircularis noch als oberste akustische Instanz erscheint. Man spricht wohl von toro-tectalen und toro-cerebellären Fasern und von einer Verbindung mit der Commissura transversa, der Vorläuferin der ventralen supraoptischen Decussation. Das sagt aber wenig aus über die Organisation einer akustisch induzierten Reaktion; denn es fehlt vor allem ein Weg zu den Effektoren, eine toro-bulbäre und toro-spinale Bahn. Der Mangel an diesbezüglichen Informationen ist um so mehr zu bedauern, als die morphophologischen Grundlagen akustisch bedingter Reflexe im Hirnstamme der Säuger erst recht undurchsichtig sind.

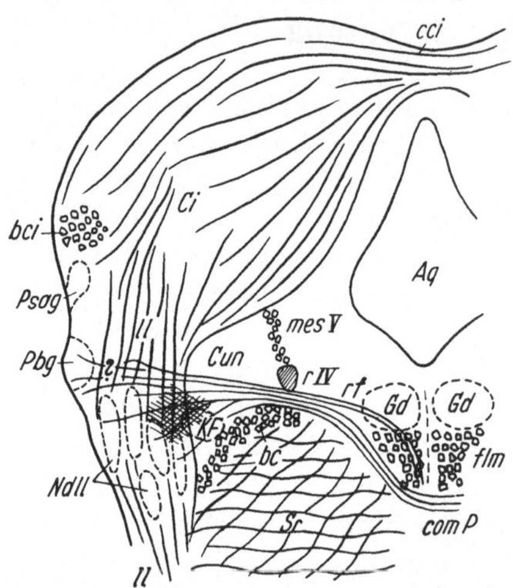

Abb. 14. Schematische Darstellung des Colliculus inferior und einiger seiner Verbindungen in Anlehnung an 2 Zeichnungen von CASTALDI. *Aq* Aquaeductus, *bc* Brachium conjunctivum, *bci* Brachium colliculi inferioris, *cci* Commissura colliculi inferioris, *Ci* Colliculus inferior, *comP* Commissura Probstii, *Cun* Area cuneiformis, *flm* Fasc. longitudinalis medialis, *KF* Nucl. Kölliker-Fuse, *Gd* Nucl. *dorsalis* tegmenti Gudden, *ll* Lemniscus lateralis, *mes V* Radix mesencephalica trigemini, *Ndll* Nucl. dorsalis lemnisci lateralis, *Pbg* Nucl. corporis parabigemini, *Psag* Nucl. pedimenti saguli, *rf* Rahmenfasern, *r IV* Radix nervi quarti, *Sr* Substantia reticularis, *?* Ursprung der Rahmenfasern unbekannt

a) Struktur

Bei den höheren Formen scheint die *Struktur des Colliculus inferior* ganz allgemein recht einförmig zu sein. Das Gebilde besteht vorwiegend aus einer Ansammlung mittelgroßer bis kleiner Zellen, dem *Nucl. centralis* colliculi inferioris, welcher in der Hauptsache lemniscale Impulse erhält und sie auf das Corpus geniculatum mediale umschaltet (CASTALDI). Von einer schichtweisen Anordnung abwechslungsweise weißer und grauer Substanz, in welcher definierte Faserzüge ankommen oder entspringen, ist keine Rede. Man spricht zwar manchmal von einer äußern und einer internucleären Rinde, es handelt sich dabei aber nur um ein paar Fäserchen und spärliche Zellverbände, welche überdies nicht primär mit den akustischen Afferenzen in Verbindung stehen sollen[1]. Von besonderen Gebilden ist zunächst die lateral des Nucl. centralis und ventral des Brachium colliculi inferioris liegende *Area parabigemina*[2] zu nennen, deren „Corpus" mit seinem caudalen Ende bis in die Ebene reicht, wo etwas medialer die *Area cuneiformis* beginnt (Abb. 14). Zwischen beiden Gebilden liegen Elemente des Lemniscus lateralis, sie scheinen aber durch transversal verlaufende Fasern miteinander in

---

[1] Nur im caudalsten Abschnitt wird der Nucl. centralis von einer dichteren Ansammlung feiner Fasern umgeben und von der Oberfläche weggedrängt, Fasern, welche zum sog. Pedamentum saguli gehören sollen und deren Bestimmung unbekannt ist (CASTALDI 1926).

[2] Die Nomenklatur dieser Gegend wird recht verschieden und eigenwillig gehandhabt. Wir folgen hier CASTALDI (Meerschweinchen) und verweisen auf Abb. 14. Zu erwähnen ist, daß z. B. im Marburgschen Atlas Area parabigemina das heißt, was bei CASTALDI Area cuneiformis genannt wird.

Verbindung zu stehen. Die Area cuneiformis wird medial durch die Radix mesencephalica trigemini und die Trochleariswurzeln, dorsolateral durch eine halbmondförmige Verdichtung der in den Nucl. centralis eintretenden Lemniscusfasern (s. unten) begrenzt, ventral von den Fasern der Probstschen Commissur durchzogen, welche ihrerseits dem lateralen Haubenfeld und weiter hinten dem Bindearm aufliegen. In letzterer Gegend, medial des Nucl. dorsalis lemnisci lateralis findet man den Nucl. Kölliker-Fuse (CASTALDI 1926) bzw. Nucl. dorsalis brachii conjunctivi. Zu erwähnen ist ferner noch, daß die hinteren Zweihügel nur in ihrem rostrodorsalen Abschnitt durch die *Commissura colliculi inferioris* miteinander verbunden sind. Wir treffen somit auch hier wieder auf eine vom Tectum opticum wesentlich abweichende Organisation. Während nämlich beim letzteren alle Schichten am Aufbau des Daches beteiligt sind, handelt es sich hier nur um Commissurenfasern und wenige eingestreute Zell- und Faserelemente, die sog. internucleäre Rinde.

b) Afferenzen

Die *Afferenzen* zum Corpus quadrigeminum posterius bestehen fast ausschließlich aus den in verschiedenen Kernkomplexen (s. unten) entspringenden Fasern des *Lemniscus lateralis*, welche in geringer Zahl in der Commissura colliculi inferioris kreuzen und somit auch den gegenüberliegenden unteren Zweihügel erreichen. Bei ihrem Eintritt von ventrolateralwärts her breiten sie sich zunächst am unteren Rande des Nucl. centralis mediodorsalwärts aus, so daß im Marchibilde ein halbmondförmiges Gebilde erscheint (Abb. 15, 16a), — CASTALDI spricht von einem ,,arco nettissimo" —, das in Wirklichkeit nur aus einer Verdichtung dieser ankommenden Elemente besteht. Die *Herkunft der Lemniscusfasern* wird in der experimentellen Literatur und in den Lehrbüchern in etwas verschiedener Weise angegeben und soll hier nur kurz skizziert werden, da wir nur über wenige Fälle mit Läsion der Oliva superior, über keinen mit Verletzung der Cochleariskerne verfügen. Zur Ergänzung der eigenen Befunde (,,*eB*") möchten wir uns vorwiegend an die Angaben von LEWANDOWSKY (1904, Katze und Hund, ,,*L*"), WOOLLARD & HARPMAN (1939/40, Meerschweinchen und Katze, ,,*WH*"), BARNES, MAGOUN & RANSON (1943, Affe, ,,*BMR*"), sowie RASMUSSEN (1946, verschiedene Säuger, ,,*R*") halten:

Die im Ganglion spirale entspringenden Fasern des Nervus acusticus enden offenbar restlos im dorsalen (Tuberculum acusticum) und ventralen Nucleus cochlearis. Von hier aus sollen nach *L*, *WH* und *BMR* einige Elemente ipsilateral die Oliva superior und den Nucl. corporis trapezoidis erreichen. Vornehmlich vom ventralen Kern entspringen die stark myelinisierten Fasern des Trapezkörpers und die intermediär kreuzenden (Heldsche Decussation), während die dorsalen (Monakowsche Decussation) feineren Fasern in der Hauptsache aus dem Tuberculum acusticum stammen sollen (*BMR*). Gemäß *L*, *BMR* und *eB* enden viele dieser Elemente in der contralateralen oberen Olive und ihren Nachbarkernen (Nucl. accessorius olivae superioris, Nucl. corporis trapezoidis), während die übrigen in den Lemniscus lateralis eintreten. Letzterer erhält aus dem Olivenkomplex einen starken Zuzug dort umgeschalteter Elemente höchstwahrscheinlich beidseitiger Provenienz und führt somit sekundäre und tertiäre Neurone mit Impulsen aus beiden Cortischen Organen zu seinen Endstätten, d. h. den nach ihm benannten

Kernen und den hinteren Zweihügeln (*L, WH, BMR, R, eB*, Abb. 15). Nicht abgeklärt ist die Frage, ob einige Elemente des Lemniscus lateralis ohne Umschaltung bis zum Corpus geniculatum mediale gelangen (*WH*; dagegen *L, R, eB* sowie WALKER 1939, GLEES 1944). Überdies sollen einige Kollateralen in die Probstsche Commissur eintreten (*WH*, CASTALDI); während andere Fasern via Commissura colliculi inferioris den contralateralen Nucl. centralis erreichen (*WH, eB* u. a.). Die Kerne der lateralen Schleife gehen vielleicht ihrerseits eine Verbindung mit dem Colliculus inferior ein (QUENSEL 1911). Der nach *R* weitgehend aus der accessorischen Olive innervierte Nucl. dorsalis lemnisci lateralis stellt aber den hauptsächlichsten, wonicht den alleinigen Ursprung der Probstschen Commissur dar.

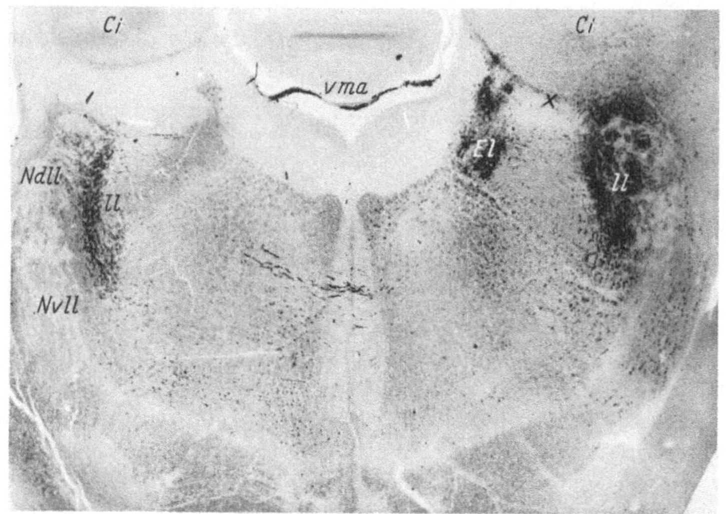

Abb. 15. Frontalschnitt (*300*, 315) durch den caudalen Colliculus inferior *(Ci)* und den Pons, welcher zeigt, daß die Degeneration des Lemniscus lateralis *(ll)* ipsilateral (rechts) viel stärker ist als auf der Gegenseite (s. Text). *El* Elektrodenspuren, *Ndll, Nvll* Nucl. dorsalis bzw. ventralis lemnisci lateralis, *vma* Velum medullare anterius. Bei *x* halbmondförmige Verdichtung der in den untern Zweihügel eintretenden Schleifenfasern

Weitere Afferenzen[1] erhält jeder untere Zweihügel aus dem gegenüberliegenden Kerne via *Commissura colliculi inferioris*, wogegen eine Endigung von Fasern der Probstschen Commissur im Nucl. centralis unsicher ist (XIII). Vereinzelte Elemente, welche aus dem absteigenden Anteil des *Fasc. longitudinalis dorsalis* zum Colliculus inferior abzweigen, seien der Vollständigkeit halber genannt. Endlich ist auf die im vorigen Kapitel erwähnten, nicht sehr zahlreichen Fäserchen hinzuweisen, welche via Tectum opticum das Corpus quadrigeminum posterius erreichen. Es stellt dies höchstwahrscheinlich eine der *cortico-infracolliculäre Verbindungen* dar, auf die noch kurz eingegangen werden muß. Wenn man die diesbezügliche Literatur durchgeht (XIII, XIV), kommt zunächst die Empfindung auf, es müsse eine ganze Reihe von Rindenprojektionen auf das Tectum acusticum geben. Bei näherem Zusehen handelt es sich aber oft nur um wenige Fasern, dazu meist um solche, welche entweder nicht bis zu ihren hypothetischen Endaufsplitte-

---

[1] Über die Projektionen des Lemniscus medialis, Fasc. spino-tectalis und Fasc. spinothalamicus s. Kap. X.

rungen oder nur bis zum Grenzgebiet zwischen vorderen und hinteren Zweihügeln (Semidecussatio tectalis?) verfolgt werden konnten. Das stimmt insofern mit unseren Beobachtungen überein, als wir trotz der großen Zahl verschiedenartiger Herde im Zwischen- und Mittelhirn nur spärliche Elemente zum Tectum acusticum absteigen sahen. Allerdings soll es cortico-infracolliculäre Verbindungen geben, deren Fasern im Mesencephalon stark lateral verlaufen und daher in unserem Material keine Unterbrechung erfahren hätten. Trotzdem scheint die corticale Projektion auf den Colliculus inferior nicht sehr ausgiebig zu sein, und das hat ein gewisses physiologisches Interesse: Würden die hinteren Zweihügel nämlich eine dem Tectum opticum analoge und zumindest bei primitiven Säugern bedeutsame Organisation akustisch-reflektorischen Geschehens enthalten, dann müßte man eine ausgiebige Kontrolle durch die Rinde erwarten.

c) Efferenzen

Von *efferenten Verbindungen* ist vor allem das *Brachium colliculi inferioris* zu erwähnen, das seine Fasern zum großen Teil aus dem ipsilateralen, in geringerem Maße via Commissura colliculi inferioris auch aus dem gekreuzten Tectum acusticum und vielleicht außerdem aus den Kernen der lateralen Schleife bezieht und restlos im Corpus geniculatum mediale endet. Nach mehreren Literaturangaben soll es überdies in den akustischen Bündeln des Hirnstammes rückläufige Elemente geben, in concreto z. B. colliculo-cochleäre via Lemniscus lateralis. Wir haben zu wenig Herde, insbesondere im caudalen Abschnitt der hinteren Zweihügel, um zu dieser Frage Stellung nehmen zu können. Dagegen möchten wir eine markhaltige Verbindung zum Tectum opticum in Übereinstimmung mit CASTALDI als unwahrscheinlich bezeichnen. Im weiteren haben wir nie von den hinteren Zweihügeln ausgehende tecto-bulbäre, -spinale oder -pontine Elemente gesehen. Selbst tecto-reticuläre existieren wohl nur in Form der weiter unten zu erwähnenden Begleit- oder Rahmenfasern.

Das Corpus quadrigeminum posterius sensu strictiori erscheint somit vorwiegend als eine Umschaltestelle akustischer Afferenzen und kommt jedenfalls für die Organisation reflektorischen Geschehens nicht in Frage. Um so wichtiger sind in dieser Hinsicht der *Nucl. dorsalis lemnisci lateralis*, der nach CASTALDI als einziger Kern dieser Gegend große Zellen motorischen Charakters enthält, sowie die vornehmlich aus ihm entspringende *Probstsche Commissur mit ihren Begleitfasern* (XIII). Die Commissur soll nach WOOLLARD u. HARPMAN sowie CASTALDI noch Kollateralen des Lemniscus lateralis, gemäß letzterem auch Efferenzen aus dem Nucl. Kölliker-Fuse, nach anderen Autoren Elemente aus dem Nucl. centralis erhalten. Die Fasern erreichen vor allem aus den gekreuzten Nucl. dorsalis lemnisci lateralis, zum Teil die Gegend vor der Basis des Nucl. centralis. Es sei vor allem hervorgehoben, daß die Probstsche Commissur ein viel ausgedehnteres und daher wohl bedeutsameres Gebilde darstellt, als man bis dahin dachte. Ihre Fasern durchziehen zunächst die Area cuneiformis und kommen ventral der Stelle zu liegen, wo sich die Trochleariswurzeln mit der Radix mesencephalica trigemini überkreuzen (Abb. 16a), worauf sich das Bündel fächerförmig öffnet und in einer schräg von dorsocaudal nach ventrorostral liegenden Ebene ausdehnt. Die dorsalsten Fasern gleiten unter Nucl. IV und Fasc. longitudinalis medialis durch,

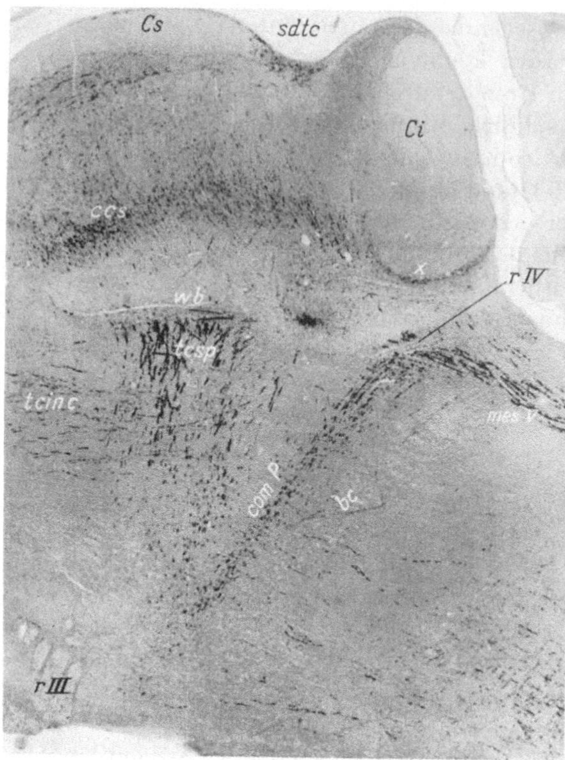

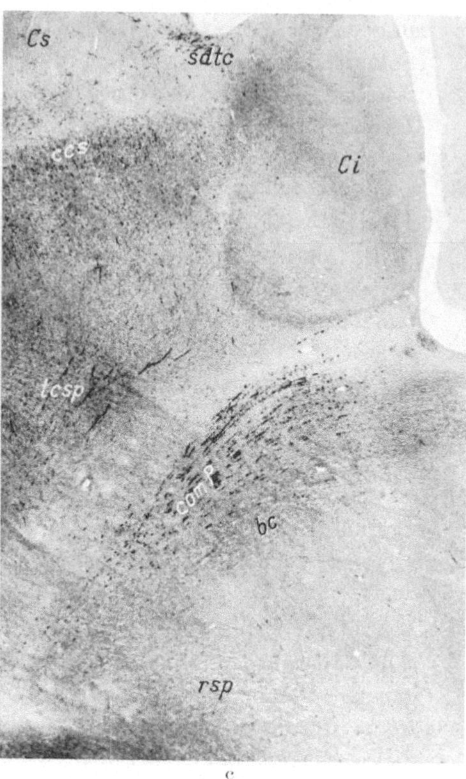

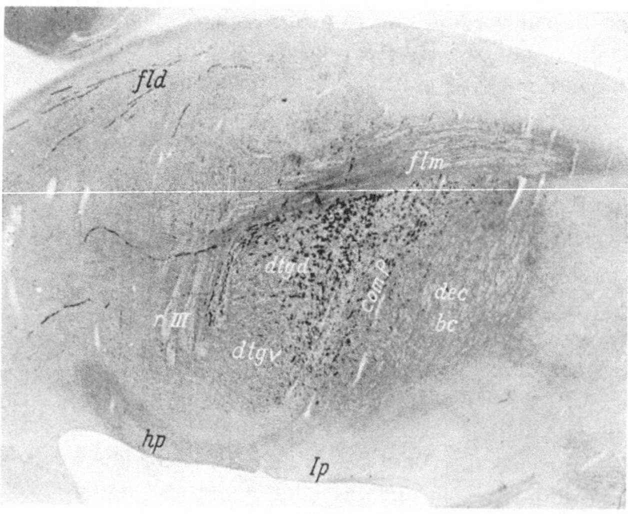

Abb. 16a. Sagittalschnitt (*449, 530*) durch Colliculi und Tegmentum mesencephali, welcher die Probstsche Commissur *(comP)* auf der Herdseite zeigt. Man sieht, wie die Fasern dem nicht degenerierten Brachium conjunctivum *(bc)* vorn oben aufliegen und weit rostroventralwärts ins Mittelhirn absteigen. Oben befinden sie sich knapp unterhalb der Überkreuzung zwischen Trochleariswurzel *(r IV)* und Radix mesencephalica trigemini *(mes V)*. Vgl. dazu Schema Abb. 14. *ccs* Commissura colliculi superioris, *Ci* und *Cs* Colliculus inferior bzw. superior, *r III* Oculomotoriuswurzeln, *sdtc* Semidecussatio tectalis, *tcinc* Fasc. tecto-incertalis, *tcsp* Fasc. tecto-spinalis, *wb* Wallenbergbündel

Abb. 16b. Paramedianer Sagittalschnitt (*449, 600*) des gleichen Falles durch das Tegmentum mesencephali, auf welchem die Kreuzung der Probstschen Commissur *(comP)* erscheint. Sie liegt zwischen der dorsalen *(dtgd)*, zum Teil degenerierten, und ventralen *(dtgv)* tegmentalen Decussationen vorne, und der Wernekinkschen *(dec. bc)* hinten. *fld* ascendierende Fasern im Fasc. longitudinalis dorsalis, *flm* Fasc. longitudinalis medialis, *hp* Fasc. habenulo-peduncularis, *Ip* Nucl. interpeduncularis, *r III* Oculomotoriuswurzeln

Abb. 16c. Sagittalschnitt (*449, 659*) des gleichen Falles durch Colliculi (*Cs* und *Ci*) und Tegmentum mesencephali, welcher das fast symmetrische Wiederansteigen der Fasern der Probstschen Commissur *(comP)* auf der gekreuzten Seite illustriert. *bc* Brachium conjunctivum, *ccs* Commissura colliculi superioris, *rsp* Fasc. rubro-spinalis (nicht degeneriert), *sdtc* Semidecussatio tectalis, *tcsp* Fasc. tectospinalis überschreiten die Mediane und verlaufen auf der gekreuzten Seite annähernd symmetrisch, während die ventralsten, dem Brachium conjunctivum vorne aufliegend, bis caudoventral des Roten Kernes fortschreiten und oberhalb des Nucl. interpeduncularis die Mittellinie überqueren. Die Kreuzungsstelle befindet sich zwischen

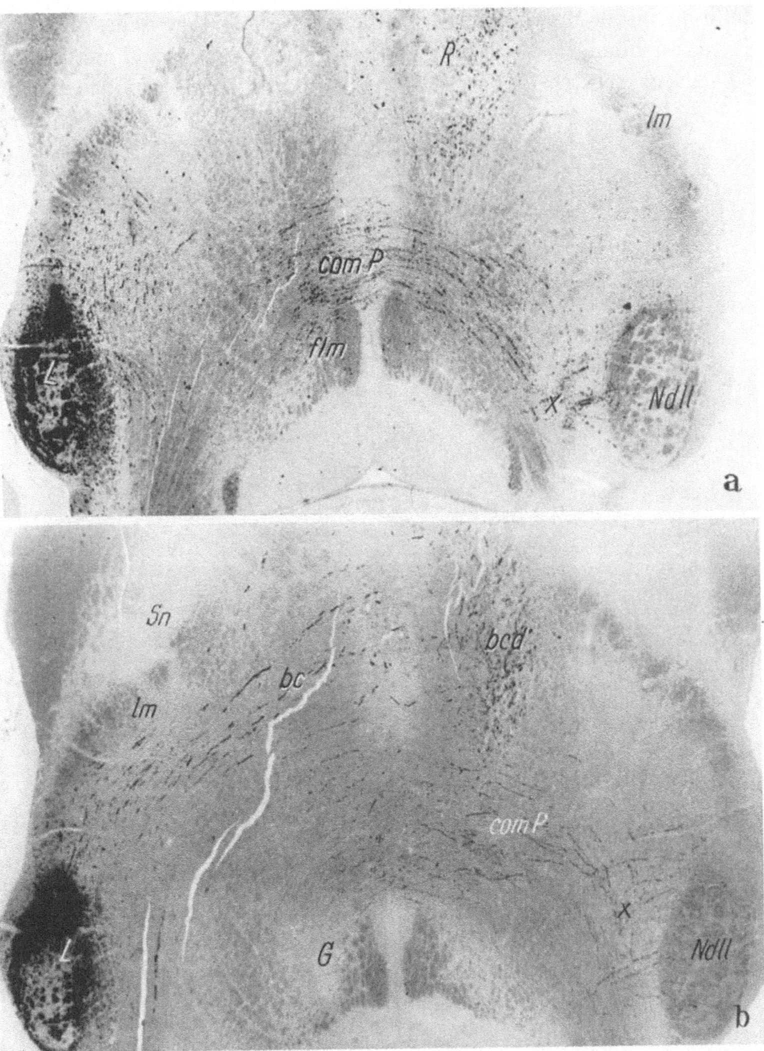

Abb. 17 a u. b. Die Probstsche Commissur *(comP)* in 2 etwas schrägen Horizontalschnitten (*289*, 170 u. 165) durch Nucl. ruber (oben) und etwas unterhalb davon. Man beachte die Schlingenbildung bei *x* auf der gekreuzten Seite. *bc* Brachium conjunctivum, *bcd* dessen Ramus descendens, *flm* Fasc. longitudinalis medialis, *G* Guddenscher Kern, *L* Läsion, *lm* Lemniscus medialis, *Ndll* Nucl. dorsalis lemnisci lateralis, *R* Nucl. ruber, *Sn* Substantia nigra

derjenigen der dorsalen und ventralen tegmentalen Decussationen vorne und derjenigen der Bindearme hinten (Abb. 16b). Auf der gegenüberliegenden Seite steigen die ventralen Fasern in etwas lockerer Form wieder an (Abb. 16c), d. h. dorsocaudolateralwärts, und vereinigen sich mit den dorsaleren, worauf alle

Elemente eine Art von Schlinge beschreiben, ehe sie ihren Endstätten zustreben (Abb. 17a, b).

In dem einzigen sagittal geschnittenen Falle unseres Materials, allerdings einem Elitefall, in welchem die Probstsche Commissur ohne Verletzung des Brachium conjunctivum unterbrochen ist (vgl. XIII), sieht man, daß kurz nach Überschreiten der Mittellinie mäßig myelinisierte Elemente zunächst gemeinsam mit ebenfalls degenerierten, groben, tecto-spinalen Fasern im Fasc. praedorsalis caudalwärts ziehen, sich dann aber in lockerer Form leicht ventrolateralwärts von denselben

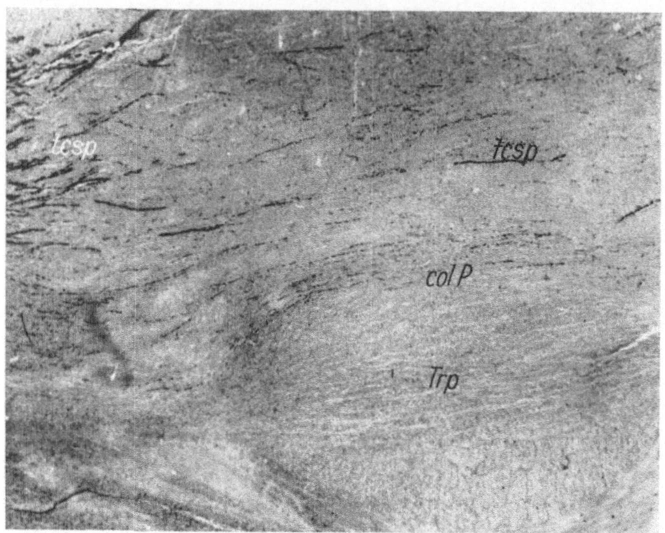

Abb. 18. Sagittalschnitt (*449*, 614) durch Tegmentum und Trapezkörper *(Trp)*, auf welchem man Fasern sieht *(colP)*, welche wahrscheinlich als Kollateralen aus der Probstschen Commissur kurz nach deren Kreuzung entspringen. *tcsp* Fasc. tecto-spinalis (im Fasc. praedorsalis)

entfernen und weiterhin ventral im Tegmentum, dann knapp oberhalb des Trapezkörpers verlaufen (Abb. 18). In Kaliber und Anordnung gleichen sie dem Fasc. tegmento-olivaris (vgl. Abb. 18 mit Abb. 26), liegen aber medialer als derselbe, mehr oder minder im Areal des Ramus descendens brachii conjunctivi. Leider fehlen die caudaleren Abschnitte des Hirnstamms in der betreffenden Serie, so daß über die Endigung dieses Bündels nichts ausgesagt werden kann. In den frontalen und horizontalen Fällen ist es wegen Mitdegeneration anderer Systeme nicht zu verfolgen, wurde aber in keiner der zahlreichen sagittalen Serien mit anderer Herdlokalisation gesehen. Es handelt sich also möglicherweise um eine *Kollateralverbindung der Probstschen Commissur*.

Auf der Ursprungsseite wird die Probstsche Commissur von *Begleit- oder Rahmenfasern* umgeben, welche ebenfalls aus der Gegend des Nucl. dorsalis lemnisci lateralis (Corpus parabigeminum, Nucl. Kölliker-Fuse usf.) herzukommen scheinen. Es handelt sich um Elemente recht verschiedenen Kalibers, welche zum Teil caudal, zum Teil dorsal der Commissurenfasern durch und über den Fasc. longitudinalis medialis gegen die Mediane hinziehen, vor Erreichen derselben jedoch samt und sonders ihre Richtung ändern und vorwiegend rostralwärts der ipsilateralen Substantia reticularis und dem Höhlengrau zustreben. Sie sind wohl

identisch mit Fasern, welche gemäß WOOLLARD u. HARPMAN aus der ventrolateral
des Colliculus inferior sich befindlichen Gegend stammen und das Griseum centrale,
vielleicht auch die mesencephale Trigeminuswurzel erreichen sollen.

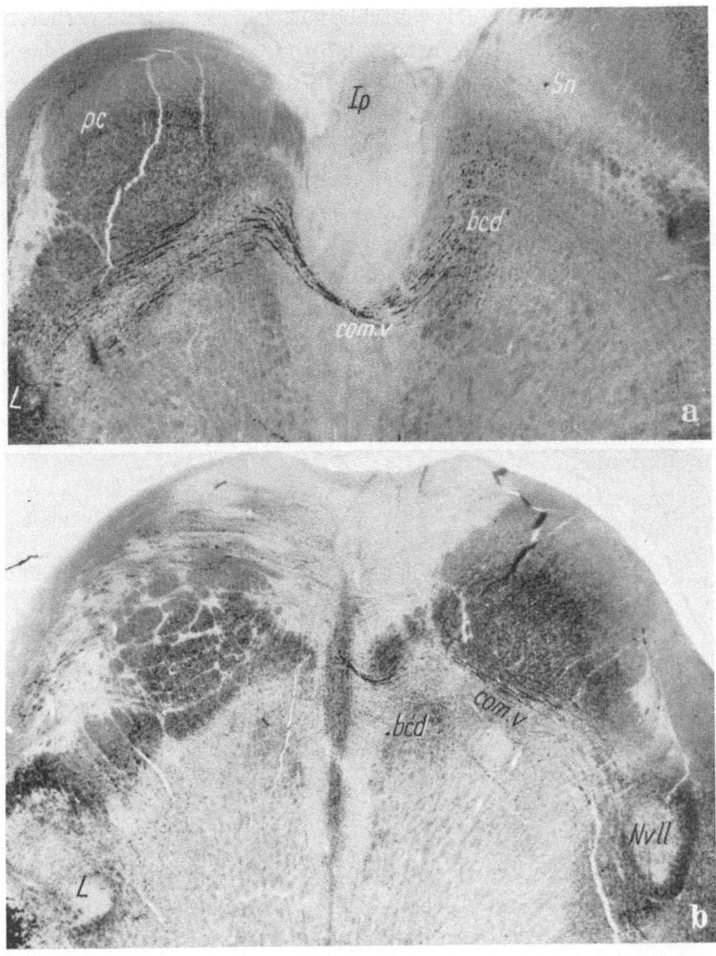

Abb. 19a u. b. Horizontalschnitte (*289*, 110 u. 85) durch Nucl. interpeduncularis (oben) und rostralen
Pons (unten), welche zeigen, wie nach einer Läsion *(L)* in der Gegend des Nucl. ventralis lemnisci lateralis (*Nvll*) mittelstark myelnisierte Fasern als „ventrale Commissur" (*comv*) oder Decussation (?) die
Mittellinie kreuzen und zum Teil die Gegend des contralateralen Nucl. ventralis lemnisci lateralis erreichen. Das Gehirn wurde nicht ganz symmetrisch geschnitten: Rechts liegt weiter oben und vorne
als links, weshalb dort die gekreuzten Fasern erst auf dem tieferen Schnitt (Abb. 19b) erscheinen. Die
Asymmetrie bedingt ebenfalls, daß auf dem oberen Schnitt (Abb. 19a), insbesondere in der Kreuzung,
schon einige etwas stärker myelinisierte Fasern erscheinen, welche nicht mehr der Commissura ventralis,
sondern dem knapp davor liegenden Brachium conjunctivum zugehören. *Ip* Nucl. interpeduncularis,
P Pons, *pc* Pedunculus cerebri, *Sn* Substantia nigra

Eine uns bisher nicht bekannte *ventrale Commissur* (oder Decussation?) wurde
in einem Einzelfalle[1] gesehen, in welchem der Coagulationsherd zuerst Brachium
conjunctivum, Nucl. dorsalis lemnisci lateralis und Lemniscus medialis verletzt,
etwas auf das Brachium pontis übergreift, dann Fasc. rubro-spinalis und Nucl.

---

[1] *289*.

ventralis lemnisci lateralis erfaßt und bis rostrodorsal des Nucl. V reicht. Von hier ziehen mittelstark myelinisierte Fasern mediorostroventralwärts, kreuzen über dem hintersten Abschnitt des Nucl. interpeduncularis und steigen auf der gegenüberliegenden Seite ziemlich symmetrisch wieder an, um sich zum Teil in der Gegend des kontralateralen Nucl. ventralis lemnisci lateralis zu verlieren (Abb. 19a, b). Einige Elemente gehen noch weiter laterodorsalwärts seitlich des Nucl. sensibilis trigemini. Die etwas schräge Schnittführung dieses Falles verläuft annähernd parallel zu den Ebenen, in welchen die Fasern dees Brachium conjunctivum und der Probstschen Commissur zu ihren Kreuzungen absteigen (vgl. Abb. 17a, b von demselben Falle), woraus u. a. hervorgeht, daß dem Bindearm knapp vorne die Elemente der Probstschen Commissur, caudoventral dagegen diejenigen der ventralen Decussation aufliegen. Bei frontaler Schnittführung, insbesondere bei gleichzeitiger Unterbrechung der Bindearme, sind diese Fasern selbst bei Kenntnis ihres Verlaufes schwer zu verfolgen[1]. Es handelt sich jedenfalls nicht um Elemente, welche von der Oliva superior zum kontralateralen Lemniscus kreuzen; auch die vom hier nicht lädierten und medialer liegenden Nucl. reticularis tegmenti pontis zum gegenüberliegenden Kleinhirn ziehenden Fasern kommen kaum in Frage; einzig an eine Identität mit WALLENBERGS „Commissur zwischen den Flocculi" (1905) wäre zu denken.

d) Physiologische Bedeutung

Hinsichtlich der *physiologischen Bedeutung* der hier behandelten Strukturen scheint zwar festzustehen, daß sie im Dienste des Gehöres stehen, es ist aber vorläufig ganz unverständlich, warum die Hirnstammleitung des akustischen Systems eine solche Menge von Kreuzundquerverbindungen, von Kernen und Umschaltungen benötigt. Aus der anatomischen Betrachtung derselben geht einstweilen nur hervor, daß schon im Gebiet der zweiten Neuronen eine teilweise Kreuzung der Impulse statthat. Dem entsprechen auch gewisse Beobachtungen der Physiologie (z. B. BECHTEREW 1895) und der Klinik, welch letztere infolge der exakten Messungsmöglichkeiten in dieser Frage viel zuverlässigere Resultate zeitigt. Die Otologen (z. B. AUBRY 1944, LEMOYNE 1956) sagen uns, daß bei einseitigen Herden im Hirnstamm praktisch nur teilweise, oft bilaterale und in ihrem Ausmaß wechselnde Taubheit auftritt. Selbst in der obersten Hirnstammstrecke, d. h. vom Tectum acusticum zum Corpus geniculatum mediale, findet noch eine teilweise Kreuzung statt, und so ist denn bei einseitigen Rindenherden eine Schwerhörigkeit meist überhaupt nur audiometrisch nachweisbar (etwa 5 Decibel!). Es sei noch hervorgehoben, daß die anatomische Anordnung der akustischen Hirnstammverbindungen beim Menschen prinzipiell die gleiche zu sein scheint wie bei den primitiveren Säugern, wie ja auch das physikalische Problem dasselbe ist. Höhere Leistungen wie Sprach- und Musikverständnis oder die Fähigkeit, rhythmisch erzeugte Schallwellen in einen motorischen Ausdruck umzuwandeln[2], sind offenbar rein cortical organisiert.

---

[1] *295, 297, 299.*

[2] Dieser Sinn für Rhythmus scheint den meisten Tieren zu fehlen. Auch die Kinder haben ihn nicht oder kaum, die Kinder und viele Intellektuelle. Bei primitiveren Rassen scheint er besser ausgebildet zu sein, und die Neger haben ihn geradezu „im Blut".

Demgegenüber ist anzunehmen, daß gewisse *akustisch bedingte Reflexe*, das Spitzen der Ohren, das Hinwenden zu einer Schallquelle, oder Blinzeln und Pupillenerweiterung bei starken Geräuschen, vom Hirnstamm aus bewerkstelligt werden. Auf Grund rein anatomischer Überlegungen glaubt GEREBTZOFF (1939), das Spitzen der Ohren werde durch eine direkte Verbindung zwischen ventralem Cochleariskern und Nucl. facialis in Gang gebracht, während RASMUSSEN (1946) für das akustisch induzierte Kopfwenden von der Oliva superior via Fasc. longitudinalis medialis und Fasc. tecto-spinalis zu den cervicalen Vorderhornzellen führende Fasern in Anspruch nimmt. Eine Reihe von Experimenten älterer Autoren, über welche BECHTEREW (1909, vgl. auch XIII) zusammenfassend berichtet hat, ergibt jedoch folgendes: Bei elektrischer Reizung eines Colliculus inferior wird das kontralaterale Ohr aufgerichtet und nach außen gedreht, Kopf und Auge werden nach der entsprechenden Seite gewendet, es erfolgt ein- oder beidseitige Pupillenerweiterung und manchmal wird noch die gegenüberliegende Braue gehoben. Nach Zerstörung des hinteren Zweihügels fehlt dieser Reflex auch bei stärksten Geräuschen, obschon die Motilität der Ohrmuschel an sich unbeeinflußt bleibt und das Gehör höchstens herabgesetzt ist. Die mit den damals üblichen, nach heutiger Auffassung viel zu hohen Spannungen durchgeführten Experimente förderten im weiteren, insbesondere bei „stärkeren Strömen", Phonations- und Respirationseffekte, Krämpfe und sexuelle Erregung zutage. Letztere Beobachtungen sind wohl auf Stromschleifenwirkung zurückzuführen, während der das Ohr betreffende, beim Füllen und Kaninchen offenbar besonders augenfällige Reflex eindeutig akustischer Natur ist. Wir haben selbst über einen analogen Effekt berichtet (BÜRGI u. HESS 1954), wobei die Spitze der betreffenden Elektrode am Boden des Colliculus inferior lag. Wenn wir uns aber nach dem anatomischen Substrat für diese Reizwirkung fragen, so ist nochmals darauf hinzuweisen, daß Struktur und Verbindungen der hinteren Zweihügel dieselben in keiner Weise zu befähigen scheinen, ein reflektorisches Geschehen zu organisieren. In dieser Hinsicht gehen wir mit den gleichlautenden Schlußfolgerungen von WOOLLARD u. HARPMAN sowie von BARNES, MAGOUN u. RANSON durchaus einig. Dagegen sei daran erinnert, daß CASTALDI auf das Vorhandensein von Zellen motorischen Charakters im Nucl. dorsalis lemnisci lateralis aufmerksam gemacht hat. Diesem Kern entspringt vor allem die Probstsche Commissur, welche u. a. in den Hirnstamm absteigende Kollateralen aufzuweisen scheint. Eine zweite Möglichkeit für die Vermittlung motorischer und vegetativer (Pupillenerweiterung!) Impulse bieten die ebenfalls aus dieser Gegend stammenden, teils stark, teils fein myelinisierten Begleit- oder Rahmenfasern, welche zur Mittelhirnhaube und zum zentralen Höhlengrau ziehen.

Summary

Compared with the colliculus superior, the colliculus inferior has a simple structure. It receives the *lateral lemniscus* (Fig. 15), some *cortical fibres* and some spinal and bulbar fibres *(spino-tectal, lemniscal, trigeminal?)* and, in the cat, discharges to the ipsilateral and contralateral medial geniculate body by way of the brachium colliculi inferioris, the crossed fibres passing through the *commissura colliculi inferioris*. But much remains obscure concerning other afferent and efferent connexions, and reflex activities.

Our material indicates that the *commissure of Probst* (dorsal commissure of the lateral lemniscus; Fig. 16, 17), which arises primarily in the dorsal nucelus of the lateral lemniscus, is a conspicuous bundle in the cat. It runs medially in the area cuneiformis, swings across the midline loop-fashion, the most rostroventral fibres passing immediately above the nucleus interpeduncularis, the most caudodorsal just beneath the IVth nucleus and the medial longitudinal bundle, the intermediate fibres lying in front of the decussatio brachii conjunctivi; the number of degenerating fibres, passing from rostroventral to caudodorsal elements, increases progressively. The fibres, having crossed, assemble in the opposite area cuneiformis and disperse in the dorsal nucleus of the lateral lemniscus and in the region of the central nucleus of the inferior colliculus. The elements of Probst's commissure are accompanied by finer fibres that do not cross the midline, but course medialward and turn down into the central grey, possibly the reticular formation. Other fibres — collaterals ? accompanying fibres ? — are seen to leave the crossing on the opposite side and descend, dorsal to the trapezoid body (Fig. 18), where their trace was lost.

Following a lesion in the region of the ventral nucleus of the lateral fillet, rather coarse fibres, representing a *ventral commissure* (or decussation ? Fig. 19), cross over the midline behind the nucleus interpeduncularis and dorsal to the pons, and continue on their way to the region of the opposite ventral nucleus of the lateral fillet and the medial margin of the brachium pontis, where their trace was lost. In chapter I mention has been made of the mamillary peduncle component that degenerates following damage to the region of the area cuneiformis.

IV. Das System der Decussatio supraoptica ventralis (Meynertsche und Guddensche Commissur)

Mindestens von den Selachiern an soll die Commissura transversa die lateralen Abschnitte des Tectum opticum und vielleicht der Area praetectalis, des Torus semicircularis (aus welchem sich die Colliculi inferiores entwickeln), möglicherweise auch die Nuclei isthmi[1] gegenseitig miteinander verbinden, wobei sich längs des Bündels noch ein besonderer Kern ausbildet, der Nucl. commissurae transversae, welcher von einigen Autoren mit dem ventralsten Abschnitt des Corpus geniculatum mediale homologisiert wird. Da sich diese Verhältnisse bei der Katze zum Teil ähnlich gestalten, scheint es angezeigt, das aus der Commissura transversa abzuleitende System der *Decussatio supraoptica ventralis* im Anschluß an die Besprechung der vordern und hintern Zweihügel zu behandeln.

Die Verfolgung der dazugehörenden Faserbündel im Marchibilde ist allerdings nicht einfach, weshalb denn ein so erfahrener Forscher wie LEWANDOWSKY darauf verzichtete, indem er bemerkte, sie stellten „ein sehr ungünstiges Objekt" dar. Es handelt sich nämlich nicht nur um ziemlich fein myelinisierte Elemente, sondern um solche, die sich recht eigenwillig imprägnieren, oft eine Strecke weit verschwinden, und somit als teilweise „resistant fibers" erscheinen. Dazu kommt,

---

[1] Von LE GROS CLARK (1932) wird der Nucl. isthmi zum Teil mit dem Nucl. dorsalis lemnisci lateralis homologisiert.

daß sich das System aus mehreren, zum Teil entgegengesetzt verlaufenden Bündeln aufbaut[1]. Das mag auch der Grund sein, warum man bis heute im positiven oder im negativen Sinne von einer Commissura GUDDEN (1870) und einer Commissura MEYNERT (1871) spricht oder dorsale und ventrale Anteile sowohl der dorsalen wie der ventralen supraoptischen Decussation unterscheidet (z. B. VIDAL 1941, 1942). Bis zu einem gewissen Grade mögen alle diese Unterscheidungen berechtigt sein; sie treffen aber wohl kaum den Kern der Sache. Unsere eingehenden Studien haben uns nämlich gezeigt, daß es sich bei den supraoptischen Decussationen in erster Linie um 2 an sich ganz verschiedene Systeme handelt, welche getrennt besprochen werden sollen: Die Gansersche dorsale Decussation kennzeichnet sich bei der Katze u. a. durch starke Myelinisierung ihrer Fasern, die daher trotz ihres erstaunlichen Kreuzundquerverlaufes relativ leicht verfolgt werden können. Das markarme und zudem komplexere ventrale System enthält dagegen noch eine Reihe ungelöster Probleme.

Trotzdem wir uns mehrmals mit diesen Fragen beschäftigt haben (I, IV, VIII), mußten wir in unserer letzten Darstellung darauf hinweisen, daß vielleicht „noch weitere Verbindungen zum System der ventralen supraoptischen Decussation gehören". Wir glauben, inzwischen einen kleinen Fortschritt erzielt zu haben, der es zudem ermöglicht, eine Übereinstimmung unserer Befunde mit gewissen, scheinbar widersprechenden Literaturangaben zu finden. Dennoch kann die nun folgende Darstellung keineswegs den Anspruch auf Vollständigkeit erheben, und die schematische Darstellung (Abb. 20) darf höchstens als annähernd gültiges Skelet angesehen werden.

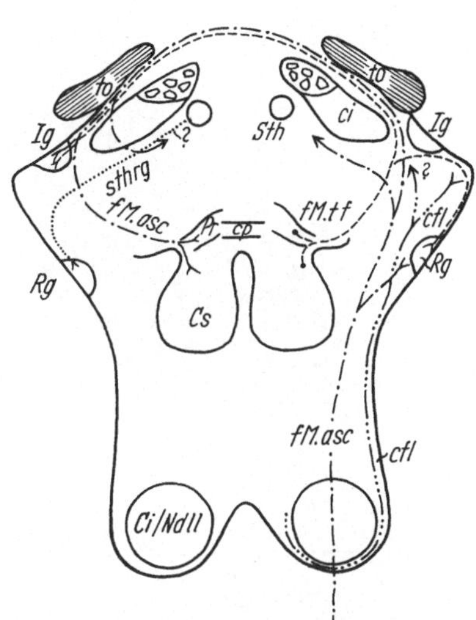

Abb. 20. Schematische Darstellung des Systems der ventralen supraoptischen Decussation in horizontaler Sicht. *ci* Capsula interna, *cp* Commissura posterior, *Cs* Colliculus superior, *fM. asc* Pars ascendens principalis und *fM. tf* Pars tectofugalis der (Meynertschen) ventralen supraoptischen Decussation, *cfl* Fasc. circumflexus, *Ig* Nucl. infrageniculatus, *Ndll* Nucl. dorsalis lemnisci lateralis, *Rg* Regio retrogeniculata, *Sth* Nucl. subthalamicus (Luysii), *sthrg* Fasern aus der Gegend des subthalamischen Kernes zur Regio retrogeniculata, *to* Tractus opticus

1. *Fasc. decussationis supraopticae ventralis, Pars ascendens principalis*[2]. In unserem Material wurde diese Komponente in 2 Fällen[3] auf der Höhe der oberen Olive durch Herde unterbrochen, welche u. a. die dorsolateralen Abschnitte des Lemniscus medialis zerstörten. In einer andern Beobachtung[4] sind letztere weiter rostralwärts im Mittelhirn unterbrochen, wobei eine ungewöhnlich starke Degeneration ascendierender Fasern der Meynertschen Decussation auftrat. In

---

[1] Lateral des Chiasma ist das ganze System gut gebündelt und man erkennt dabei, daß es sich insgesamt um einen recht beträchtlichen Faserzug handelt. Da aber jeweils nur einzelne Anteile desselben unterbrochen wurden, bleiben die meisten Fasern frei von Osmium.

[2] Der Ausdruck „principalis" soll nur darauf hinweisen, daß es vielleicht noch weitere ascendierende Fasern dieses Systems gibt (s. Abschnitt 3).

[3] *299, 302.*

[4] *289.*

einem weiteren Fall[1] mit Osmiumimprägnierung des hier besprochenen Bündels zerstörte der Herd gleichzeitig Schleifenfasern kurz vor ihrem Eintritt in die Pars posterolateralis des Nucl. ventralis thalami. Die Pars ascendens principalis konnte bis zu dieser Gegend nicht isoliert von den Elementen des Lemniscus medialis verfolgt werden und scheint somit innerhalb dessen dorsolateralen Abschnittes (bzw. im Fasc. spino-thalamicus ?) zu verlaufen, wobei aber ihre Herkunft nicht in den Hinterstrangkernen zu suchen ist (s. Besprechung). Ziemlich entsprechend den

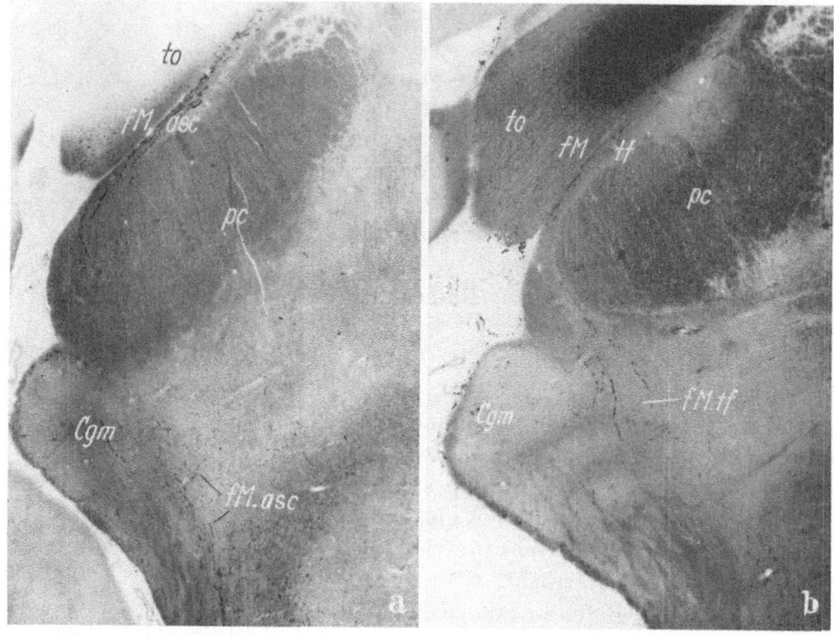

Abb. 21 a u. b. 2 Horizontalschnitte (*289*, 215 u. *349*, 448) durch Pes pedunculi cerebri *(pc)* und Corpus geniculatum mediale *(Cgm)*. Auf dem ersten Schnitt sieht man die Fasern der Pars ascendens principalis *(fM. asc)* zwischen Pedunculus cerebri und Tractus opticus *(to)* eintreten, während auf dem zweiten Schnitt die schon gekreuzten Fasern der Pars tectofugalis *(fM. tf)* die gleiche Region in umgekehrter Richtung durchlaufen

Abbildungen bei CHANG u. RUCH (Affe) zweigt von den zum Ventralkern strebenden Schleifenfasern ein Bündel ab, welches längs des innern Randes des Corpus geniculatum mediale rostralwärts zur Zona incerta zieht, welch letzterer vielleicht einige Elemente abgegeben werden. Die Hauptmasse der Fasern erreicht den lateralen Rand des Hirnschenkelfußes (Abb. 21 a), verläuft zwischen demselben und dem Tractus opticus, zum Teil innerhalb des letzteren, zum Chiasma, kreuzt die Mittellinie (Abb. 8 in IV) und steigt symmetrisch in dorsocaudolateraler Richtung wieder an. Einige Fasern durchstoßen den Pes pedunculi, um sich medialwärts durch die Zona incerta nach dem Nucl. subthalamicus hin zu verlieren, während die übrigen den Hirnschenkelfuß umranken. Einige derselben mögen im ventralsten Abschnitt des mittleren Kniehöckers endigen, die meisten jedoch folgen weiterhin dem Tractus opticus, kommen medial des Corpus geniculatum laterale zu liegen, um zuletzt via Brachium colliculi superioris dem Tectum und

---

[1] *294*.

vielleicht der Area praetectalis zuzustreben (vgl. Abb. 33a). Ihre genaue Endigung konnte nicht festgestellt werden (IV, VIII).

2. *Fasc. decussationis supraopticae ventralis, Pars tectofugalis.* Herde im Gebiet des Colliculus superior, und zwar eher in seinen rostralen Abschnitten, bringen einen in umgekehrter Richtung verlaufenden Faserzug zur Degeneration. Dieses Bündel zieht im Brachium colliculi superioris lateralwärts und folgt hierauf dem

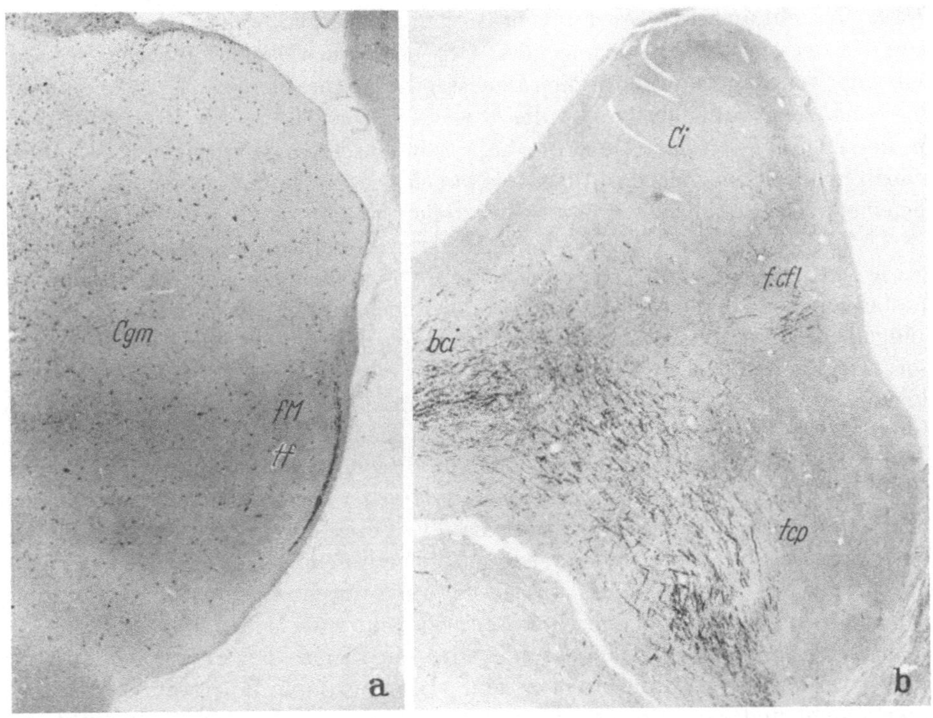

Abb. 22a u. b. a Sagittalschnitt (*418*, 815) durch das Corpus geniculatum mediale *(Cgm)*, welcher die in dessen Stratum zonale ansteigenden, ipsilateral verlaufenden Fasern der Pars tectofugalis *(fM. tf)* zeigt. b Sagittalschnitt durch den Colliculus inferior, welcher die rund um die Basis des hinteren Zweihügels *(Ci)* ziehenden Fasern des Fasc. circumflexus *(f. cfl)* zur Darstellung bringt. *bci* Brachium colliculi inferioris, *tcp* Fasc. tecto-pontinus

Tractus opticus bis zur Stelle, wo sich derselbe nach vorn um den Hirnschenkelfuß schwingt. Hier zweigt ein Kontingent ab, welches laterocaudodorsalwärts im Stratum zonale des Corpus geniculatum mediale verläuft (Abb. 22a), um sich am hinteren oberen Pole dieser Struktur bzw. der „Regio retrogeniculata" zu verlieren (Abb. 9 und 10 in VIII). Der Rest der Pars tectofugalis verläuft zwischen Pes pedunculi und Nucl. entopeduncularis einerseits, Tractus opticus (zum Teil in demselben) andererseits, und splittert sich auf der gegenüberliegenden Seite im ventralsten Abschnitt des medialen Kniehöckers auf (Abb. 21b), einer Gegend, welche WALLENBERG (1926, Iltis) mit dem Nucl. infrageniculatus von CASTALDI identifiziert. Eine echte Commissur zwischen den vorderen Zweihügeln scheint dieser Bestandteil der ventralen supraoptischen Decussation nicht herzustellen.

3. Weitere Verbindungen, die möglicherweise zum System der ventralen supraoptischen Decussation gehören.

a) Herde, welche an der Basis des Colliculus inferior rostromedial des Nucl. dorsalis lemnisci lateralis liegen und auf den Nucl. Kölliker-Fuse übergreifen, bringen einen kleinen, gut gebündelten Faserzug zur Degeneration, welcher ziemlich genau auf der Horizontalebene zwischen Nucl. centralis und Nucl. dorsalis lemnisci lateralis caudal-, dann lateral- und endlich rostralwärts rund um die Basis des hinteren Zweihügels, hierauf am Rande des Mittelhirns nach vorne und leicht nach unten zieht (Abb. 22b, vgl. Abb. 4 in VIII). Dieser „*Fasc. circumflexus*" besteht aus mittelstark myelinisierten Elementen, welche in ihrem Kaliber sowie in der „gestrichelt" erfolgenden Degenerationsweise den übrigen Bestandteilen der ventralen supraoptischen Decussation entsprechen. Als Ursprung könnte der Nucl. areae cuneiformis oder der Nucl. Kölliker-Fuse in Frage kommen, eine in dieser Gegend erfolgte Unterbrechung von Fasern anderweitiger Herkunft ist jedoch nicht auszuschließen. Allerdings haben wir bei caudaler liegenden Herden[1] nie eine Degeneration dieser Fasern feststellen können.

Nachdem der Faszikel die Basis des hinteren Zweihügels umkreist hat, verläuft er wie gesagt rostralwärts, schließt sich dann von ventral her an die in allen unsern diesbezüglichen Beobachtungen ebenfalls degenerierten Fasern des Brachium colliculi inferioris an, verliert sich in denselben und scheint zum großen Teil im Corpus geniculatum mediale zu enden. In den einschlägigen Fällen[2] sieht man jedoch immer einige, allerdings spärliche Elemente, von welchen einzelne durch die Zona incerta Richtung Nucl. subthalamicus ziehen, andere den lateralen Abschnitt des Hirnschenkelfußes erreichen und von dort an genau wie die Pars ascendens principalis an die symmetrische Stelle der Gegenseite gelangen und sich unterhalb des Corpus geniculatum mediale verlieren. Ob sie als Bestandteile des Fasc. circumflexus anzusehen sind, oder ob die betreffenden Herde einige Fasern der die Gegend des Nucl. dorsalis lemnisci lateralis durchziehenden Pars ascendens principalis unterbrochen haben, konnten wir nicht entscheiden.

b) In einer weiteren Beobachtung[3] wird ein kleines Faserbündelchen in der Zona incerta rostralis unterbrochen, von wo aus es lateralwärts durch die Zona incerta zieht und dann dorsocaudalwärts der Regio retrogeniculata zustrebt, um sich dort zu verlieren (Abb. 10 in VIII). Sowohl Faserkaliber wie Degenerationsart sind wiederum gleichartig wie bei den gesicherten Bestandteilen der ventralen supraoptischen Decussation, und auch das Verschwinden in der Regio retrogeniculata deutet darauf hin, daß es sich um eine Komponente dieses Systems handeln könnte.

Die mitgeteilten Beobachtungen zeigen zunächst, daß die beschriebenen Bündel zum Teil Verbindungen herstellen, z. B. zwischen Tectum und unterem Abschnitt des Corpus geniculatum mediale, welche als Weiterentwicklung oder als Überbleibsel derjenigen der Commissura transversa aufgefaßt werden können. Daneben finden wir aber bei der Katze eine relativ stark ausgebildete Komponente, welche vom Rhombencephalon, wenn nicht von noch caudaleren Abschnitten herkommt, mit den laterodorsalen Fasern des Lemniscus medialis (oder mit dem Fasc. spino-thalamicus?) ansteigt, dann aber abzweigt und nach Kreuzung oberhalb

---

[1] *299, 300, 302.*

[2] *282* beiderseits, *291, 292* beiderseits, *296, 449.* Im Fall *295* sind wenige Elemente des Fasc. circumflexus degeneriert, nicht dagegen die ventrale supraoptische Decussation.

[3] *376.*

des Chiasma auf der gegenüberliegenden Seite vor allem das Tectum opticum erreicht. Bei primitiven Wirbeltieren ist ein analoger Faserzug u. W. nicht beschrieben worden. Was die Beziehung zum Lemniscus medialis betrifft, so wurde eine Beteiligung von Schleifenfasern an der Meynertschen Decussation u. a. von DARKSCHEWITSCH u. PRIBYTKOW (1891), GLEES (1944), METTLER (1945b) angenommen, von WALLENBERG (1900), LEWANDOWSKY (1904), MATZKE (1951) jedoch abgelehnt. Die Diskrepanz beruht wohl auf dem Umstand, daß es sich nicht um eigentliche Lemniscusfasern handelt; denn eine Unterbrechung der medialen Schleife in den Hinterstrangkernen läßt dieselben nicht degenerieren (RANSON u. INGRAM 1932, MATZKE 1951). Dagegen stellt sich heute die Frage, ob das Bündel nicht einem aus dem Rückenmark aufsteigenden System angehört; denn CHANG u. RUCH (1949) sahen bei Ateles ater nach anterolateraler Chordotomie eine Degeneration im Gebiete der Decussatio supraoptica ventralis, ein Befund, welcher durch MORIN und Mitarbeiter (1951) bei andern Affen, durch GLEES (1952) selbst beim Menschen bestätigt werden konnte. Bei der Katze erhielten die genannten Autoren diesbezüglich allerdings ein negatives Resultat. Die Annahme scheint uns aber nicht abwegig, daß der betreffende Faserzug bei den Subprimaten umgeschaltet wird, wie dies auch für die spino-thalamische Bahn großenteils zutreffen mag (s. dazu Kap. X). Jedenfalls entspricht unsere Pars ascendens principalis zumindest vom Rhombencephalon an weitgehend den für den Menschen und verschiedene Affen geschilderten Verhältnissen.

Die *physiologische Bedeutung* des ganzen Systems ist unbekannt. Mit Bezug auf seine wahrscheinlich älteren und zum Teil wohl rückgebildeten Bestandteile könnte man an Verbindungen zwischen primitiven Abschnitten des optischen und akustischen Systemes denken. Das Auftreten einer in der phylogenetischen Reihe an Umfang zunehmenden, bei den Primaten und beim Menschen sogar ununterbrochen aus dem Rückenmark aufsteigenden Komponente kann jedoch auf diese Weise nicht erklärt werden.

Summary

The ventral supraoptic decussation is derived from the commissura transversa of submammalian forms. In the it-cat includes:

a) a *pars ascendens principalis* that was interrupted at the level of the superior olive. The fibres run rostrally with the medial fillet (or the spino-thalamic tract?), pass ventromedial to the corpus geniculatum mediale, giving off at this level some elements to the zona incerta, sweep over or through the pes pedunculi and continue forwards between this structure and the optic tract, cross over the midline above the chiasma and ascend (by way of the path taken in their descent) to the region ventromedial to the medial geniculate body (nucleus infrageniculatus of Castaldi) where some elements appear to break up, while others ascend to the colliculus superior and/or pretectum by way of the brachium colliculi superioris.

b) a *pars tectofugalis* that follows a similar course but in reverse direction (Fig. 21a, b) from the level of the tectum to the region of the nucleus infrageniculatus. Some fibres of the pars tectofugalis do not run farther than the ipsilateral corpus geniculatum mediale and can be traced into the stratum zonale of this structure and into the retrogeniculate region (Fig. 22a).

The pars ascendens is accompanied by the *fasc. circumflexus*, a bundle interrupted at the rostromedial base of the inferior colliculus (Fig. 22b). These fibres run caudodorsally before turning laterally to follow the caudal and lateral margin of the nucleus dorsalis lemnisci lateralis. They then pass ventromedial to the brachium collicului inferioris and enter the medial geniculate body with this tract, where their trace was lost.

A small bundle that resembles the pars ascendens principalis in calibre and manner of degeneration (punctuation dashes) was interrupted after damage to the rostral zona incerta. It passes to the retrogeniculate region, where trace of the fibres was lost.

V. Die Area praetectalis

Ähnlich dem Tectum opticum scheint auch die *Area praetectalis* bei den Reptilien und Vögeln ihre weitgehendste Differenzierung zu erhalten. Sie bildet sich dann wieder etwas zurück, ist aber beim Menschen noch deutlich erkennbar. Die von uns bei der Katze vorgenommene Abgrenzung (III) dieses in der Literatur sehr verschiedenartig beschriebenen Gebildes stimmt gut überein mit den Angaben, welche ROSE (1942)[1] für das Schaf, BUCHER u. NAUTA (1954) für die Ratte gemacht haben. Auf Horizontalschnitten bildet das Praetectum ein Dreieck (Abb. 7a, 8) mit einem spitzen Winkel, der caudolateralwärts in den Nucl. magnocellularis tractus optici übergeht. Dessen vorderer Schenkel grenzt an den Thalamus, insbesondere den Nucl. suprageniculatus, der hintere an das Tectum opticum, während der caudale Abschnitt der medialen, dem Winkel gegenüberliegenden Seite dem Nucl. commissurae posterioris lateral aufliegt, der rostrale jedoch auf die Nuclei parafascicularis, subparafascicularis und Centrum medianum trifft. Auf horizontalen und sagittalen Bildern kann man feststellen, daß die Area praetectalis rostral durch die wie einen Schleier bildenden vordersten Fasern des Fasc. praetecto-tegmentalis vom Thalamus, caudal durch die Lamina tecto-praetectalis vom Colliculus superior abgetrennt wird und somit eine wohldefinierte Struktur darstellt. In dorsoventraler Ausdehnung zeigt sie einen angedeutet schichtförmigen Aufbau, indem sie ein Stratum opticum und ein Stratum lemnisci enthält, welche als Fortsetzung der gleichnamigen Schichten des Tectum opticum erscheinen, jedoch relativ ventraler liegen.

Über die *afferenten Verbindungen* herrscht noch etwas Ungewißheit, doch scheint festzustehen, daß die Area praetectalis zum (großen?) Teil vom *Cortex* aus innerviert wird. Schon bei den Reptilien und Vögeln sind telencephale Projektionen beschrieben worden. BARRIS (1935) beobachtete bei der Katze Fasern, welche dem Gyrus postero-lateralis entstammen und pupilloconstrictorische Impulse leiten sollen. NAUTA u. BUCHER (1954) weisen eine occipito-praetectale Projektion nach (s. dort Lit.). Wir selbst sahen oft Elemente nicht näher definierten, aber sicher corticalen Ursprunges dorthin ziehen (vgl. Abb. 8). *Retino-praetectale* Fasern werden als afferenter Schenkel des Lichtreflexes beschrieben (RANSON u. MAGOUN 1933, BARRIS, INGRAM u. RANSON 1935); doch gibt es nach unseren Beobachtungen

---

[1] Abgesehen von seinem Nucl. praetectalis posterior, den wir nicht zum Praetectum sensu strictiori zählen.

auch der Netzhaut entstammende Elemente, welche das Stratum opticum praetectalis nur durchlaufen und im *Tectum* endigen (vgl. dazu HOESSLY 1947). Eine Projektion des letzteren auf die Area praetectalis konnten wir nicht nachweisen. Dagegen wurde schon erwähnt, daß der Fasc. tecto-suprageniculatus mediodorsalis das Stratum lemnisci der Area praetectalis durchzieht und dort vielleicht verstärkt wird. Eine Endigung von Fasern des *Lemniscus medialis* haben wir nie

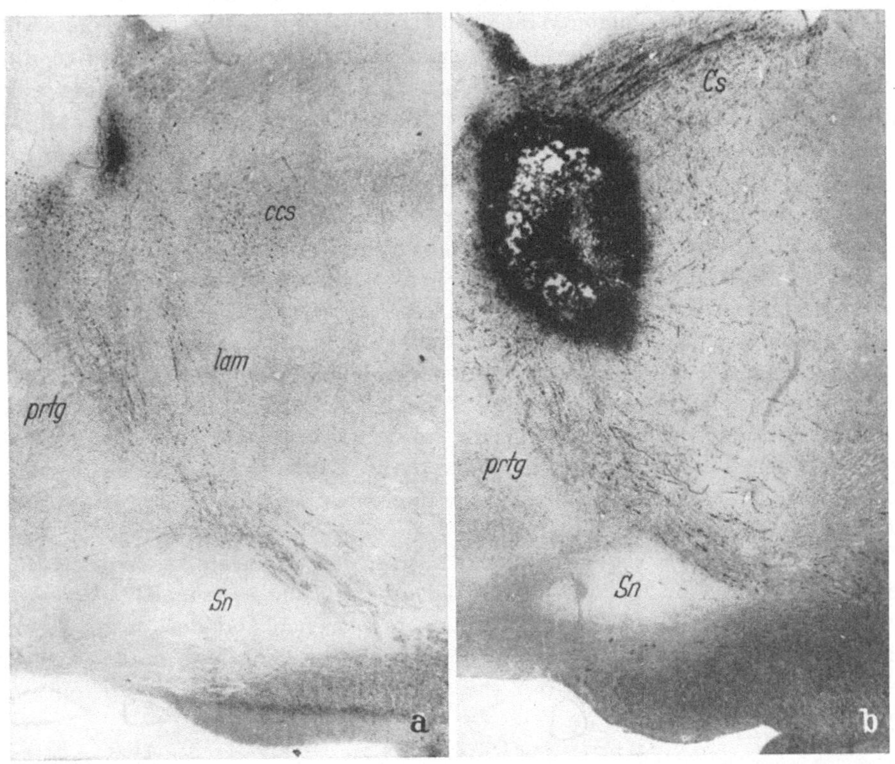

Abb. 23a. Sagittalschnitt (*316*, 300) durch das Tegmentum mesencephali seitlich des Nucl. ruber, welcher die feinen Elemente der Lamina tecto-praetectalis *(lam)* zur Darstellung bringt. Oberhalb der Substantia nigra *(Sn)* vereinigen sie sich mit dem Fasc. praetecto-tegmentalis *(prtg)*. Abb. 23b zeigt einen nur wenig medialer liegenden Sagittalschnitt (*418*, 686), auf welchem man deutlich erkennt, wie der Fasc. praetecto-tegmentalis im (medialen) Areal des Lemniscus medialis verläuft. *ccs* Commissura colliculi superioris, *Cs* Colliculus superior

gesehen. In der Literatur wird sie meist ebenfalls abgelehnt (z. B. LE GROS CLARK 1929; BODIAN 1940; dagegen KUHLENBECK u. MILLER 1942). Daß die ascendierenden Anteile der *ventralen supraoptischen Decussation* der Area praetectalis (Stratum opticum) vielleicht einige Elemente abgeben und die *dorsale Decussation* Kollateralen ins Stratum lemnisci entsendet, wird in den betreffenden Kapiteln beschrieben. Endlich sei erwähnt, daß sehr wahrscheinlich echte *Commissurenfasern* die beiden Areae praetectales via Commissura posterior miteinander verbinden. Diese kurze Aufzählung soll nur zeigen, daß mit Bezug auf die afferente Innervation der Area praetectalis noch einige Unsicherheiten bestehen, was sich natürlich nachteilig auf die Frage nach der physiologischen Bedeutung dieser Struktur auswirkt.

Die Efferenzen konnten von uns weitgehend klargestellt werden (III, VI, XI, XII, XV). Als erste sei hier die *Lamina tecto-praetectalis* (III) erwähnt, welche das Praetectum vom vorderen Zweihügel und dem mesencephalen Tegmentum absondert. Ihre feinen Elemente scheinen den dorsalen Abschnitten der Area praetectalis zu entspringen, von wo aus sie bei eher medialen Herden lateral und ventral, bei vorwiegend lateralen aber medial und ventralwärts verlaufen. Entsprechend der Situation des eingangs erwähnten Dreiecks liegt die Lamina als hinterer Schenkel des spitzen Winkels etwas schräg, so daß sie medial- (aber auch ventralwärts) weiter nach vorne reicht als in ihren dorsolateralen Partien. Innen grenzt sie an den Nucl. commissurae posterioris, außen an den großzelligen Kern des Tractus opticus und Elemente des Brachium colliculi superioris (Abb. 7a). Ventralwärts gelangt sie ins Areal des Lemniscus medialis, wo sie sich mit dem Fasc. praetecto-tegmentalis vermengt (Abb. 23a). Ihre Fasern verlieren sich vorwiegend in der Substantia reticularis des ventralen Tegmentum mesencephali, zum kleinen Teil vielleicht in der Substantia nigra.

Der ebenfalls eher fein myelinisierte *Fasc. praetecto-tegmentalis* (Abb. 23a, b) degeneriert nach Herden im dorsomedialen Praetectum. Seine rostralsten Fasern bilden eine Art Grenzschicht zwischen Thalamus und Area praetectalis, verlaufen dann mit den übrigen caudoventralwärts im Areal und leicht medial des Lemniscus medialis bis in die Brückenhaube, wo sie sich allmählich verlieren. Oberhalb der Substantia nigra, welcher sie vielleicht einige Elemente abgeben, vermengen sie sich mit der Lamina tecto-praetectalis (Abb. 23a). Im Mittelhirn liegen sie rostrolateral bis lateral des Fasc. tegmento-olivaris, welch letzterer knapp hinter der Lamina entspringt (vgl. Kap. VI).

Was die *physiologische Bedeutung* der prätectalen Verbindungen betrifft, so soll nach Ranson u. Magoun (1933) der aufsteigende Schenkel für den Lichtreflex der Pupillen durch die Area praetectalis ziehen und dort wahrscheinlich umgeschaltet werden. Auch das Vorhandensein einer occipito-prätectalen Projektion läßt darauf schließen, daß die Gegend wohl vorwiegend zum optischen System gehört.

<h3 style="text-align:center">Summary</h3>

Both *retinal and cortical fibres* have been described as relaying in the pretectal region; the former are believed to be connected with the light reflex.

Our material indicates that a *lamina tecto-praetectalis*, that lies between the colliculus superior and the pretectum, and a *pretecto-tegmental fascicle* constitute efferent pretectal systems (Fig. 23a, b), characterised by finely medullated fibres that converge in the region lateral to the red nucleus and dorsal to the substantia nigra. The fibres of the pretecto-tegmental fascicle descend to this region or further back alongside inner portions of the medial fillet.

As pointed out elsewhere, the *fasc. tecto-suprageniculatus mediodorsalis* runs through the stratum lemnisci of the pretectum (on its way to the thalamus) and may be enforced by fibres that arise in the pretectum. The *dorsal supraoptic decussation* sends collaterals to the stratum lemnisci of the pretectum (see ch. II and VIII). The areae praetectales are probably interconnected by fibres that cross in the posterior commissure.

VI. Die zentralen Haubenbahnen

Die zentrale Haubenbahn ist zwar ein klinischer und anatomischer Begriff; aber niemand kann behaupten, Ursprung und Verlauf dieses beim Menschen stark entwickelten Bündels genau zu kennen, was schon daraus hervorgeht, daß die einen die Bahn vom Nucl. ruber, die andern vom Striopallidum herleiten, während wieder andere von einem Fasc. thalamo-olivaris, tecto-olivaris oder anulo-olivaris sprechen. Bei der Katze haben wir 2 gut definierte Faserzüge verfolgt, deren Verlauf den Angaben über die zentrale Haubenbahn zum Teil entspricht, und deren Beschreibung daher etwas Licht auf diese unabgeklärte Frage werfen könnte. Sie entspringen beide in unmittelbarer Nähe der Area praetectalis, müssen aber — übrigens auch unter sich — als Verbindungen sui generis angesehen werden.

a) Der Fasc. thalamopraetecto-tegmentalis und Fasc. tegmento-olivaris

Der *Fasc. thalamopraetecto-tegmentalis* (tptg) hat vorläufig diesen schwerfälligen Namen[1], weil wir uns über den genauen Ursprung seiner Fasern noch nicht ganz im klaren sind. Auf den Thalamus oder Subthalamus beschränkte Herde, — sie sind zahlreich in unserem Material —, führen nie zur Degeneration des Bündels, wogegen selbst kleinste Läsionen im ventralen praetecto-thalamischen Grenzgebiet lateral des Tractus Meynert jeweils einige seiner Fasern unterbrechen (Abb. 24a). Wahrscheinlich muß ein etwas diffuser Ursprung in dieser Gegend angenommen werden, von wo aus sich die Fasern recht bald zu einem medialwärts verlaufenden Bündel vereinigen, um zwischen Fasc. habenulo-peduncularis vorne und Portio verticalis der Commissura posterior hinten in die dorsale Mittelhirnhaube einzutreten (Abb. 24a, b, auch 6a). Kurz darauf biegen sie rechtwinklig nach hinten um, verflechten sich mit den vertikal gestellten Elementen der hintern Commissur und verlaufen dann lateral, später ventrolateral des Fasc. longitudinalis medialis bis zum Guddenschen Kern (Abb. 3c, 24b, c, 25a—c, 30c, 40b), in welcher Gegend eine teilweise Endigung stattzuhaben scheint (Kollateralen?). Jedenfalls sind die Elemente von hier an schwächer myelinisiert und das Bündel öffnet sich in dorso-ventraler Richtung (Abb. 24b, d), wobei seine ventralsten Anteile fast bis zur Basis des Mittelhirns gelangen. Die Fasern verlieren sich allmählich zerstreut in der Substantia reticularis der medialen Ponsgegend. Einige gelangen fast bis zum innern Rand der Oliva inferior. In diesen letzten Abschnitten liegen sie nur wenig mediodorsal des ebenfalls locker angeordneten Fasc. tegmento-olivaris (Abb. 26a).

Wie anderswo im einzelnen mitgeteilt wurde (III, VI, XII, XV), ist dieser wohldefinierte Faserzug streckenweise schon früher beschrieben worden. Einige Autoren haben ihn für den Fasc. mamillo-tegmentalis gehalten (Economo u. Karplus 1910), dessen Elemente tatsächlich ungefähr in das gleiche Areal eintreten; viele haben ihn für den Anfangsteil der zentralen Haubenbahn genommen. Probst (1900b) glaubte, er entstamme der hinteren Commissur; Ogawa (1939) ließ ihn aus dem Nucl. Cajal, Nucl. Darkschewitsch und Nucl. campi Foreli entspringen und identifizierte ihn ebenfalls mit der zentralen Haubenbahn. In Wirklichkeit handelt es sich um ein gesondertes Gebilde, welches möglicherweise der

---

[1] In der ersten Publikation (I) wurde der Laboratoriumsname „V-Bündel" beibehalten. Prof. Hess nannte es einmal „BB-Bündel" (1949).

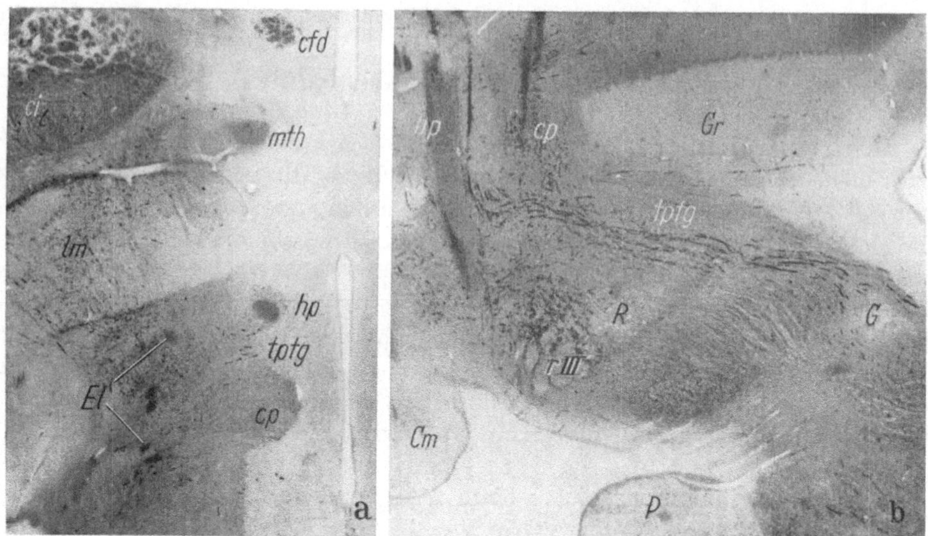

Abb. 24 a u. b. Auf dem Horizontalschnitt (*294, 450*) durch den ventralen Thalamus und den unteren Teil der Commissura posterior *(cp)* sieht man, wie eine kleine Läsion (*El* — Elektrodenspuren) im praetecto-thalamischen Grenzgebiet die Degeneration weniger Fasern des Fasc. thalamopraetecto-tegmentalis *(tptg)* veranlaßt. Die Fasern ziehen hier zwischen Fasc. habenulo-peduncularis *(hp)* und Commissura posterior *(cp)* medialwärts. Auf dem Sagittalschnitt (*445, 570*) durch das Tegmentum mesencephali seitlich des hintern Längsbündels treten die Fasern an der gleichen Stelle ins Tegmentum ein, um dann caudalwärts bis zur Gegend der Guddenschen Kerne *(G)* zu verlaufen, wo sich das Bündel öffnet. *cfd* Columna fornicis descendens, *ci* Capsula interna, *Cm* Corpus mamillare, *Gr* Griseum centrale, *lm* Lemniscus medialis, *mth* Fasc. mamillo-thalamicus, *P* Pons, *r III* Oculomotoriuswurzeln

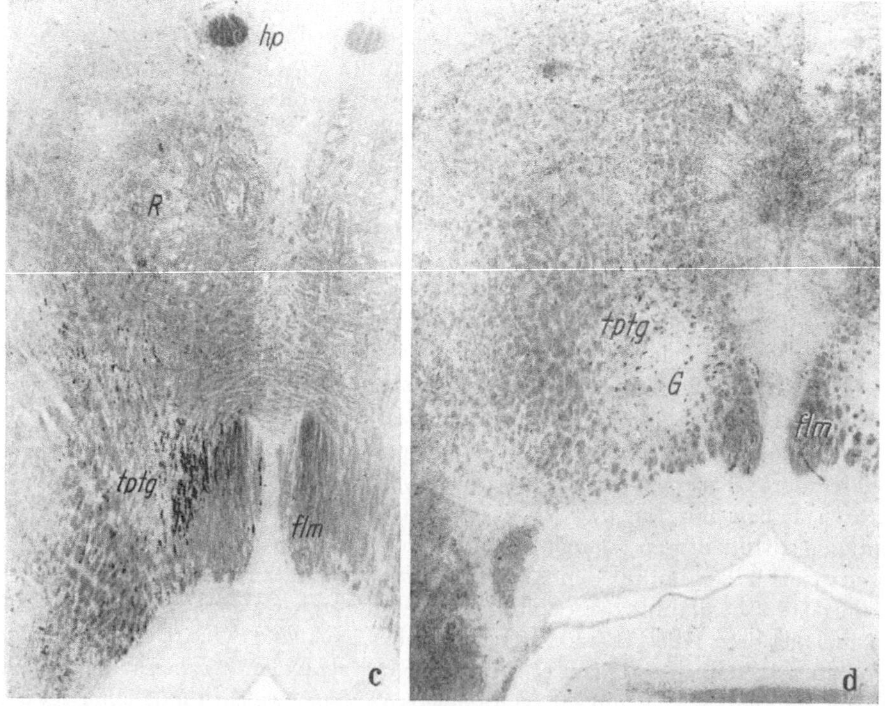

Abb. 24 c u. d. 2 Horizontalschnitte durch den Nucl. Gudden (Abb. 24 d, *371, 708*) und rostrodorsal davon (Abb. 24 c, *364, 549*), welche zeigen, wie der Fasc. thalamopraetecto-tegmentalis *(tptg)* im mittleren Mesencephalon (c) stark myelinisiert und ordentlich gebündelt lateroventral des hinteren Längsbündels *(flm)* verläuft, sich in der Gegend des Guddenschen Kernkomplexes *(G)* aber (vorwiegend) ventralwärts öffnet und viel markärmer wird. *hp* Fasc. habenulo-peduncularis *R* Nucl. ruber

bei Selachiern, Teleostiern, Reptilien und Vögeln beschriebenen praetecto-bulbären Verbindung homolog ist, welche sich ebenfalls lateral an den Fasc. longitudinalis medialis anlegen und vorwiegend ungekreuzt verlaufen soll (ARIËNS KAPPERS).

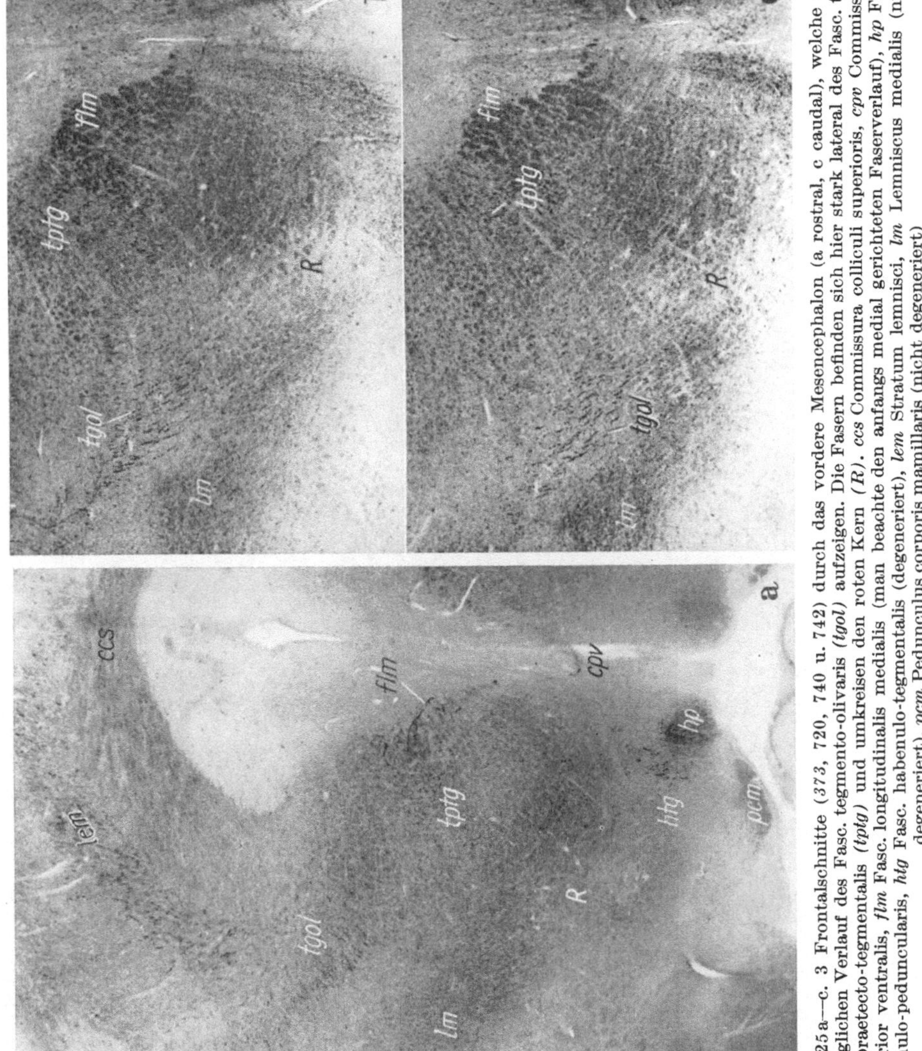

Abb. 25a—c. 3 Frontalschnitte (373, 720, 740 u. 742) durch das vordere Mesencephalon (a rostral, c caudal), welche den anfänglichen Verlauf des Fasc. tegmento-olivaris (tgol) aufzeigen. Die Fasern befinden sich hier stark lateral des Fasc. thalamopraetecto-tegmentalis (tptg) und umkreisen den roten Kern (R). ccs Commissura colliculi superioris, cpv Commissura posterior ventralis, flm Fasc. longitudinalis medialis (man beachte den anfangs medial gerichteten Faserverlauf), hp Fasc. habenulo-peduncularis, htg Fasc. habenulo-tegmentalis (degeneriert), lem Stratum lemnisci, lm Lemniscus medialis (nicht degeneriert), pcm Pedunculus corporis mamillaris (nicht degeneriert)

Der *Fasc. tegmento-olivaris* hat seinen rostralsten Ursprung in der Gegend, in welcher Tectum, Praetectum und Tegmentum aneinander stoßen (Abb. 25a), d. h. knapp hinter der Stelle, wo die Lamina tecto-praetectalis ins Tegmentum absteigt, während der Fasc. thalamopraetecto-tegmentalis rostral der letzteren in die Mittelhirnhaube eindringt. Auf den Colliculus superior, die Area praetectalis oder das zentrale Höhlengrau[1] beschränkte Herde erzeugen ebensowenig eine Degeneration dieses Bündels, wie Läsionen im Subthalamus oder der prärubralen Kapsel. Wie Abb. 25a zeigt, scheinen die Fasern im dorsolateralen Tegmentum zu entspringen,

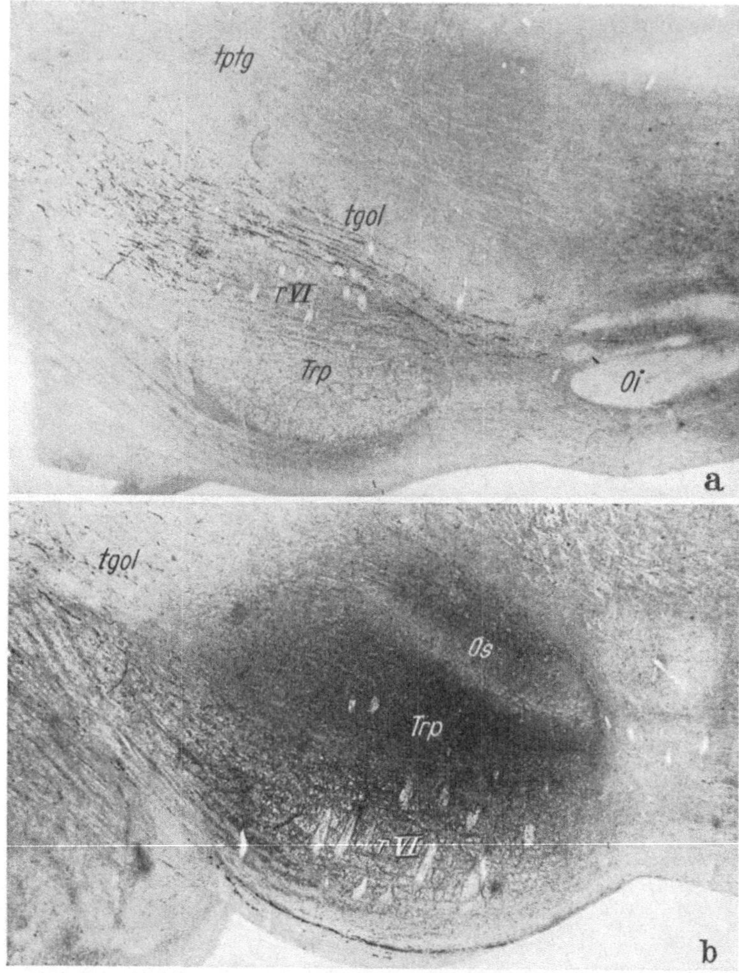

Abb. 26a u. b. 2 Sagittalschnitte durch Trapezkörper und Oliva inferior (a, *449*, *528*) bzw. Trapezkörper und Oliva superior (b, *418*, *615*), von denen der obere zeigt, wie der Fasc. tegmento-olivaris *(tgol)* über den Trapezkörper *(Trp)* hin der unteren Olive *(Oi)* zustrebt. Er überkreuzt sich mit den Abducenswurzeln *(r VI)*. Oben links vereinzelte Elemente des Fasc. thalamopraetecto-tegmentalis *(tptg)*. Das Bild unten zeigt vielleicht zum selben System gehörende, jedoch unterhalb des Trapezkörpers verlaufende Fasern. *Os* Oliva superior

in der Pars dorsalis des Nucl. profundus mesencephali gemäß der Terminologie von HUBER u. CROSBY, wo sie viel seitlicher liegen als diejenigen des Fasc. thalamopraetecto-tegmentalis, laterocaudal der Portio verticalis commissurae

___

[1] Einen Ursprung im Griseum centrale, wie er neuerdings wieder von WALBERG (1956) postuliert wird, können wir auf Grund unseres Materials nicht annehmen. WALBERG spricht von caudoventralen Abschnitten des zentralen Höhlengraus, während METTLER (1944) den Faserzug aus dessen rostrolateralen Anteilen herleitet.

posterioris. Der Faszikel verläuft dann spiralförmig in nach außen konvexem
Bogen caudoventralwärts von oben nach außen und dann hinten unten um den
roten Kern herum (Abb. 25b, c), medial, hierauf mediodorsal des Lemniscus
medialis und des Fasc. praetecto-tegmentalis. Nach Verschwinden des letzteren
liegt er dorsal der medialen Schleife und medial des Fasc. tecto-pontinus, d. h.
insgesamt recht seitlich in der caudoventralen Mittelhirnhaube. In der Ponsgegend
nähern sich seine Fasern ein wenig der Mittellinie, befinden sich ventrolateral der
hier zerstreut verlaufenden Elemente des thalamopraetecto-tegmentalen Bündels,
ziehen über und durch den dorsalen Teil des Trapezkörpers (Abb. 26a), medial der
oberen Olive, lateral des Brachium conjunctivum descendens und der Kollateralen
der Probstschen Commissur (vgl. S. 38), wobei sie zum Teil von der Radix nervi
abducentis durchstoßen werden (Abb. 26a). Sie weichen dann nochmals etwas
lateralwärts ab und dringen von außen her in die Oliva inferior ein[1]. Wie schon
früher mitgeteilt (VI), zweigen einige in der Ponsgegend im gleichen Areal verlaufende Fasern ventralwärts ab, ziehen unter dem Corpus trapezoïdes durch
(Abb. 26b) und scheinen ins Rückenmark abzusteigen. Ob sie zum gleichen Faserzug gehören, konnte nicht sichergestellt werden.

b) Die Frage der zentralen Haubenbahn

Wir haben somit in den Fasciculi thalamopraetecto-tegmentalis einerseits,
tegmento-olivaris andererseits, 2 wohldefinierte, in Ursprung und Verlauf deutlich
voneinander unterscheidbare Bündel. Wenn man die *zentrale Haubenbahn* als eine
vom vorderen Mittelhirn zur unteren Olive reichende Verbindung ansieht, dann
entspricht ihr bei der Katze ganz eindeutig der Fasc. tegmento-olivaris. Die Möglichkeit besteht allerdings, daß sich bei den höheren Formen auch der Fasc.
thalamopraetecto-tegmentalis weiterentwickelt und nicht nur die Gegend medio-
rostral, sondern die Oliva inferior selbst erreicht, was aber von medial her erfolgen
müßte. Mit den abführenden Wegen des Striopallidum (WEISSCHEDEL 1938)
scheinen beide Faserzüge nichts zu tun zu haben. Dafür kommen viel eher die in
einem folgenden Kapitel zu erwähnenden Mittelhirngarben in Betracht, welche
der unteren Olive auch einige Elemente abgeben. Man könnte höchstens die Frage
aufwerfen, ob der Fasc. tegmento-olivaris durch die „Ansa interstitio-tegmentalis"
(s. Kap. X) indirekt vom Pallidum her innerviert wird.

Die Unsicherheit über den anfänglichen Verlauf der zentralen Haubenbahn
stammt unserer Ansicht nach (VI, XV) zum Teil vom Umstand, daß BECHTEREW
(1885) bei der allerersten Darstellung dieses Bündels offenbar im caudalen Abschnitt den Fasc. tegmento-olivaris, im rostraleren dagegen den Fasc. thalamopraetecto-tegmentalis beschrieben hat. Sie wurde noch erhöht durch einen „Zusatz zu vorstehender Mitteilung", in welcher FLECHSIG den Faserzug mit der
Ansa lenticularis in Beziehung brachte. Dies führte begreiflicherweise zu einem
Wirrwarr, wie er schon aus der Besprechung der älteren Literatur bei CASTALDI
(1923) mit aller Deutlichkeit hervorgeht. Die Situation wurde noch dadurch
erschwert, daß der Fasc. tegmento-olivaris erst beim Menschen als mächtiger
Faserzug auftritt, bei den Anthropoiden ein wesentlich bescheideneres und bei den

---

[1] Den prinzipiell gleichen Verlauf gibt LEWANDOWSKY an, sucht aber den Ursprung des
Bündels im Tectum, was wir entschieden ablehnen müssen.

Subprimaten ein so diskretes Bündel darstellt, daß gewisse Autoren wie VERHAART dessen Vorkommen bei niederen Formen in Abrede stellen.

Beim Menschen hat sich die zentrale Haubenbahn wie gesagt zu einem mächtigen, stark myelinisierten Bündel entwickelt. Obschon für ihren Anfangsteil immer wieder der Fasc. thalamopraetecto-tegmentalis angegeben wird (z. B. VERHAART 1949), entspricht ihr weiterer Verlauf ganz eindeutig demjenigen des Fasc. tegmento-olivaris (z. B. GLEES u. ZANDER 1950), so daß an einer Homologie mit letzterem nicht zu zweifeln ist. Mit der Zunahme der Fasern beim Menschen mag sich allerdings das Ursprungsgebiet des Faserzuges erweitert haben. Wie sich das zuträgt, wissen wir nicht, wir sind sogar bei der Katze nicht sicher, ob nur der rostralste Teil des dorsolateralen Tegmentum in Frage kommt, d. h. ob nicht einige Elemente etwas caudaler entspringen. Dagegen sind wir mit VERHAART der Meinung, daß die zentrale Haubenbahn keine olivofugalen Elemente enthält, obschon die Olive nach Mittelhirnherden beim Menschen (offenbar transneuronal) degeneriert. Werden aufsteigende Fasern beschrieben oder abgebildet, so handelt es sich im allgemeinen um Anteile des später aufzuführenden Wallenbergbündels.

Der Vollständigkeit halber ist hier nochmals auf die schon im ersten Kapitel erwähnte Mittelhirn-Olivenbahn von ECONOMO u. KARPLUS bzw. den Tractus tegmenti medialis von OGAWA hinzuweisen. Die außerordentlich feinen, im Marchibilde „rhinencephal" zerbröckelnden Fasern scheinen aus dem prärubralen Felde zu stammen, verlaufen streng medial zuerst unterhalb des Fasc. longitudinalis medialis, kommen dann allmählich in eine ventralere Lage und scheinen die Oliva inferior von innen her zu erreichen. Mit der zentralen Haubenbahn hat das Bündel sicher nichts zu tun.

Was die *physiologische Bedeutung* betrifft, so erhält man bei Reizung des ventromedialen praetecto-thalamischen Grenzgebietes, und zwar seitlich des Tractus Meynert, am wachen und frei beweglichen Versuchstier vor allem ipsilaterale Wendungen (HESS, BÜRGI u. BUCHER 1946). Sie werden im Rhythmus der Stromstöße eher langsam und etwas „ungeschickt" ausgeführt und unterscheiden sich nicht eindeutig von der bei Stimulierung der Mittelhirnhaube auftretenden „tegmentalen" Reaktion. Es ist dies der Grund, warum wir mehrmals der Vermutung Ausdruck gegeben haben, der Fasc. thalamopraetecto-tegmentalis sei vielleicht am Zustandekommen dieses Effektes beteiligt (III, XII). Über die mögliche Bedeutung des Fasc. tegmento-olivaris orientiert uns die Klinik (z. B. GUILLAIN u. MOLLARET 1931, 1932, vgl. XV) insofern, als der Ausfall der zentralen Haubenbahn, ähnlich wie ein solcher der Oliva inferior oder der olivocerebellären Fasern, zum Bilde der velo-palatinen Myoclonien führen soll, zu einem Syndrom also, das irgendwie zum Kleinhirn in Beziehung steht. Daß die untere Olive zum cerebellären System gehört, ist ja auch experimentell-physiologisch erwiesen (WILSON u. MAGOUN 1945).

Summary

Although the term „central tegmental bundle" has long figured in anatomical and clinical publications, the exact origin of the bundle has remained an unsolved problem. According to some investigators, the tract is derived from the striopallidum and subthalamus; from the nucleus ruber or according to others, from the central grey of the aqueduct of Sylvius. An origin in the thalamus or in the optic tectum, described by earlier writers, has been disproved in recent papers. The central tegmental bundle in the cat is composed of two bundles: the first (tptg) is derived from the region of junction thalamus/rostroventromedial pretectum, descends ventrolateral to the medial longitudinal fascicle as far as Gudden's nucleus, and then thins out in the reticular formation caudoventral to this nucleus (Fig. 24a—d). A few fibres may reach the inferior olive. The second bundle (fasc. tegmento-olivaris) arises in the region of junction tectum-pretectum/mesencephalic tegmentum and, descending dorsolateral to the red nucleus (Fig. 25a—c), runs back to the inferior olive (Fig. 26). The tracts, at caudal levels, are nearly super-imposed; origin, course, termination and fibre calibre are, however, not identical.

VII. Commissura posterior, hinteres Längsbündel und die Verbindungen vestibulärer bzw. vestibulo-optischer Bedeutung

Commissura posterior und Fasc. longitudinalis medialis sind bei allen Wirbel-tieren vorhandene, uralte Strukturen, welche wegen ihrer frühen Markreifung, leichten Imprägnierbarkeit und relativen Abnahme in der aufsteigenden Reihe von BECCARI zu den Grundapparaten im Sinne EDINGERS gerechnet werden. Auch KEENE (1937), welche die hintere Commissur bei verschiedenen Klassen untersucht hat, hebt hervor, daß sich dieses Gebilde u. a. bei Haifischen oder Reptilien ganz ähnlich gestaltet wie beim Menschen (was natürlich zu einer „relativen Abnahme" führt). Allerdings sollen sich die Beziehungen zu den Kernen etwas ändern, indem z. B. eine Verbindung zum subcommissuralen Organ beim Kätzchen nicht mehr nachgewiesen werden könne, während sie im Embryonalstadium selbst beim Menschen noch vorhanden sei. Diese und weitere analoge Beobachtungen deuten vielleicht auf einen Funktionswandel des ganzen Systems hin, eine Möglichkeit, auf welche wir später zurückkommen werden. Es möge nur noch erwähnt werden, daß der Maulwurf eine gut ausgebildete hintere Commissur hat (KEENE), was gegen eine vorwiegend optische Bedeutung dieser Struktur spricht.

a) Die Kerne der hinteren Commissur

Bevor wir auf die Darstellung der hier zu besprechenden Faserverbindungen eingehen, müssen die *Kerne dieser Gegend* definiert werden, weil deren Bezeichnung in der Literatur recht uneinheitlich gehandhabt wird. Wir möchten uns hierbei der Auffassung anschließen, welche u. a. von INGRAM u. RANSON (1935), SPATZ (1936), KUHLENBECK u. MILLER (1942) vertreten wird. Auch BECCARI beurteilt diese Kerne in ähnlicher Weise und betont, daß es zwar bei den Selachiern und Teleostiern Schwierigkeiten gäbe, den Nucl. commissurae posterioris vom Nucl. interstitialis abzugrenzen; schon beim Petromyzon und dann wieder bei den Rep-tilien, Vögeln und Säugern seien diese Kerne jedoch klar getrennt und prinzipiell in der gleichen Weise angeordnet. Der erst später sich entwickelnde Nucl. Darksche-witsch ist schon durch seine Lage innerhalb des zentralen Höhlengraus bestimmt.

Der *Nucl. interstitialis Cajal* liegt bei der Katze dorsolateral des Nucl. oculo-motorius, beginnt an dessen rostralem Ende und dehnt sich nach vorne bis zu den rostralsten Elementen der hinteren Commissur aus. Er befindet sich am Rande des Griseum centrale, aber noch vollständig innerhalb der Substantia reticularis tegmenti. Seine großen Zellen stellen den hauptsächlichsten Ursprungsort des im Fasc. longitudinalis medialis caudalwärts verlaufenden, mächtigen interstitio-spinalen Bündels dar. Dorsal und dorsolateral des Cajalschen Kernes trifft man auf den eher komplexen *Nucl. commissurae posterioris*, an den sich lateral und dorsorostral die Area praetectalis anschließt. Er enthält einige große, denjenigen des Nucl. interstitialis vergleichbare Zellen, die sog. Pars magnocellularis, während zahlreiche kleinere Elemente einer erst von den Reptilien an nachweisbaren Neubildung entsprechen sollen (BECCARI). Nach BROWN (1943) wäre es möglich, noch weitere Zellunterteilungen vorzunehmen, welcher Beobachtung die Tatsache entsprechen könnte, daß hier recht verschiedenartige, sich auch in ihrem Kaliber unterscheidende Faserzüge entspringen. Neueren Datums sei der *Nucl. Darkschewitsch*[1], welcher, wie schon CASTALDI hervorhob, dorsolateral des Nucl. oculomotorius und dorsomedial des Cajalschen Kernes vollständig im zentralen Höhlengrau liegt. SPATZ (1936) hält ihn wegen dieser Situation und wegen seiner Markarmut für ein von den bei den andern Kernen prinzipiell zu unterscheidendes Gebilde (vgl. dazu Schema Abb. 27).

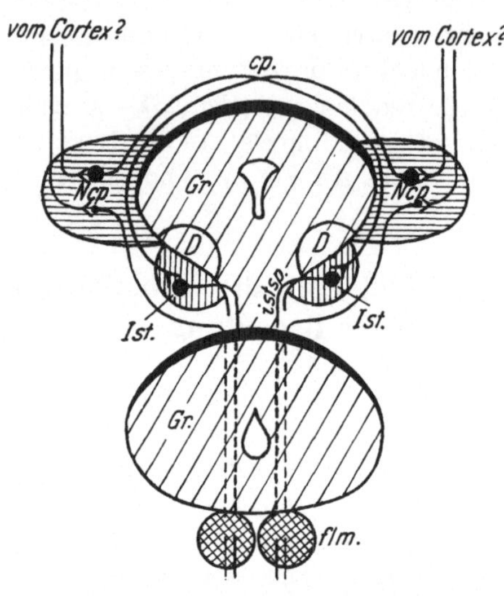

Abb. 27. Schematische Darstellung der gegenseitigen Lage der „Kerne der hinteren Commissur" und der hauptsächlichsten Efferenzen aus Nucl. commissurae posterioris *(Ncp)* und Nucl. interstitialis *(Ist)*. Aus ersterem entspringen die in der Commissura posterior *(cp)* kreuzenden Fasern, welche zum gegenüberliegenden Nucl. interstitialis ziehen, woselbst der Fasc. interstitio-spinalis *(istsp)* entsteht. Weniger zahlreiche, aber ebenso stark myelinisierte Elemente begeben sich ipsilateral in das hintere Längsbündel *(flm)*. Der Nucl. Darkschewitsch *(D)* liegt ganz im zentralen Höhlengrau *(Gr)*. Nicht dargestellt sind Fasern, welche via Commissura posterior zum gegenüberliegenden Nucl. derselben ziehen

b) Commissura posterior und Efferenzen aus dem Nucl. commissurae posterioris

Die *Commissura posterior* (Abb. 28) befindet sich an der Grenze von Mittel- und Zwischenhirn. Nach BECCARI bildet sie den hinteren Abschluß des diencephalen Gewölbes, weshalb er sie noch zu diesem Hirnabschnitt rechnet. Von andern Autoren wird sie jedoch als mesencephale Struktur angesehen, und KEENE weist darauf hin, daß ihr caudales Ende der Öffnung des mesocoelischen Recessus entspricht. Bei den niederen Wirbeltieren liegt sie noch eindeutig unter dem rostralen Abschnitt des Mittelhirndaches und soll dort vorwiegend subtectale Kerne miteinander verbinden. Man kann aber selbst bei der Katze auf Frontalschnitten noch deutliche erkennen, daß sich ihre hintersten Elemente unterhalb der vordersten Fasern der

---

[1] Ob DARKSCHEWITSCH selbst (1885, 1889) genau diesen jetzt nach ihm benannten Kern beschrieben hat, sei dahingestellt.

Commissura colliculi superioris befinden (Abb. 28, 37 b), mit welchem sie morphologisch gesehen keinen Zusammenhang haben, wie denn überhaupt Tectum opticum und Commissura posterior getrennte Gebilde zu sein scheinen. Im übrigen handelt es sich bei der letzteren um eine hufeisenförmige Struktur, bei welcher man rein gestaltmäßig eine *Portio verticalis* und eine *Portio horizontalis* unterscheiden kann. Mit Rücksicht auf die Faserverbindungen ist es jedoch angezeigter, von einer *Pars dorsalis* und einer *Pars principalis*[1] zu sprechen (III).

Die *Commissura posterior, Pars dorsalis*, besteht aus Fasern, welche entweder überhaupt nur die horizontale Portion durchlaufen, oder dann auf der einen Seite aufsteigen, sich auf der andern aber in lateraler Richtung verlieren. An diesem Gebilde scheinen sich eine ganze Reihe von Systemen zu beteiligen. So sahen wir corticale Elemente sie durchlaufen, um offenbar dem gekreuzten Praetectum zuzustreben (Abb. 8), und das gleiche gilt für einige Endkollateralen der dorsalen supraoptischen Decussation (Kap. VIII). Im weiteren gibt es aufsteigende Systeme, welche Fasern durch die Pars dorsalis senden. Das ist wahrscheinlich der Fall für das Wallenbergbündel, vielleicht für die Pars ascendens des Fasc. uncinatus, während eine Beteiligung des Lemniscus medialis zweifelhaft, eine solche des Brachium conjunctivum unwahrscheinlich ist (vgl. Kap. X, wo auch auf die Frage der spino-thalamischen Bahn eingegangen wird). In einigen Fällen[2] wurden ferner im Subthalamus stark myelinisierte Elemente unterbrochen, welche das Griseum centrale dorsocaudalwärts durchziehen, um dann in die Commissura posterior einzutreten. Es handelt sich dabei um ein kleines Faserkontingent, dessen offenbar zerstreut liegende Endigungen nicht festgestellt werden konnten. Endlich enthält die Pars dorsalis wahrscheinlich auch echte Commissurenfasern, z. B. zwischen den Areae praetectales[3] (vgl. dazu KEENE sowie KUHLENBECK u. MILLER).

Die *Commissura posterior, Pars principalis*, enthält mehrere Fasersysteme, welche im komplexen Nucl. commissurae posterioris zu entspringen scheinen, von wo aus sie die hufeisenförmige Struktur durchlaufen. Es betrifft dies vor allem die

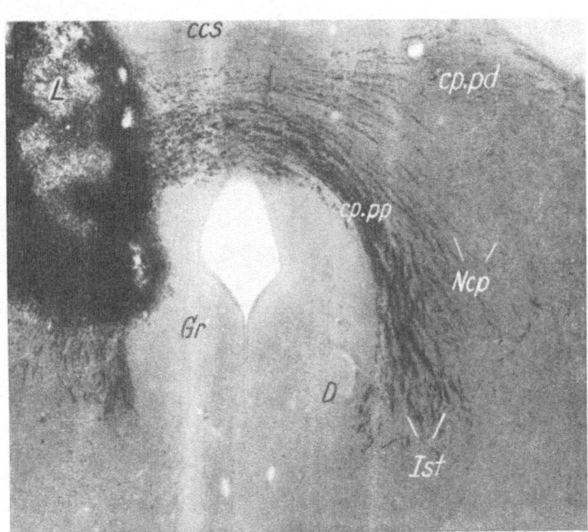

Abb. 28. Frontalschnitt (*339*, 618), welcher die Commissura posterior zur Darstellung bringt. Die zahlreichen und stark myelinisierten Fasern der Pars principalis *(cp. pp)* streben zum Nucl. interstitialis *(Ist)*, zum Teil zum Nucl. commissurae posterioris *(Ncp)*, während die spärlicheren Elemente der Pars dorsalis *(cp. pd)* lateralwärts ziehen. *ccs* vorderste Elemente der Commissura colliculi superioris (oberhalb der Commissura posterior), *D* Nucl. Darkschewitsch, *Gr* Griseum centrale, *L* Läsion

---

[1] Der in der Literatur dafür auch gebrauchte Ausdruck „Pars ventralis" scheint uns mißverständlich zu sein.

[2] *369, 372, 376, 413.*

[3] *337.*

Fibrae commissuro-interstitiales, stark myelinisierte Elemente, welche den wichtigsten und mächtigsten Bestandteil der hinteren Commissur darstellen. Sie splittern sich vorwiegend im gegenüberliegenden Nucl. interstitialis, zum Teil wohl auch im Nucl. commissurae posterioris auf, während eine Endigung im Nucl.

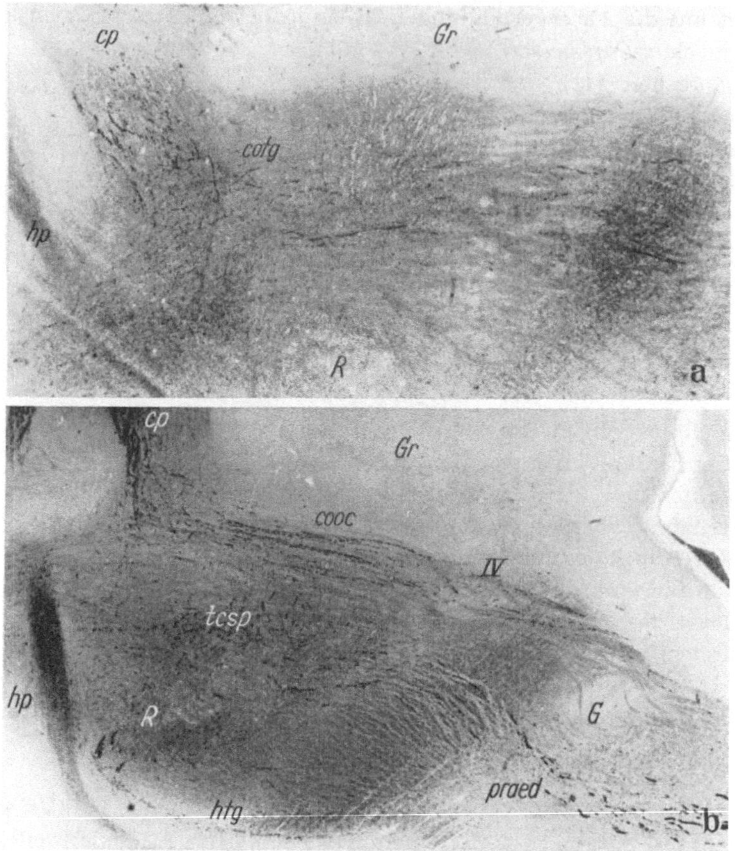

Abb. 29a u. b. 2 Sagittalschnitte (*445*, 495 u. *319*, 497) durch das Tegmentum mesencephali lateral des hinteren Längsbündels (a liegt etwas lateraler als b), von welchen der obere zerstreut verlaufende commissuro-tegmentale Fasern *(cotg)* zeigt. Unten sieht man den Fasc. commissuro-oculonuclearis *(cooc)*, dessen Fasern zum Teil im Nucl. trochlearis *(IV)* enden, zum Teil weiter caudalwärts, dorsal des Nucl. Gudden *(G)* verlaufen. cp Commissura posterior, Gr Griseum centrale, hp Fasc. habenulopeduncularis, *htg* Fasc. habenulo-tegmentalis, *praed* Fasc. praedorsalis (enthält degenerierte Fasern des Fasc. tecto-spinalis, *tcsp*), R Nucl. ruber

Darkschewitsch nicht sicher ist. Ein kleines Kontingent feinerer Fasern zieht als *Fibrae commissuro-subthalamicae* (III, XI) zum Forelschen Felde H, wo es nicht weiter verfolgt werden konnte. Etwas stärker myelinisierte, sich bald zerstreuende *commissuro-tegmentale Fasern* (Abb. 29a) gehen vor allem zur Kapsel des roten Kerns und deren Umgebung. In der Portio verticalis verlaufen sie ganz lateral. Endlich ist der aus ziemlich feinen Elementen bestehende *Fasc. commissurooculonuclearis* (III, XI, Abb. 29b, vgl. 39b) zu erwähnen, welcher allen 3 Augenmuskelkernen Fasern abgibt und offenbar den Bündeln „*fa*" und „*fa'*" von Economo u. Karplus (1910) entspricht. Gleich nach seiner Decussation in der hinteren

Commissur findet die Projektion auf die Oculomotoriuskerne statt, welche auf den Präparaten deutlich erkennbar, sich photographisch leider nicht mit genügender Schärfe darstellen läßt. Nach Abgabe dieser Elemente schwenkt das Bündel rechtwinklig nach hinten, zieht lateral des Fasc. longitudinalis medialis zum Trochleariskern, wo einige Fasern endigen (Abb. 29b), verläuft dann oberhalb des Guddenschen Kernes und erreicht den Nucl. abducentis. Vereinzelte Elemente mögen noch weiter caudalwärts fortschreiten. Die Frage, ob diese Verbindung nur aus Fasern besteht, welche zuerst in der hinteren Commissur kreuzen, oder ob sie auch ipsilateral entspringende Elemente enthält, konnte nicht entschieden werden; doch scheint ersteres wahrscheinlicher[1].

Als *weitere Efferenzen des Nucl. commissurae posterioris*, welche jedoch die hintere Commissur nicht durchlaufen, sind nicht sehr zahlreiche *commissurofugale Fasern* zu erwähnen, die ipsilateral ins hintere Längsbündel eintreten (vgl. Schema Abb. 27). In Kaliber und Verlaufsrichtung unterscheiden sie sich in keiner Weise von denjenigen des Fasc. interstitio-spinalis; sie degenerieren jedoch auch nach Herden, welche sich auf die dorsalsten Abschnitte des Nucl. commissurae posterioris beschränken[2].

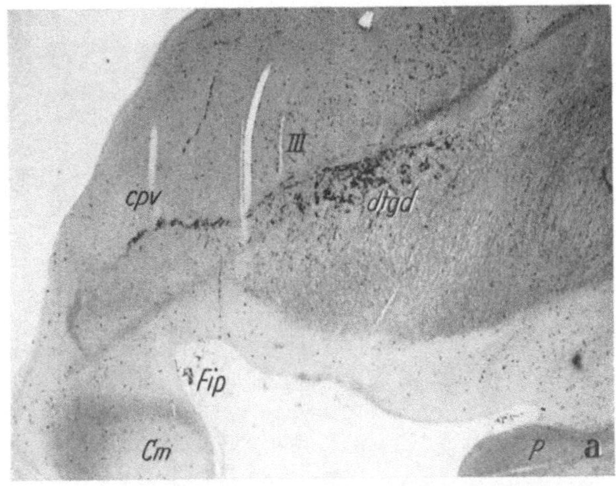

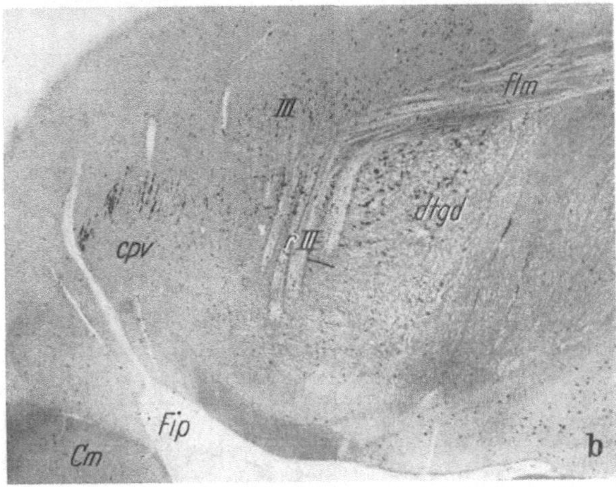

Abb. 30 a u. b. Die Commissura posterior ventralis *(cpv)* auf 2 Sagittalschnitten *(418,* 520 u. 514) durch den caudalen Hypothalamus und das rostrale Mittelhirn. Oben sind die kreuzenden Fasern ungefähr in der Medianebene getroffen, unten steigen sie auf der gegenüberliegenden Seite wieder an. Man beachte, daß das hintere Längsbündel *(flm)* nicht degeneriert ist. *Cm* Corpus mamillare, *dtgd* Decussatio tegmenti dorsalis, *Fip* Fossa interpeduncularis, *P* Pons, *r III* Oculomotoriuswurzeln

---

[1] Im selben Areal verlaufen — vielleicht etwas zerstreuter — gleichkalibrige Fasern, die jedoch im prärubralen Feld unterbrochen werden und an die rubro-oculomotorische Bahn von PAPEZ u. STOTLER (1940) erinnern. Auch die Elemente des Fasc. mamillo-tegmentalis erreichen die Gegend lateral des Fasc. longitudinalis medialis. Der Fasc. commissuro-oculonuclearis degeneriert aber selbst nach Herden, welche ganz dorsal in der Commissura posterior liegen, wobei als Ursprung Tectum und Area praetectalis nicht in Frage zu kommen scheinen.

[2] Z. B. *319.*

Ob sie wie der fasc. interstitio-spinalis zum Teil bis ins Rückenmark absteigen, kann in unserem Material nicht festgestellt werden. In zweiter Linie ist hier auf die feinen Fasern der *Commissura posterior ventralis*, eigentlich einer Decussation hinzuweisen (III, XI), welche von den lateralsten Abschnitten des Nucl. commissurae posterioris, vielleicht sogar von der Area praetectalis herzukommen scheinen[1].

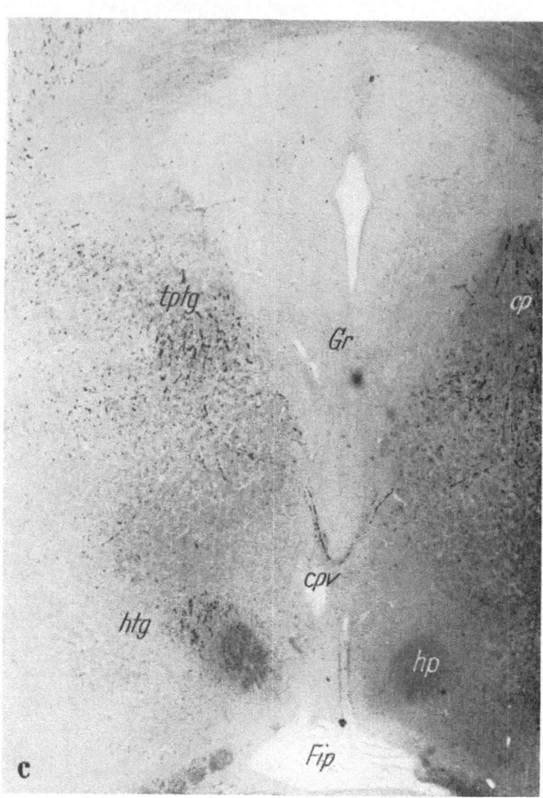

Abb. 30 c. Die Commissura posterior ventralis *(cpv)* in einem Frontalschnitt durch das vordere Mittelhirn *(373, 720)*. Die links im Gebiet des Nucl. commissurae posterioris (liegt weiter rostralwärts) unterbrochenen Fasern kreuzen am Boden des zentralen Höhlengraus *(Gr)*. Rechts sieht man caudalste Fasern der Commissura posterior *(cp)*. Man beachte auch den Fasc. thalamopraetecto-tegmentalis *(tptg)* und den Fasc. habenulo-tegmentalis *(htg)*. *Fip* Fossa interpeduncularis, *hp* Fasc. habenulopeduncularis

Sie kreuzen die Mittellinie auf einer rostrocaudal recht ausgedehnten Strecke, jedoch diskontinuierlich (Abb. 30 a, b) am Boden des Griseum centrale (Abb. 30 c, auch 25 a). Auf der gegenüber liegenden Seite steigen sie zunächst symmetrisch wieder an (Abb. 30 b, c), zerstreuen sich dann aber, wobei einzelne Elemente recht weit nach hinten im Gebiet des hinteren Längsbündels und des Fasc. commissuro-oculonuclearis zu verfolgen sind. Ihre Kreuzung liegt insgesamt rostral der Decussatio tegmenti dorsalis und der Oculomotoriuswurzeln (Abb. 30 a, b) und reicht nach vorne fast bis zur Ebene des Aquädukteinganges, wo sie sich dorsocaudal der Decussatio supramamillaris und oberhalb der caudalsten Gefäße der Substantia perforata posterior befindet. Ein wohl mit der Commissura posterior ventralis identisches, jedoch von einem 4 Monate alten Kind stammendes Gebilde wird bei HASSLER (1949 b, Abb. 10) abgebildet. Auch DARKSCHEWITSCH (1885) scheint diese Fasern im menschlichen Gehirn gesehen zu haben. Obschon sie deutlich rostral seines Kernes liegen, wirft er die Frage auf, ob es sich nicht um eine Commissur zwischen den „Herden kleiner Ganglienzellen" handelt. Caudal dieser Struktur gibt es noch einige kleine Fasersysteme, welche zum Teil Beziehungen zum Nucl. oculomotorius aufzunehmen scheinen, wegen ihrer Feinheit und Spärlichkeit jedoch nicht systematisch verfolgt werden konnten.

Negativ ist namentlich gegenüber gewissen Angaben von MUSKENS (1922) hervorzuheben, daß wir nie im hinteren Längsbündel aufsteigende, in die Commissura

---

[1] Nucl. interstitialis und Tectum opticum kommen jedenfalls als Ursprungsorte nicht in Frage.

posterior eintretende Elemente beobachten konnten. Die von andern ascendierenden Systemen (Wallenbergbündel u. s. f., s. oben) abzuleitenden Fasern gesellen sich zur Pars dorsalis.

c) Fasc. longitudinalis medialis

Im *Fasc. longitudinalis medialis* verläuft vor allem aus der mächtige, stark myelinisierte, bis tief ins Rückenmark absteigende *Fasc. interstitio-spinalis* (Abb. 31). Über seine vornehmliche Herkunft aus dem Nucl. interstitialis Cajal

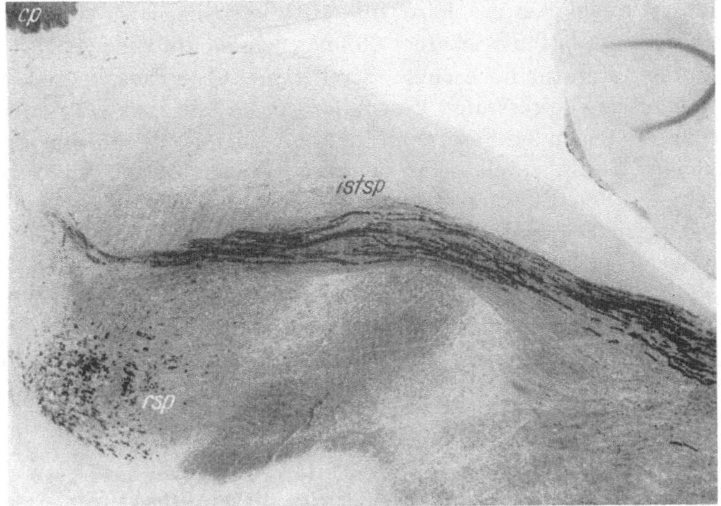

Abb. 31. Sagittalschnitt (*322, 510*) paramedian durch das Mesencephalon, welcher den im hinteren Längsbündel absteigenden Fasc. interstitio-spinalis *(istsp)* zur Darstellung bringt. *cp* Commissura posterior, *rsp* Fasc. rubro-spinalis

sind sich wohl alle Autoren einig. Von dort verlaufen seine Fasern zuerst medialwärts (Abb. 25a), um hierauf rechtwinklig nach hinten zu schwenken. In der Literatur herrscht auch Übereinstimmung hinsichtlich der Tatsache, daß die im hinteren Längsbündel absteigenden Fasern im Rhombencephalon vor allem von den Vestibulariskernen her einen namhaften Zuschuß erfahren. Dagegen konnten wir keine Elemente des Fasc. interstitio-spinalis zu denselben oder zu den Kernen der Augenmuskeln verfolgen. Er liegt zunächst medial bis dorsomedial, von der Medulla oblongata an eher ventromedial im Fasc. longitudinalis medialis. Über seine Endigungen im Rückenmark kann auf Grund unseres Materials nichts ausgesagt werden, doch scheint eine Projektion auf die Vorderhörner oder deren Umgebung wahrscheinlich zu sein.

Einige Beobachtungen[1] weisen darauf hin, daß vereinzelte Elemente verschiedenen Kalibers des Fasc. longitudinalis medialis von weiter rostralwärts herkommen, wobei für die feineren Fasern u. a. das komplizierte System der Decussatio supramamillaris in Frage zu kommen scheint. Bei niederen Wirbeltieren sollen ebenfalls einige Bestandteile des Bündels aus „ventralen Thalamusgegenden"

---

[1] *369, 374, 434.*

stammen (ARIËNS KAPPERS). Sie stellen insgesamt nur einen verschwindenden Anteil der descendierenden Elemente dar.

Bei den im hinteren Längsbündel aufsteigenden Fasern handelt es sich gemäß den übereinstimmenden Literaturangaben vor allem um *vestibulo-oculonucleäre Verbindungen*[1]. In unserem Material sind dieselben nur in wenigen Fällen unterbrochen[2], wobei man sehr gut die Projektion auf den Oculomotoriuskern und in einem Falle[3] eine ziemlich sichere Kontaktnahme allerdings nur spärlicher Elemente mit dem Nucl. interstitialis sieht. Daneben soll auch der Nucl. commissurae posterioris solche Fasern erhalten (BRODAL u. POMPEIANO 1958). Die vestibulo-oculonucleären Fasern scheinen nicht überaus zahlreich zu sein und sind schwächer myelinisiert als diejenigen des Fasc. interstitio-spinalis. Über ihren Ursprung in den verschiedenen Vestibulariskernen können wir nichts aussagen. Diesbezüglich bestehen in der Literatur noch einige Streitfragen über Einzelheiten, es scheinen sich aber jedenfalls alle rostralen Vestibulariskerne mit zum Teil ipsilateral, zum Teil gekreuzt aufsteigenden Fasern daran zu beteiligen[4]. Es sei bemerkt, daß diese „ascendierende" Bahn, soweit sie zu den motorischen Kernen der Augenmuskeln zieht, als eine zu den Effektoren gehende betrachtet werden muß und daher in Wirklichkeit peripherwärts, d. h. ihrem Sinne nach „descendierend" verläuft. Als echt aufsteigende Projektion könnte man nur diejenige auf den Nucl. interstitialis und Nucl. commissurae posterioris ansehen. Dagegen haben wir bei der Katze nie einen Anhaltspunkt für das Vorhandensein einer vestibulo-thalamocorticalen Verbindung finden können[5]. Diese u. E. wichtige negative Feststellung wird uns veranlassen, etwas ausführlicher auf gewisse Aspekte der Physiologie und Pathologie einzugehen.

d) Physiologische Bedeutung dieser Strukturen

Über die *Bedeutung der Commissura posterior und der mit ihr zusammenhängenden Systeme* gibt uns das physiologische Experiment eine erste Auskunft. Reizung dieser Struktur oder ihrer unmittelbaren Umgebung erzeugt ein rasch erfolgendes, im Rhythmus der Stromstöße ausgeführtes Senken von Kopf und Vorderkörper des Versuchstieres (HESS, BÜRGI u. BUCHER 1946). Dieser Effekt wurde ausschließlich bei Stimulierung dieser Gegend gesehen und steht daher sicher mit der hinteren Commissur in Zusammenhang. Bei der näheren Analyse ist vorerst darauf hinzuweisen, daß der Hinterkörper nicht gehoben wird, wie dies

---

[1] Über die ebenfalls im hinteren Längsbündel aufsteigende Bahn der dorsalen supraoptischen Decussation wird im nächsten Kapitel berichtet.

[2] *295, 297, 300, 302.*

[3] *297.*

[4] Vgl. vor allem MUSKENS (1913), GRAY (1926), RASMUSSEN (1932), BUCHANAN (1937), FERRARO, PACELLA u. BARRERA (1940), BRODAL u. POMPEIANO (1958). Wegen ihrer erfrischenden Einfachheit sei noch die Ansicht von CRANMER (1951) erwähnt. Nach diesem Autor haben der mediale (Triangularis) und der laterale (DEITERS) Kern nur Verbindungen mit dem Abducens, der dorsale (BECHTEREW) ausschließlich mit Trochlearis und Oculomotorius. Würde nämlich ein und derselbe vestibuläre Kern auf den III., IV. und VI. projizieren, dann müßten rotatorische bzw. ganz unregelmäßige Nystagmusformen auftreten.

[5] Im Gegensatz zu den unter [4] erwähnten Autoren beschreibt HASSLER (1949b) beim Menschen direkte und indirekte vestibulo-thalamische Verbindungen (vgl. auch HASSLER u. HESS 1954).

bei einem direkten Labyrinthreiz der Fall sein müßte; es handelt sich also um einen differenzierteren Effekt. Wenn wir morphologisch betrachtend die wohl berechtigte Annahme machen, es hätten vorwiegend oder ausschließlich die zahlreichen und stark markhaltigen Fasern der commissuro-interstitiellen Verbindung auf den elektrischen Strom angesprochen, ist im weiteren zu betonen, daß die von links nach rechts ziehenden Elemente offensichtlich gleich stark stimuliert werden wie die in umgekehrter Richtung verlaufenden. Es ergibt sich somit aus dem anatomischen Aspekt bzw. der Faseranordnung, daß im physiologischen Experiment von vornherein ein symmetrischer Effekt zu erwarten ist. Das Senken müßte also die Resultante aus 2 gegenläufigen Bewegungen darstellen. Welcher Art dieselben sind (z. B. Rotationen?), könnte man nur feststellen, wenn es gelänge, die Fasern eines Fasc. interstitio-spinalis ohne gleichzeitige Erregung der im hinteren Längsbündel aufsteigenden Elemente und ohne Stromschleifen auf die Gegenseite zu stimulieren, was aber mit den heute zur Verfügung stehenden technischen Mitteln kaum möglich ist. Auf Grund des physiologischen Experimentes allein müssen wir uns auf die Feststellung beschränken, daß die Reizung der Commissura posterior einen symmetrisch erscheinenden motorischen Effekt hervorruft. Wir glauben jedoch, auf Grund der anatomischen Befunde, klinischer Beobachtungen und theoretischer Überlegungen das Problem doch noch etwas näher angehen zu können.

Zunächst sei festgehalten, daß die Mehrzahl der im Fasc. longitudinalis medialis „ascendierenden" Fasern ganz sicher vestibulärer Dignität sind, was natürlich noch nicht bedeutet, daß es die darin absteigenden auch sein müssen. Wir haben weiterhin dargetan, daß die ersteren in Wirklichkeit vorwiegend der Peripherie zustreben[1] und daß es unseres Wissens keine echt aufsteigende Bahn im Sinne eines vestibulo-thalamo-corticalen Verbindung gibt, obschon eine solche immer wieder postuliert worden ist (Lit. in XI). Eine negative Feststellung dieser Art hat selbstverständlich keine Beweiskraft, und es scheint uns daher angezeigt, sie dadurch zu stützen, daß wir uns u. a. auch das physiologische Problem der Nützlichkeit solcher Projektionen vorlegen.

Als primitiver Reflexapparat, welcher auf äußere, durch Linear- und Drehbeschleunigungen hervorgerufene Störungen antwortet, hat das vestibuläre System bei allen Formen prinzipiell die gleiche Rolle zu spielen, wenn sich auch Unterschiede schon daraus ergeben, daß die einen im Wasser, die andern in der Luft, die dritten auf der Erde leben. Die entsprechenden Reflexe müssen möglichst rasch erfolgen, bedürfen keiner Überlegung und können in ihren Auswirkungen erst nachträglich zum Bewußtsein kommen. Sie sind ziemlich einfach, meist dreineuronal organisiert, und dementsprechend hat auch das labyrinthäre System der niederen Wirbeltiere, wie ARIËNS KAPPERS immer wieder betont, keine höher aufsteigenden Projektionen. Im Verlaufe der phylogenetischen Entwicklung wird ein Teil der „vestibulären" Obliegenheiten von den Halsreflexen übernommen, welch letztere auch beim Mittelhirntier noch durchaus normal funktionieren. Vor allem aber erhält das optische System eine immer größere Bedeutung als Stabilisator der Außenweltwahrnehmung. Der sich erst allmählich entwickelnde

---

[1] Eine Ausnahme bildet nur die von BUCHANAN auch noch angezweifelte, aber wohl vorhandene Projektion auf den Nucl. interstitialis und die etwas fragwürdigere auf den Nucl. commissurae posterioris.

Fixationsmechanismus und die zum Teil darauf beruhenden Folgebewegungen erweisen sich nämlich als viel wirksamer als die an sich dem gleichen Ziele dienenden vestibulären Korrekturen[1]. Allerdings fußen sie auf den letzteren, und so geben denn Kranke mit doppelseitiger Labyrinthektomie an, daß die Gegenstände der Umgebung bei jedem Schritt hüpfende Bewegungen auszuführen scheinen, Bewegungsillusionen, welche offenbar normalerweise durch vestibuläre Einflüsse kompensiert werden (BING u. BRÜCKNER 1954). Die Frage besteht daher, wo die Integration dieser vestibulo-optischen Afferenzen statthat, und sie besteht auch für die wahrscheinlich erst spät erworbene Fähigkeit, bei noch so schräger Kopfhaltung die Vertikale und die Horizontale zu erkennen, d. h. den Raumsinn zu bewahren; denn auch diese Fähigkeit dürfte auf einem Zusammenspiel der beiden Systeme beruhen. Daß auch diese äußerst fein ausregulierten Impulse ganz automatisch ablaufen und daher an sich keiner corticalen Organisation bedürfen, sei nebenhin bemerkt. Nun wissen wir aus Untersuchungen von LORENTE DE NÓ (1931, 1938) und von SPIEGEL (1930), daß vestibulo-oculonucleäre Verbindungen sowohl via Fasc. longitudinalis medialis als auch — wahrscheinlich plurineuronal — via Substantia reticularis[2] verlaufen. Es ist dies ein erster Anhaltspunkt dafür, daß die Formatio reticularis mesencephali bei der Integration der vestibulären mit den optischen Afferenzen eine Rolle spielen könnte. Fraglich bleibt allerdings noch, wie die letzteren dahin gelangen würden.

Bevor wir weitergehen, sei noch auf die Tatsache hingewiesen, daß zwischen den sichergestellten anatomischen Befunden und den klinischen Beobachtungen eine auffallende Übereinstimmung festgestellt werden kann (vgl. LEIDLER 1939, AUBRY 1944, LEMOYNE 1956 u. a.): Wie zu erwarten, führen Läsionen von der Gegend der Receptoren bis zu den Vestibulariskernen zu einseitigen Ausfallserscheinungen. Dann aber tritt eine teilweise Trennung der Bahnen, aber auch der Symptome ein. So sollen Herde in der mittleren bis unteren Medulla oblongata vestibuläres Vorbeizeigen und ipsilaterale Fallneigung bei vollkommen fehlendem Nystagmus bedingen können, was auf einen Ausfall vor allem der deitero-spinalen Bahn bei Erhaltensein der vestibulo-oculonucleären Verbindungen hinweist (LEMOYNE). Weiter oben erscheint multipler, im Rhombencephalon vorwiegend rotatorischer, im Pons eher horizontaler und im Mittelhirn der sonst kaum beobachtete vertikale Spontannystagmus, der aber meistens durch eine vertikale Blickparese hervorgerufen werden dürfte (KESTENBAUM). Es kommt ferner zum Phänomen der Präponderanz, d. h. einem Überwiegen einer bestimmten Schlagrichtung ohne Rücksicht auf Art und Ort des verwendeten Reizes, zu dysharmonischen Syndromen wie der Diskrepanz zwischen Abweichen und langsamer Nystagmusphase, was wahrscheinlich mit der teilweisen Kreuzung der vestibulo-oculonucleären Verbindungen in Zusammenhang steht. Wichtig ist uns die Feststellung, daß Herde rostral der Vierhügelplatte, insbesondere thalamische und strio-pallidale, nie vestibuläre Symptome hervorrufen sollen (LEMOYNE u. a.). Wir

---

[1] Dieser Entwicklung entsprechend sind ontogenetisch die vestibulär bedingten Augenbewegungen schon beim Foetus nachweisbar, die optisch ausgelösten erscheinen etwa in der zweiten Woche, die Folgebewegungen erst zwischen dem dritten und sechsten Monat (KESTENBAUM 1946).

[2] Projektionen der Vestibulariskerne auf die Substantia reticularis mesencephali werden u. a. auch von BUCHANAN, sowie FERRARO und Mitarbeiter angegeben.

sehen darin einen weiteren Anhaltspunkt dafür, daß die labyrinthären Impulse höchstens bis zum Mittelhirn aufsteigen.

Wenn dagegen eingewendet wird, daß Schwindel und Eigendrehempfindungen die Bewußtseinsschwelle überschreiten können, so ist zu sagen, daß diese Sensationen in genau gleicher Weise einmal labyrinthär und daher „propriozeptiv", bei festgehaltenem Kopf aber rein optisch und daher „exterozeptiv" erzeugt werden können. JUNG (1953) betrachtet solche Symptome als Resultanten aus einer Diskrepanz zwischen den von 2 verschiedenen Sinnesgebieten ausgehenden Impulsen. Im vorliegenden Falle müßten sie demnach von der vestibulo-optischen Integrationsstätte aus nach oben geleitet werden, also vermutlich vom Mittelhirn aus durch eine reticulo- (nicht vestibulo-!)-thalamo-corticale Bahn. Damit stimmt gut überein, daß Mittelhirnherde, welche zu einer Zerstörung der Integrationsstätte selbst führen können, nie Schwindel erzeugen sollen (LEIDLER 1939).

Wenn somit *das Vorhandensein einer vestibulo-corticalen Projektion* auf Grund der anatomischen Befunde, physiologischer Überlegungen und klinischer Erfahrung *abgelehnt werden muß*, so verhält es sich ganz anders mit der Frage nach der *Einflußnahme der Rinde auf das vestibuläre Geschehen*. Das gilt einmal für das optische System, dessen Impulse schon bei der Katze großenteils über die Area striata geleitet werden. So wird z. B. der optokinetische Nystagmus sicher cortical induziert, was u. a. daraus hervorgeht, daß man ihn beim Hund viel leichter erzeugen kann, wenn man sein Interesse weckt, indem man Kaninchen und nicht Streifen um ihn herumdreht (zit. nach JUNG). Andererseits ist darauf hinzuweisen, daß die Apparate des Labyrinthes durch eine vom Organismus selbst erzeugte Beschleunigung genau so gut erregt werden, wie durch eine ungewollte, von außen mitgeteilte, weshalb denn ihre Auswirkungen im ersten Falle von oben her kontrolliert werden müssen[1]. Das Vorhandensein einer Hemmungsbahn, welche in bezug auf die vestibulären Reflexe eine ähnliche Rolle spielt, wie es die cortico-spinale für die Eigenreflexe tut[2], ist daher eine Notwendigkeit. Eine Bestätigung dieser theoretischen Voraussetzungen finden wir in klinischen Beobachtungen, welche über einseitiges Ausbleiben des optokinetischen oder Hyperreflexie des calorischen Nystagmus bei gewissen Rindenherden berichten (AUBRY, LEMOYNE, vor allem DIX u. HALLPIKE 1951, CARMICHAEL, DIX u. HALLPIKE 1954). Gemäß den zitierten englischen Autoren sollen die betreffenden Bahnen descendierend in der Radiatio optica verlaufen und im Hirnstamm kreuzen. Sie gelangen somit vorerst in das Wernickesche Feld, von wo aus wir Fasern corticalen Ursprunges zu Tectum, Praetectum und der Gegend des Nucl. commissurae posterioris ziehen sahen (Kap. II). Es liegt

---

[1] Wenn man z. B. den nach allen Richtungen kreisenden Kopf eines sich putzenden Papageien betrachtet, ist man erstaunt über die Menge und Heftigkeit der Beschleunigungskräfte, welche während dieses Geschäfts auf die Vestibularapparate einwirken, ohne daß der Vogel im mindesten aus dem Gleichgewicht kommt; womöglich bleibt er dabei auf einem Fuße stehen! Mit der Ausbildung einer vom Hirnmantel aus gesteuerten Willkürmotorik müssen die betreffenden Hemmungsimpulse wohl von der Rinde aus organisiert werden.

[2] Die starke Reflexerregbarkeit beim spastischen Symptomenkomplex zeigt deutlich, daß die Eigenreflexe normalerweise durch die „Willkürmotorik" gedämpft werden. Sie werden aber nicht nur gedämpft, sondern moduliert: Der spastische Reflex läuft immer in der gleichen Weise ab, während der normale Eigenreflex eine große Variabilität aufweist und namentlich auch auf reflexverstärkende Maßnahmen anspricht (BERGMANN und Mitarbeiter 1955).

somit auf der Hand, die im letzteren entspringenden Faserverbindungen mit der corticalen Kontrolle vestibulären Geschehens und mit dem optokinetischen Nystagmus in Verbindung zu bringen (XI). Dabei käme die mächtige commissuro-interstitio-spinale Bahn[1] für die Hemmung oder Modulierung vestibulärer Reflexe bei Willkürbewegungen in Frage, die commissuro-tegmentalen Fasern könnten die Impulse des Gesichtssinnes zur vestibulo-optischen Integrationsstätte führen, wogegen der Fasc. commissuro-oculonuclearis, der neben den vestibulo-oculonucleären Verbindungen als einziges und bekanntes Bündel Fasern enthält, welche im Marchibilde wirklich bis in die Augenmuskelkerne hinein verfolgt werden können, am Zustandekommen des optokinetischen Nystagmus beteiligt wäre. Selbstverständlich handelt es sich bei dieser Interpretation nur um eine Arbeitshypothese.

Summary

The *commissura posterior* (Fig. 28) consists of: a) a *pars dorsalis* that conveys fibres that ascend from lower segments (spino-thalamic tract etc. ?), fibres that descend from higher levels (cortical, and perhaps from other regions too), and elements that may represent a true commissural group (pretectal fields); b) a *pars principalis* that sends fibres from the nucleus of the posterior commissure to the corresponding nucleus, to the nucleus of Cajal, and to the region of the capsula of the red nucleus of the opposite side (Fig. 29a), while a few fibres enter the subthalamus. The *interstitio-spinal tract* (coarse fibres derived from the interstitial nucleus of Cajal) is strictly ipsilateral in the cat (Fig. 31). A few thick fibres also enter the ipsilateral medial longitudinal bundle after damage to dorsal portions of the nucleus of the posterior commissure. Fibres of finer calibre, the *commissuro-oculonuclear fascicle* (Fig. 29b), descend lateral to the medial longitudinal bundle after having crossed in the commissura posterior, pars principalis, and establish connexions with the IIIrd, IVth and VIth nucleus. These fibres are also seen degenerating ipsilaterally (the lesions were situated in the region of the nucleus commissurae posterioris). A focus in this region further produces the degeneration of the *commissura posterior ventralis* (Fig. 30a—c), fine fibres that cross in the floor of the aqueduct in front of the IIIrd nucleus and disperse in the region of the nucleus of Cajal. The commissuro-oculonuclear tract probably corresponds with the fibres „fa" of VON ECONOMO and KARPLUS. The commissura posterior ventralis has been seen degenerating independent of Meynert's fountain-like decussation, the interstitio-spinal tract, and the commissuro-oculonuclear fascicle.

Secondary ascending vestibular fibres are generally described as passing through the medial longitudinal fascicle to the motor nuclei of the eye muscles and supplying to the region of the interstitial and nucleus commissurae posterioris. The former group is relayed directly to the periphery, whereas the final projection of the latter group remains obscure.

---

[1] Der Fasc. longitudinalis medialis stellt bis zu den Säugetieren die längste und vielleicht wichtigste encephalo-spinale Bahn dar, so daß er bei den primitiveren Wirbeltieren möglicherweise Obliegenheiten erfüllt, welche später den rubro-, reticulo- und corticospinalen Verbindungen übertragen werden. Sein Persistieren bis zum Menschen hinauf würde diesfalls an einen Funktionswandel denken lassen.

VIII. Der Fasciculus decussationis supraopticae dorsalis (Gansersche Commissur)

Der Fasc. decussationis supraopticae dorsalis wird deshalb im Anschluß an die Besprechung der Verbindungen vestibulärer Bedeutung beschrieben, weil seine Fasern im Mittelhirn innerhalb des Fasc. longitudinalis medialis ansteigen, was an die Möglichkeit eines Zusammenhanges mit dem labyrinthären System denken läßt. Phylogenetisch wird der Faserzug mit den bei Fischen und Reptilien beschriebenen Fibrae ansulatae von BELLONCI in Zusammenhang gebracht, und es ist jedenfalls auffallend, daß diese letzteren auf einem bei BECCARI abgebildeten Sagittalschnitt von Lacerta muralis ganz analoge Verhältnisse aufweisen, wie wir sie für das Gansersche Bündel bei der Katze gesehen haben (vgl. Fig. 263 in BECCARI mit Abb. 1 in VIII). Über den Verlauf und ganz besonders über den Ursprung der Fibrae ansulatae scheinen sich die Autoren allerdings ebensowenig einig zu sein, wie über denjenigen der dorsalen supraoptischen Decussation. BECCARI berichtet einerseits von der Auffassung, es handle sich bei den ersteren um eine subthalamo-hypothalamische Verbindung, erwähnt aber andererseits eine Interpretation, wonach die Fasern aus der Medulla oblongata ansteigen sollen. Gemäß ARIËNS KAPPERS könnte man es mit octavo-hypothalamischen Elementen zu tun haben, was wiederum an einen allfälligen Zusammenhang mit dem

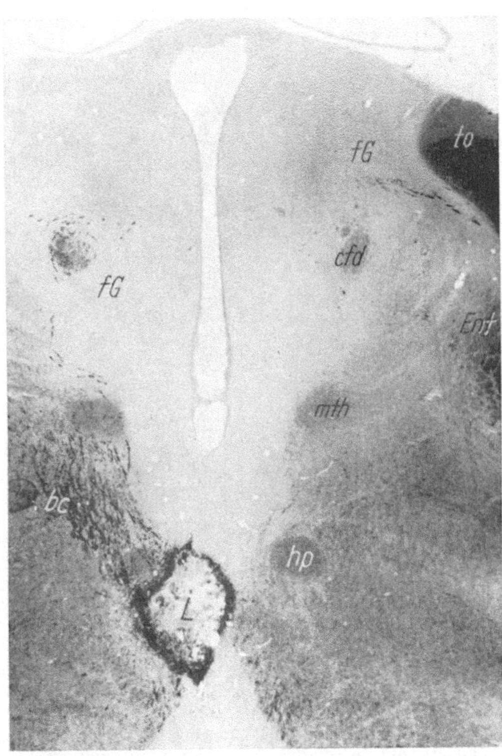

Abb. 32. Horizontalschnitt (*365*, 501) durch Hypothalamus und H-Feld, welcher einen Teil des eigentümlichen Verlaufs zeigt, welchen der Fasc. decussationis supraopticae dorsalis *(fG)* nimmt. Man sieht die Fasern um und durch den Fasc. mamillo-thalamicus *(mth)*, dann die Columna fornicis descendens *(cfd)* verlaufen und auf der gekreuzten Seite zwischen Tractus opticus *(to)* und Nucl. entopeduncularis *(Ent)* eintreten. *bc* im H-Feld unterbrochene Fasern des Brachium conjunctivum, *hp* Fasc. habenulo-peduncularis

Vestibularissystem denken läßt, zumal diese Fasern aus dem Fasc. longitudinalis medialis auszutreten scheinen, genau wie wir dies für das Gansersche Bündel bei der Katze feststellen konnten.

Der Faserzug enthält derart stark myelinierte Elemente, daß man versucht wäre, ihn mit Aufgaben motorischen Charakters in Beziehung zu bringen; seine wirkliche Bedeutung wird aber zumindest so lange ungewiß bleiben, als man nichts näheres über seinen Ursprung weiß. In unserem Material (IV, VIII) befindet sich der caudalste Herd[1], der zu einer Unterbrechung des Bündels geführt hat, dorsal

---

[1] *300.*

der oberen Olive und medial des Nucl. masticatorius (Abb. 1 in IV), von wo aus die Fasern offenbar mediodorsalwärts durch die Substantia reticularis ziehen, wegen Mitdegeneration anderer Systeme jedoch nicht verfolgt werden konnten. Etwas ventromedialer liegende Herde auf derselben Höhe[1] bringen das Bündel nicht zur Degeneration, was u. a. gegen eine Beteiligung des Lemniscus medialis spricht. Dagegen wurde der Faserzug in einem weiteren Falle[2], in welchem die

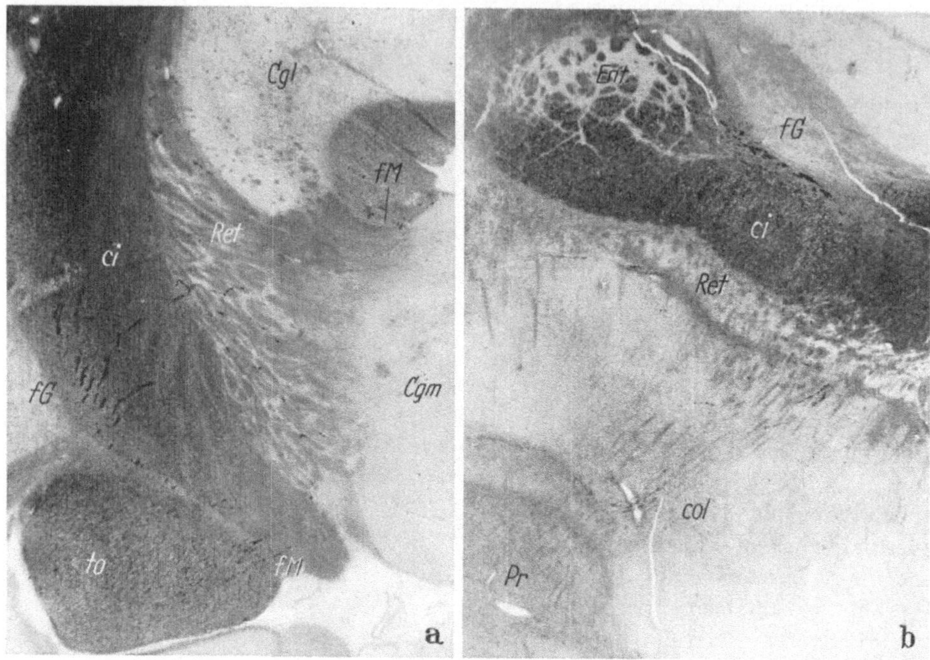

Abb. 33a u. b. Sagittalschnitt (*433*, *745*) durch lateralen *(Cgl)* und medialen *(Cgm)* Kniehöcker und Horizontalschnitt (*365*, 424) durch Capsula interna *(ci)*, Thalamus und Area praetectalis *(Pr)*. Sie zeigen, wie die Fasern des Ganserschen Bündels *(fG)* die innere Kapsel durchstoßen und sich im Nucl. reticularis thalami *(Ret)* aufsplittern. Auf Abb. 33b sieht man Kollateralen *(col)* den Thalamus Richtung Area praetectalis durchqueren. Man beachte, daß es sich hier um denselben Fall handelt wie Abb. 32. Auf dem Sagittalschnitt sieht man überdies einige degenerierte Fasern feineren Kalibers, welche der Meynertschen Decussation *(fM)* zugehören und zum Tectum streben. *Ent* Nucl. entopeduncularis, *to* Tractus opticus.

Läsion knapp bis zur Gegend rostrodorsal der oberen Olive reicht, teilweise unterbrochen. Die caudalsten Herde unseres Materials, welche zu einer Degeneration des Ganserschen Bündels geführt haben, liegen somit ungefähr auf der Höhe der Vestibulariskerne und der daraus entspringenden Efferenzen, was jedoch keinesfalls die Möglichkeit ausschließt, daß der Faserzug einen noch tiefer liegenden Ursprung hat. Aus der Literatur sei eine Angabe von PROBST (1900) erwähnt, wonach der Faszikel auf der Höhe der Brücke entspringen würde, während MAGOUN u. MARY RANSON (1942) eine Herkunft aus dem unteren Mesencephalon oder (ebenfalls) aus dem Rhombencephalon vermuten. Diese Mitteilungen entsprechen weitgehend unsern eigenen Beobachtungen.

---

[1] *299* beiderseits.
[2] *297* rechts.

Der sichergestellte Verlauf des Fasc. decussationis supraopticae dorsalis beginnt nach unseren Untersuchungen dort, wo seine Fasern das hintere Längsbündel verlassen, während über die Gegend ihres Eintrittes in diesen Faszikel noch Zweifel bestehen[1]. Am rostralen Ende des Fasc. longitudinalis medialis, d. h. also in der Gegend des Nucl. interstitialis und der Oculomotoriuskerne, verlassen sie denselben in etwas zerstreuter Anordnung, man möchte sagen garbenförmig, um sich kurz darauf rostroventralwärts zu wenden und vorwiegend medial, zum Teil auch lateral und durch den Fasc. habenulo-peduncularis in den innern Abschnitt des H-Feldes zu gelangen, in welchem sie leicht lateralwärts abweichend nach vorne ziehen (Abb. 6 in IV). Sie kommen hierauf durch und um den Fasc. mamillothalamicus (Abb. 32) in nächste Nachbarschaft zum Fasc. pallido-hypothalamicus. Von dieser Gegend aus begeben sich einige stark myelinisierte Fasern weiter nach vorne, um sich Richtung Substantia innominata und Area praeoptica zu verlieren und wohl ipsilateral zu endigen. Das Hauptkontingent wendet sich knapp rostral des Fasc. pallido-hypothalamicus beinahe rechtwinklig nach unten und bildet daher auf Sagittalschnitten ein Knie (Abb. 41 und Abb. 6 in IV). Die Fasern durchflechten sich hierauf mit denjenigen der Columna fornicis descendens (Abb. 32), steigen weiter in nach außen konvexem Bogen medio-ventralwärts ab und kreuzen die Mittellinie gerade unterhalb des III. Ventrikels, wobei sie dem Chiasma leicht caudodorsal aufliegen. Auf der kontralateralen Seite ist der Verlauf nicht symmetrisch; denn das Bündel bleibt hier ventraler und verläuft rostral vor der Co

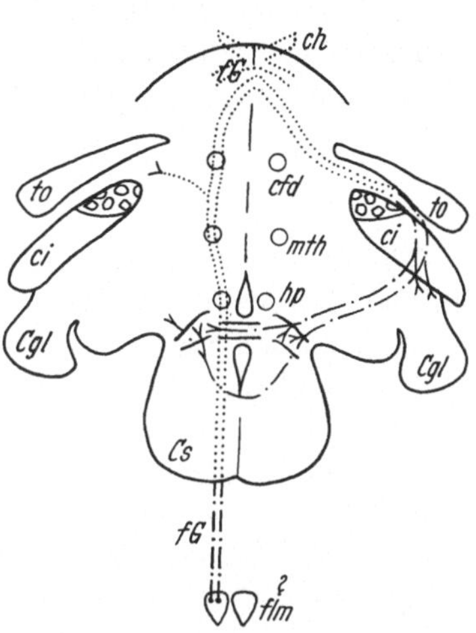

Abb. 34. Schematische Darstellung des Verlaufes des Fasc. decussationis supraopticae dorsalis *(fG)*. *ch* Chiasma, *cfd* Columna fornicis descendens, *Cgl* Corpus geniculatum laterale, *ci* Capsula interna, *Cs* Colliculus superior, *flm* Fasc. longitudinalis medialis, *hp* Fasc. habenulo-peduncularis, *mth* Fasc. mamillo-thalamicus, *to* Tractus opticus, *?* Eintrittsstelle des Fasc. Ganser ins hintere Längsbündel unbekannt (s. Text)

lumna fornicis descendens vorbei längs des dorsalen Randes des Tractus opticus (Abb. 32), um sich dann zwischen denselben und den Nucl. entopeduncularis einzuschieben und etwas weiter caudodorsolateralwärts zwischen Tractus opticus und Capsula interna zu liegen. Diese letztere wird hierauf in caudaler Richtung, d. h. schräg durchstoßen, so daß der Faserzug den Nucl. reticularis thalami erreicht (Abb. 33a, b, vgl. auch 8).

Wie schon PROPST (1900a) und LEWANDOWSKY (1904) beobachteten, findet die *Endigung* der stark markhaltigen Fasern hier in der „Gitterschicht" statt, d. h. im rostral und leicht ventrolateral vor dem Corpus geniculatum laterale liegenden Abschnitt des Nucl. reticularis thalami. Schon während des Durchtrittes durch die innere Kapsel haben sich jedoch feinere Fasern, offenbar Kollateralen, abgespalten,

---

[1] Auf Grund von 2 Fällen mit rhombencephalen Herden *(300, 302)*, bei welchen man im hinteren Längsbündel einige sehr stark myelinisierte, etwas zerstreut ansteigende Fasern sieht, bin ich überzeugt, daß der Eintritt der Fasern in diesen Faszikel spätestens auf Isthmushöhe erfolgt (Abb. 3 in IV). Wegen Mitdegeneration anderer Systeme hält VERENA BUCHER dies jedoch nicht für gesichert.

welche mehr oder minder in 2 Etagen quer durch den hinteren Thalamus (Abb. 33 b), vor dem Nucl. suprageniculatus und zum Teil vor dem mittleren Kniehöcker vorbei, zur Area praetectalis ziehen. Hier findet eine teilweise Endigung statt, während die restlichen Elemente im Stratum lemnisci des Praetectum nach hinten streben, in der Commissura colliculi superioris die Mediane überschreiten, um dann rostralwärts wiederum durch das Stratum lemnisci zur Area praetectalis, zum kleinen Teil vielleicht sogar zum Thalamus der kontralateralen, d. h. mit Beziehung auf den wahrscheinlichen Ursprung rückgekreuzten Seite zu verlaufen. Einige Elemente nehmen nicht diesen komplizierten Weg, sondern kreuzen in der Commissura posterior (vgl. Schema Abb. 34).

Summary

The *dorsal supraoptic decussation of Ganser*, homologous in part with the fibrae ansulatae of lower forms, was interrupted in our material as far back as the reticular formation ventromedial to the masticator nucleus. In the mesencephalon the course of these fibres is difficult to follow because of the degeneration of other ascending systems. It is clear, however, that the fibres leave the rostral end of the medial longitudinal fascicle, enter the subthalamus, remaining within the medial border of this structure, traverse the mamillo-thalamic tract and the fornix (Fig. 32), and swing down to their crossing above and behind the optic chiasma, giving off a few fibres to the region of the innominate substance of Reichert. The fibres, having crossed, pass laterally and ascend above the optic tract, pierce the internal capsule and are lost in the reticular nucleus of the thalamus at the level of the lateral geniculate body (Fig. 33 a). Some fine elements (Fig. 33 b) reach the pretectum (stratum lemnisci), and a few continue, via commissura colliculi superioris, into the pretecum of the opposite side.

IX. Verbindungen der Basalganglien und des Subthalamus

Eingangs sei darauf hingewiesen, daß schon bei den Amphibien, welche ein dem Pallidum vergleichbares Palaeostriatum haben, als hauptsächlichste Afferenzen Fasern aus dem „Thalamus" angegeben werden, während das Gebilde efferent via Pedunculus ventralis auf Subthalamus, Hypothalamus und Basis mesencephali projizieren soll (ARIËNS KAPPERS). Bei den Reptilien tritt erstmals deutlich ein Neostriatum auf und der ganze Komplex der Basalganglien erfährt bei einigen Vertretern dieser Klasse, vor allem aber bei den Vögeln seine höchste Differenzierung. Dabei erhält das dem Caudatum und Putamen entsprechende, aber durch keine innere Kapsel getrennte Neostriatum als receptorischer Anteil des Systemes die „Thalamus"afferenzen und übermittelt die verarbeiteten Impulse praktisch nur dem Palaeostriatum, von wo aus wiederum Efferenzen zum „ventralen Thalamus"[1], zum Hypothalamus und zum basalen Mittelhirn gelangen. Mit der ungeheuren Entwicklung des Hirnmantels bei den Säugetieren scheinen die Basal-

---

[1] Der „ventrale Thalamus" einiger Autoren der vergleichenden Anatomie entspricht dem Subthalamus anderer Forscher.

ganglien in eine gewisse Abhängigkeit von der Rinde zu gelangen und an selbständiger Bedeutung einzubüßen, obschon das System rein quantitativ einen großen Zuwachs erfährt.

a) Afferenzen des Striopallidum

Über die *primären Verbindungen des Striopallidum* können wir aus eigener Anschauung nur wenig aussagen, und die diesbezügliche Literatur vermittelt ein

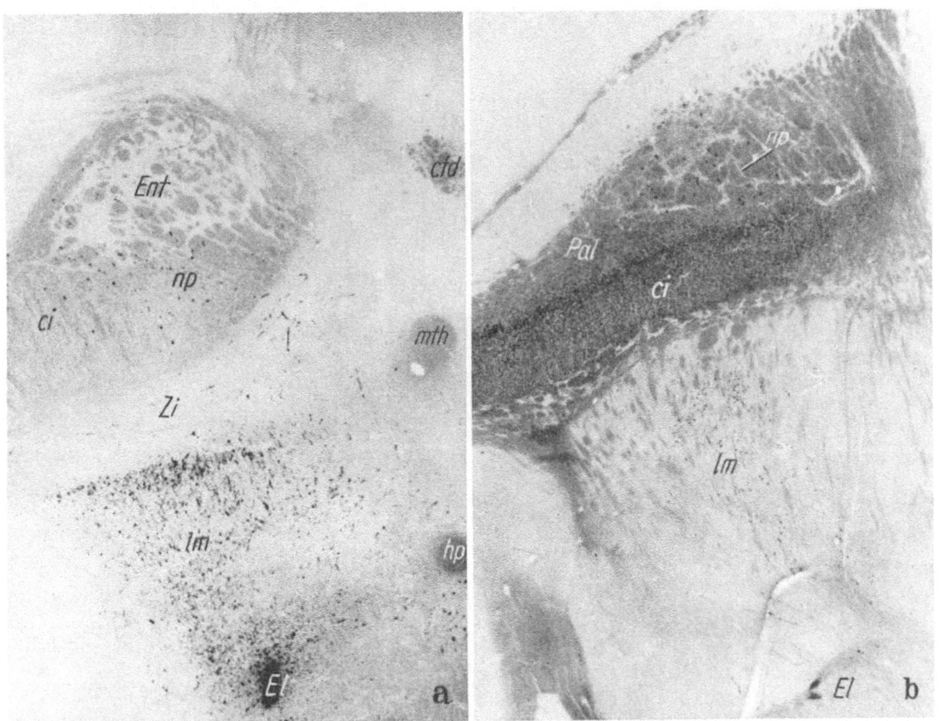

Abb. 35a u. b. 2 Horizontalschnitte (*294, 425* u. *511*) eines und desselben Falles, links durch Zona incerta *(Zi)*, rechts durch Ventralkern des Thalamus und Capsula interna. Sie zeigen, wie der Fasc. nigro-pallidalis *(np)* durch Zona incerta und innere Kapsel *(ci)* dringt, dann im Nucl. entopeduncularis *(Ent)* ansteigt und sich in ihm und zum Teil im Pallidum *(Pal)* aufsplittert (Abb. 35b). Der in der Substantia nigra gelegene Herd hat auf den Lemniscus medialis *(lm)* übergegriffen, dessen degenerierte Fasern hier ihren Endstätten zustreben. *cfd* Columna fornicis descendens, *El* Elektrodenspuren, *hp* Fasc. habenulo-peduncularis, *mth* Fasc. mamillo-thalamicus

verwirrendes Bild. Immerhin scheint festzustehen, daß das Neostriatum seine *Afferenzen* vornehmlich *aus Thalamuskernen* erhält, welche nicht oder kaum auf den Cortex projizieren. Es betrifft dies vor allem die Gegend des Centrum medianum, welche ihrerseits einen Teil der sensiblen und cerebellären Impulse erhält (LE GROS CLARK 1932, GEREBTZOFF 1940, PAPEZ 1942, METTLER 1945a, GLEES 1945 u. a. m.). Weniger gesichert sind direkte thalamo-pallidale Fasern. Dagegen scheint das ganze System bei den Säugern unter corticalen Einfluß zu kommen, wobei die Verbindungen zum Striatum (Fasc. subcallosus? Kollateralen der inneren Kapsel?) gegenüber denjenigen zum Pallidum an Bedeutung zurückstehen sollen (RIESE 1925).

Eine weitere Afferenz betrifft die *nigro-pallidalen Fasern* (Abb. 35a, b; vgl. Ranson u. Ranson 1942, Kimmel 1942, Fox u. Schmitz 1944, Mettler 1945 a).

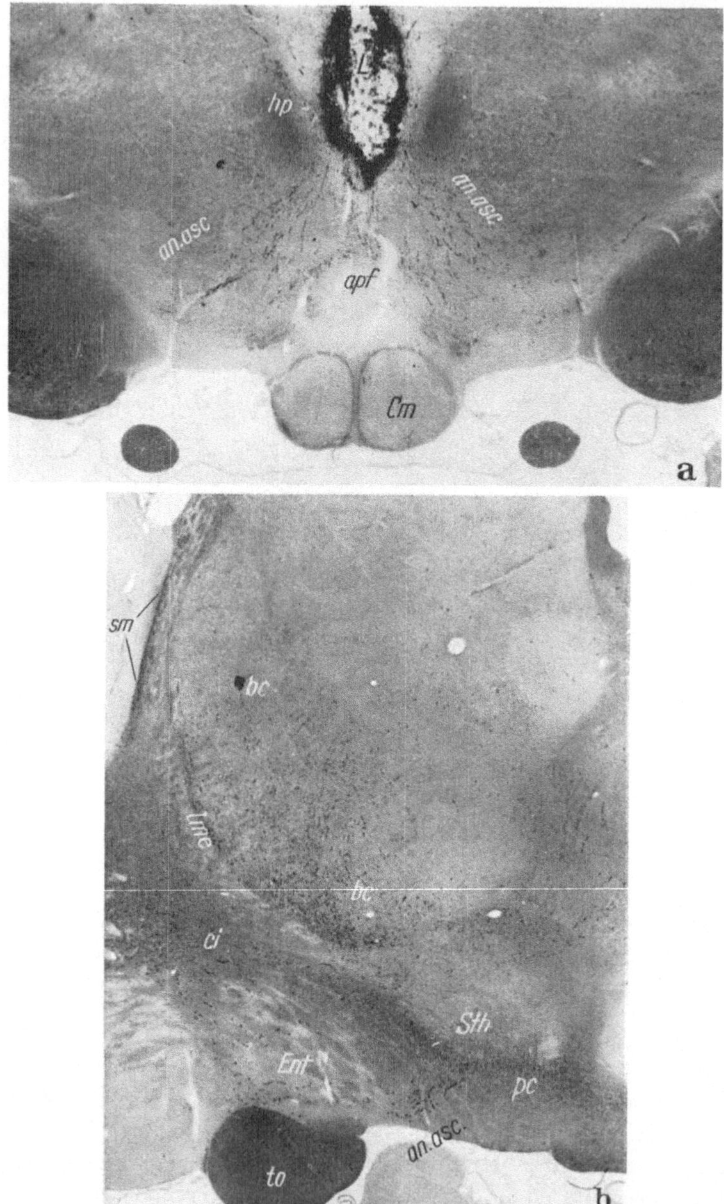

Abb. 36a u. b. Die Ansa lenticularis, Pars ascendens mesencephalica *(an. asc)* im Frontalbild *(332, 532)* durch Tractus Meynert *(hp)* und Corpus mamillare *(Cm)*, sowie im Sagittalbild *(434, 704)* durch Nucl. entopeduncularis *(Ent)* und Nucl. subthalamicus Luysii *(Sth)*. Auf dem ersteren sieht man die Fasern aus dem zentralen Höhlengrau *(L — Herd)* rostral des Nucl. oculomotorius ventralwärts ziehen, während sich der gleichzeitig unterbrochene Fasc. anulo-perifornicalis *(apf)* medialer hält. Auf dem Sagittalschnitt sind sie zum größten Teil schon um und durch den Hirnschenkelfuß *(pc)* unterhalb des Corpus Luysii gezogen. *bc* Brachium conjunctivum, *lme* Lamina medullaris externa, *sm* Stria medullaris (das gekreuzte Commissurenbündel darin degeneriert), *to* Tractus opticus

Sie werden zum Teil auch als eine nigro-striäre Verbindung aufgefaßt, so z. B. von
ROSEGAY (1944), obschon dieser Autor ausdrücklich feststellt, daß sie im Marchibilde nur bis zum Pallidum verfolgt werden können. Strio-nigrale Elemente haben
wir bei Läsionen im Nucl. caudatus nie gesehen, sie sollen jedoch ausgesprochen
schwach myelinisiert sein und konnten vielleicht deshalb bei unseren sehr kleinen
diesbezüglichen Läsionen nicht festgestellt werden. Eine solche Verbindung wird
u. a. von RIESE (1925), KODAMA (1928), SPATZ (1936), PAPEZ (1942) und BECKER
(1952) angenommen. RANSON u. RANSON Jr. (1942) meinen allerdings, der Ursprung im Striatum sei nie eindeutig festgestellt worden.

Endlich ist die von uns beschriebene *Ansa ascendens* bzw. *Ansa lenticularis,
Pars ascendens mesencephalica* (I, V, XI) zu erwähnen (Abb. 36a, b, 49). Sie
degeneriert nach Herden, welche knapp rostral des Nucl. oculomotorius im zentralen Höhlengrau liegen und somit auch den Nucl. Darkschewitsch erfassen. Die
Fasern ziehen zunächst ventral-, dann ventrolateralwärts vor dem roten Kern
vorbei und erreichen den Nucl. subthalamicus, wo eine Teilung stattfindet, indem
sich zerstreut ziehende Elemente dorsal, ein ordentlich gebündelter Anteil ventral
dieses Kernes begeben. Dem reziproken Verlauf des Fasc. lenticularis und der
eigentlichen Ansa lenticularis entsprechend durchstößt ein Teil der Fasern die
innere Kapsel, der andere biegt um deren medialen Rand herum, wonach sich
beide im Nucl. entopeduncularis[1] und vielleicht bis ins eigentliche Pallidum hinein
verlieren. Wenn man an die zahlreichen emotionellen und vegetativen Symptome
bei striopallidalen Erkrankungen denkt, kommt dieser Verbindung sicher auch
eine klinische Bedeutung zu.

b) Efferenzen des Striopallidum (insb. Komplex der Ansa lenticularis und deren Fortsetzung)

Was die *Efferenzen* betrifft, ist zunächst darauf hinzuweisen, daß nach übereinstimmenden Literaturangaben Caudatum und Putamen ganz vorwiegend auf
das Pallidum projizieren. Diese *strio-pallidalen Fasern* werden allgemein als sehr
fein myelinisiert angegeben. Auf die Streitfrage, ob das Striatum auch einige
Elemente direkt in das System der Ansa lenticularis entsendet, ob letztere überdies insuläre oder temporale Fasern enthält, ob sie nur aus dem inneren Segment
oder dem ganzen Globus pallidus entspringt u.s.f., können wir uns mangels ein-
schlägiger Experimente im eigenen Material nicht einlassen (vgl. dazu vor allem
LAURSEN 1955). Auch über die *Verbindungen des Nucl. subthalamicus* mit dem
Striopallidum geben unsere Präparate zu wenig Auskunft. Nach WHITTIER u.
METTLER (1949a; vgl. auch GLEES u. WALL 1946) sollen subthalamo-pallidale
Fasern reichlicher vorhanden sein als solche in umgekehrter Richtung. Es ist aber
darauf hinzuweisen, daß ein Herd im Corpus Luysii auch Elemente der oben beschriebenen Ansa ascendens unterbrechen und einen Ursprung derselben im ge-
nannten Kern vortäuschen kann.

Die *Ansa lenticularis sensu strictiori* entspringt nach übereinstimmenden Angaben vorwiegend im Pallidum, schwenkt in unseren Präparaten um den ventromedialen Rand der innern Kapsel, verläuft dann dorsal- und wenig mediocaudal-

---

[1] Der Nucl. entopeduncularis der Katze und weiterer Subprimaten soll dem inneren Segment des Pallidum höherer Formen homolog sein.

wärts bis in die Gegend, welche etwas seitlich der Columna fornicis im Subthalamus liegt und caudalwärts ins H-Feld übergeht. Von hier aus ziehen sehr feine Fasern längs der Fornix caudoventralwärts und verlieren sich in etwas zerstreuter Anordnung im Forelschen Felde und der prärubralen Gegend, ähnlich wie dies von LAURSEN (1955) für Macaca mulatta angegeben worden ist. Der *Fasc. lenticularis* sammelt sich dorsal des Nucl. subthalamicus und ventral der Zona incerta aus Fasern, welche ebenfalls vorwiegend im Pallidum entspringen, zunächst aber die innere Kapsel durchstoßen. Er zieht von hier medial- und leicht ventralwärts durch das Feld H 2 (daher auch H 2-Bündel genannt), um sich dann dorsolateral an die eigentliche Ansa anzuschließen. Ein ziemlich starkes Kontingent etwas stärker myelinisierter Fasern, das wahrscheinlich vornehmlich aus H 2-Elementen besteht, biegt als *Fasc. thalamicus* medial um die Zona incerta nach oben um und bildet die auf Frontalschnitten U-förmig erscheinende, von C. u. O. VOGT (1918) beschriebene Verbindung zum Thalamus. Einige Elemente des Fasc. lenticularis streben jedoch auch der praerubralen Gegend zu.

Es scheinen aber noch weitere Fasern, zum Teil direkt vom Pallidum (WILSON 1913), zum Teil als Abspaltungen von der Ansa lenticularis zum Thalamus zu ziehen, was besonders von GLEES (1945) hervorgehoben wird (vgl. auch HASSLER 1949a). Wir glauben, solche Elemente ebenfalls festgestellt zu haben, verfügen aber nicht über genügend Material für diese Frage. Die Endigung der pallidalen Fasern im Thalamus wird recht verschieden angegeben, die Nomenklatur der Kerne allerdings auch nicht gleichmäßig gehandhabt. Es scheint sich vor allem um seitliche und vordere Abschnitte des Ventralkernes zu handeln. Letztere sollen sich rostral der Bindearmendigung befinden (KÖRNYEY 1926, PAPEZ u. STOTLER 1940 u. a.), in einer Gegend, welche von HASSLER als Nucl. ventralis oralis anterior bezeichnet wird.

Im Gebiete, wo Ansa und Fasc. lenticularis sich einander nähern, wird der sehr fein myelinisierte *Fasc. pallido-hypothalamicus* abgegeben, der ventral- und leicht medialwärts absteigt und sich in Richtung Nucl. ventromedialis hypothalami oberhalb der Columna fornicis descendens verliert. Es geschieht dies unmittelbar hinter der Stelle, wo die Fasern des Fasc. decussationis supraopticae dorsalis fast rechtwinklig ventromedialwärts umbiegen („Ganserknie", Abb. 41) und zur Kreuzung absteigen.

Unsere Beobachtungen über Ansa und Fasc. lenticulares bei der Katze entsprechen weitgehend denjenigen, welche LAURSEN bei Macaca mulatta gemacht hat. Was insbesondere das fast vollständige Verschwinden der Richtung Mittelhirn strebenden pallidofugalen Neurone in der prärubralen Gegend und schon rostral davon betrifft, so besteht auch eine gute Übereinstimmung mit einer Angabe von PAPEZ (1942). Die im allgemeinen in der Literatur als pallidale Projektionen auf das Mesencephalon beschriebenen Verbindungen (WILSON 1913, ECONOMO 1918, C. u. O. VOGT 1919, RIESE 1925, KÖRNYEY 1926, METTLER 1945, WOODBURNE und Mitarbeiter 1946) finden wir bei der Katze nämlich erst dann in stärkerem Maße degeneriert, wenn der Herd in der Gegend, wo Ansa lenticularis und H 2-Bündel sich aneinanderlegen, oder noch caudaler liegt. In einem gewissen Sinne entspricht dies auch den Befunden, welche die RANSON[1] beim Affen erhoben haben.

---

[1] RANSON u. MARY RANSON 1939, RANSON, RANSON jr. u. MARY RANSON 1941, RANSON u. RANSON jr. 1942.

In einer ersten Arbeit wird berichtet, sie hätten das Bündel der vereinigten Ansa noch etwas caudalwärts, lateral des Fasc. mamillo-thalamicus verfolgen, den weiteren Verlauf und die Endigung aber nicht feststellen können. In den folgenden 2 Mitteilungen wird eine Projektion auf Nucl. ruber, Nucl. subthalamicus, Substantia nigra, Nucl. interstitialis oder Commissura posterior ausdrücklich abgelehnt. Nur einige nicht im H-Feld laufende Fasern sollen die ventrolaterale Ruberkapsel erreichen. Eine Übereinstimmung mit diesen Beobachtungen besteht vor allem insofern, als wir die jetzt zu beschreibenden Verbindungen immer nur dann deutlich verfolgen konnten, wenn der Herd offenbar großenteils schon sekundäre Neurone unterbrach.

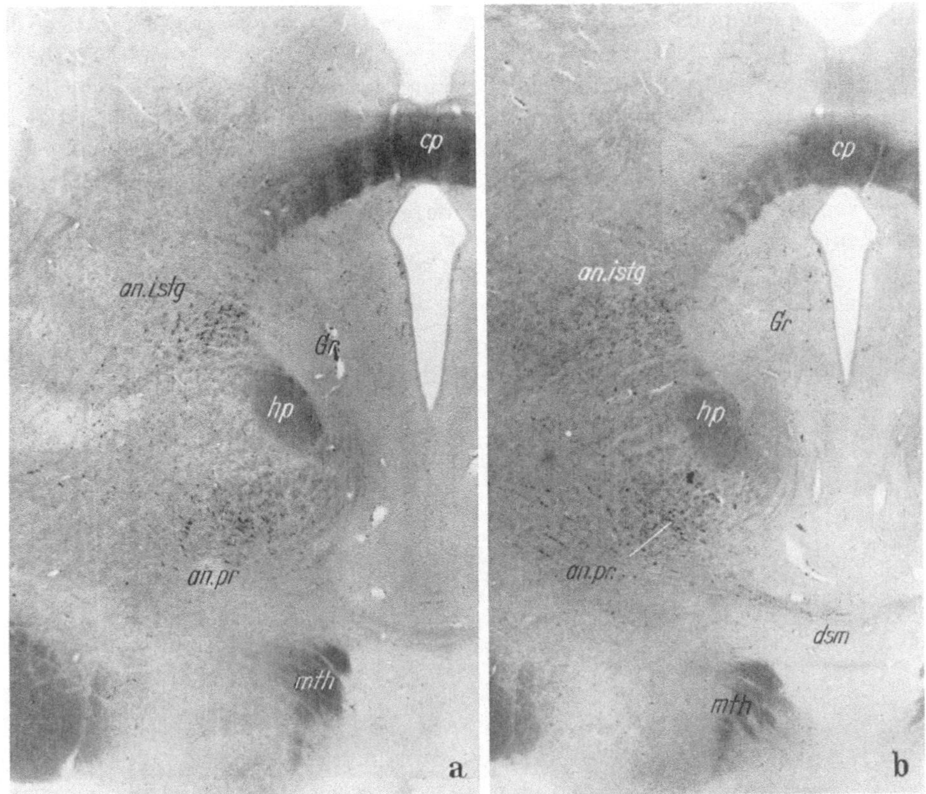

Abb. 37a u. b. 2 Frontalschnitte *(376,* 449 und *453)* durch Commissura posterior *(cp)* und Decussatio supramamillaris *(dsm)* zur Illustrierung der Ansa praerubralis *(an. pr)* und Ansa interstitiotegmentalis *(an. istg).* Auf dem wenig caudaler liegenden Schnitt rechts sieht man einige Fasern in die Decussatio supramamillaris eintreten. Man beachte auch die ziemlich starke Degeneration im zentralen Höhlengrau *(Gr). hp* Fasc. habenulo-peduncularis, *mth* Fasc. mamillo-thalamicus

Solche Läsionen bedingen die Degeneration eher fein myelinisierter, locker angeordneter Elemente vorzüglich nach 2 Richtungen hin. Erstens sieht man Fasern caudalwärts durch das H-Feld Richtung prärubale Gegend und Nucl. ruber ziehen; wir nennen sie *Ansa praerubralis*[1] (Abb. 37a, b). Sie strebt eher den medialen Abschnitten der genannten Strukturen zu und scheint auf einer antero-posterior etwas

---

[1] Wir sind nicht ganz sicher, ob diese Fasern mit dem Fasc. praerubralis von PAPEZ (1942) identisch sind.

ausgedehnten Strecke zu enden. Einige Elemente gehen offenbar ohne Umschaltung in die weiter unten zu beschreibende prärubrale Mittelhirngarbe über. Im weiteren gibt die Ansa praerubralis Fasern an die Decussatio supramamillaris ab (Abb. 37b), was den Beobachtungen von Wilson, Economo, C. u. O. Vogt sowie Papez entspricht, von vielen neueren Autoren aber bestritten wird. Die Bestimmung dieses kreuzenden Anteils konnten wir nicht sicherstellen. Als zweite Bahn sind Fasern zu erwähnen, welche ebenfalls locker angeordnet caudodorsalwärts ansteigen und sich im Gebiete des Nucl. interstitialis, des sich daran anschließenden dorsalen Tegmentum, zum Teil vielleicht auch im zentralen Höhlengrau verlieren und die wir als *Ansa interstitiotegmentalis* bezeichnen (VI, Abb. 37, 38). Dieses Kontingent entspricht wohl der in der Literatur angegebenen Projektion des Pallidum via Fasc. lenticularis auf diese Gegend (Woodburne und Mitarbeiter u. a.). Hervorzuheben ist, daß die ins Griseum centrale eintretenden und vielleicht dort endigenden Elemente der Ansa interstitiotegmentalis nicht einem später zu beschreibenden (Kap. XII), descendierenden Anteil des Fasc. longitudinalis dorsalis, welcher durch Herde laterocaudal des Fasc. mamillo-thalamicus unterbrochen wird, angehören. Das eine System kann degenerieren, ohne daß das andere mitergriffen wäre.

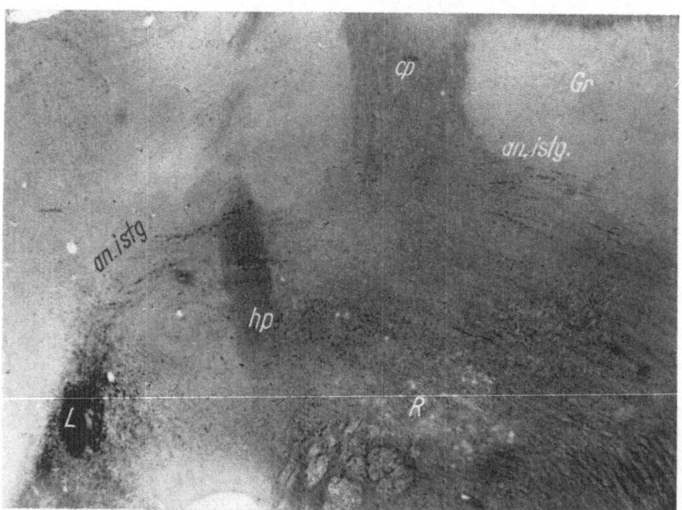

Abb. 38. Die Ansa interstitio-tegmentalis *(an. istg)* im Sagittalschnitt *(433, 425)* durch Nucl. ruber *(R)* und seitliche Partien der Commissura posterior *(cp)*. Einige Elemente scheinen bis ins zentrale Höhlengrau *(Gr)* zu gelangen. *hp* Fasc. habenulo-peduncularis, *L* Läsion

Wir haben schon bislang festgestellt, daß die zum Mittelhirn ziehenden Efferenzen des Pallidum bei der Katze die Tendenz haben, umgeschaltet zu werden, was jeweils auf einer antero-posterior recht ausgedehnten Strecke erfolgt. Bildlich gesprochen könnte man sagen, im Gegensatz zu einem Plättchenbelag, bei welchem die eine Tafel jeweils dort aufhört, wo die nächste beginnt, handelt es sich hier um eine dachziegelartige Verschachtelung: Wo die kürzeren Neurone einer Gruppe enden, entspringen schon die ersten der folgenden usf.[1]. Diese Verhältnisse

---

[1] Siehe die Zusammenstellung der Degenerationsstärke aller dieser Faserzüge mit Bezug auf die Herdlage auf Seite 82.

treten bei der *Merges praerubro-tegmentalis et -olivaris* (VI, XII, XV) erst recht in Erscheinung. Diese Mittelhirngarbe wird vorwiegend im prärubralen Feld und durch Herde im rostralen Pol des Nucl. ruber unterbrochen, wobei die Zahl der degenerierten Fasern im letzteren Falle größer ist. Weiter rostral liegende Läsionen unterbrechen noch vorwiegend Elemente der Ansa praerubralis, lassen aber auch

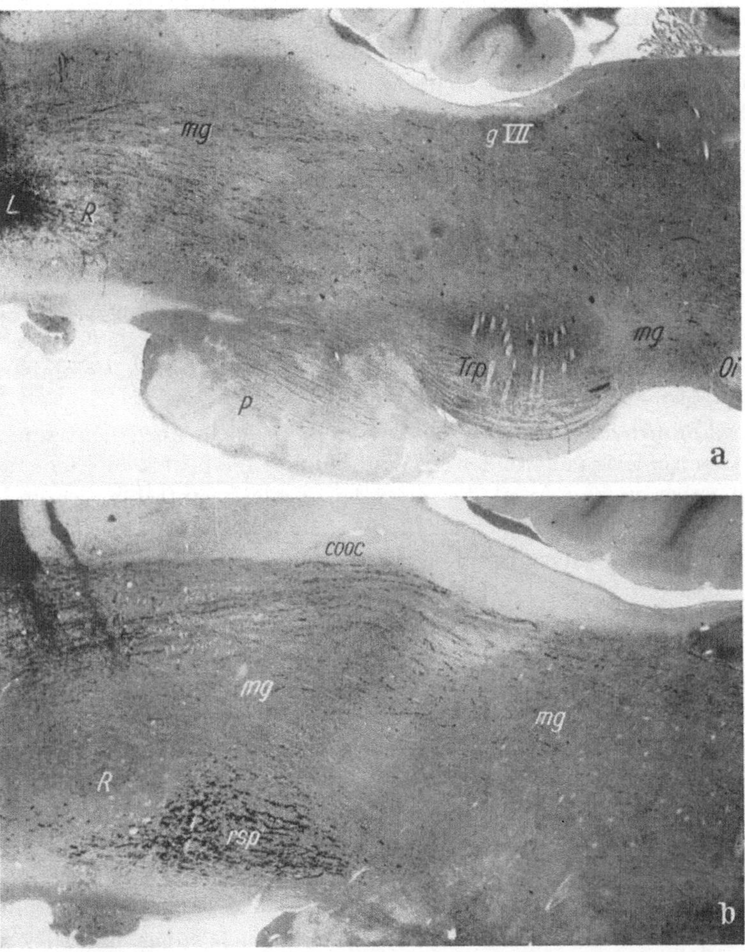

Abb. 39 a u. b. 2 Sagittalschnitte (*446*, 543 u. 452) durch Nucl. ruber *(R)* und Tegmentum mesencephali, von denen der obere die zerstreut verlaufenden Elemente der Merges praerubro-tegmentalis et -olivaris *(mg)* zeigt. Einzelne erreichen die untere Olive *(Oi)*. Unten sieht man, daß ein dorsaler gelegener Herd *(L)* neben andern Bündeln (hier vor allem Elemente des Fasc. commissuro-oculonuclearis, *cooc*) auch Garbenelemente unterbricht (s. Text). *g VII* Genu facialis, *P* Pons, *rsp* Fasc. rubro-spinalis, *Trp* Corpus trapezoïdes

schon einige Garbenelemente erscheinen. Je caudaler der Herd, desto spärlicher werden die ersteren und um so zahlreicher die letzteren. Möglicherweise enthält die Merges allerdings auch vereinzelte direkte Efferenzen aus dem Pallidum, wie man das aus gewissen Angaben von LAURSEN (1955) und WALBERG (1956) herleiten könnte. Wir sprechen hier von einer „Garbe", weil sich die Fasern vollkommen zerstreut von dorsal bis ventral vorwiegend im mittleren Drittel der meso- und rhombencephalen Substantia reticularis tegmenti verlieren, wobei einige Elemente bis in die Oliva inferior hinein gelangen (Abb. 39a). Wenn wir das Gebilde trotz des divergierenden Verlaufes seiner Fasern als eine echte Verbindung betrachten, so liegt das daran, daß die Unterbrechung derselben durch recht kleine und umschriebene Herde hervorgerufen werden kann und wir über eine Reihe diesbezüglicher Beobachtungen in sagittal geschnittenen Serien verfügen, in welchen die degenerierten Elemente längs getroffen und daher leichter verfolgbar sind. Bei frontaler Schnittführung ist der Nachweis der Merges praerubalis außerordentlich erschwert und ohne Kenntnis des Sagittalbildes wohl überhaupt nicht durchführbar. LAURSEN scheint solche Fasern gesehen, offenbar aber nur über frontal geschnittene Präparate verfügt zu haben, weshalb er es u. E. mit Recht ablehnt, von einer einwandfreien Degeneration zu sprechen.

Ein ähnliches Gebilde, eine *Merges dorsalis sive tegmento-tegmentalis* (VI, Abb. 39b) scheint dort zu entspringen, wo die Ansa interstitiotegmentalis verschwindet; doch ist sie selbst im Sagittalbilde nicht mit Sicherheit zu identifizieren, weil entsprechende Herde immer noch andere in dieser Gegend caudalwärts ziehende Systeme ergreifen (Fasc. thalamopraetecto-tegmentalis, Fasc. commissuro-oculonuclearis, Fasc. mamillo-tegmentalis u.s.f.).

Mit Bestimmtheit ist dagegen ein weiterer, vielleicht aber nicht zum Komplex der Ansa lenticularis gehörender Faserzug aufzuführen, dessen Elemente seitlich des Nucl. ruber in das Areal der medialen Schleife eintreten, weshalb wir ihn provisorisch *Fasc. retrolemniscalis* nennen wollen. Seine etwas locker gebündelten Fasern werden eher lateral im Forelschen Felde unterbrochen, wo sie zunächst ähnlich wie diejenigen des Fasc. semicircularis (s. unten) über den in den Thalamus aufsteigenden Lemniscus medialis ziehen und somit hinter denselben gelangen, um dann lateral am Nucl. ruber vorbeizustreichen, im Gebiet der medialen Schleife caudalwärts zu streben und sich stufenweise, ziemlich zerstreut im ventrolateralen Tegmentum zu verlieren. Vielleicht handelt es sich um dieselben Elemente, welche von RANSON u. RANSON Jr. als bis in die ventrolaterale Ruberkapsel verfolgbarer Anteil der vereinigten Ansa angesprochen werden. Es muß aber auch in Erwägung gezogen werden, daß es sich um „aberrierende" Fasern corticaler Herkunft handeln könnte.

Im Anschluß daran sei hier ein kleines Faserkontingent erwähnt, welches nach dorsal des Nucl. subthalamicus, im Forelschen Feld oder noch caudaler liegenden Herden degeneriert und caudolateral des Nucl. ruber, in der „formation cupuliforme péri-rétro-rubrique" der französischen Autoren Richtung untere Olive zieht, scheinbar ohne dieselbe zu erreichen. Auf dieser letzteren Strecke befindet es sich im gleichen Areal wie der Fasc. tegmento-olivaris (vgl. PAPEZ 1942).

Der *Fasc. semicircularirs* (I, III, VI) wird durch Herde unterbrochen, welche im Forelschen Feld caudolateral des Fasc. mamillo-thalamicus und rostrolateral des Fasc. habenulo-peduncularis liegen. Von hier aus ziehen seine Fasern etwas zerstreut lateralwärts (Abb. 40b), bis sie den untern Rand des in den Thalamus aufsteigenden Lemniscus medialis erreichen, wo sie sich ziemlich brüsk caudodorsalwärts wenden und nun als ziemlich gebündelter Faserzug die mediale Schleife spiralförmig umschlingen (Abb. 40a). Sie verlieren sich dann rasch im benachbarten Tegmentum, zum Teil vielleicht in den dorsalen Abschnitten der Substantia nigra. Charakteristisch ist das Bündel vor allem in Sagittalschnitten, wo es wie ein einsamer Spiralnebel erscheint. Auf Horizontalschnitten kann man es bei Kenntnis der Sachlage ebenfalls verfolgen (Abb. 40b), während seine Identifikation

auf frontalen Präparaten großen Schwierigkeiten begegnet. Es wurde schon gesagt, daß sich der „Fasc. retrolemniscalis" in seinem Anfangsteil ganz ähnlich und ungefähr an derselben Stelle um den Lemniscus medialis schlingt, wie dies der Fasc. semicircularis kurz vor seiner Aufsplitterung tut. Die beiden Systeme können jedoch unabhängig voneinander degenerieren. Ob der letztere zum System der Ansa lenticularis gehört, können wir nicht sagen; sein Ursprung im H-Feld läßt diese Möglichkeit jedenfalls offen.

Letztlich sei noch auf das sog. *Marburgsche Faszikel* hingewiesen[1], dessen Fasern durch Herde im Gebiete, insbesondere dorsal des Nucl. subthalamicus unterbrochen werden. Ob es allerdings dort entspringt, ist eine andere Frage. Schon Környey (1926) hat hervorgehoben, daß ein Zusammenhang mit der Kapsel dieses Kernes zwar vorhanden ist, eine Einstrahlung in denselben jedoch nicht nachgewiesen werden kann. Auch seine allfällige Identität mit den Fasciculi pontis laterales der älteren Literatur (Riese 1925, Környey 1926) ist uns nicht klar. Wir neigen heute eher zur Ansicht, es handle sich um eine cortico-mesencephale Verbindung, deren Fasern die innere Kapsel in der Gegend des Corpus Luysii verlassen. Von hier aus ziehen

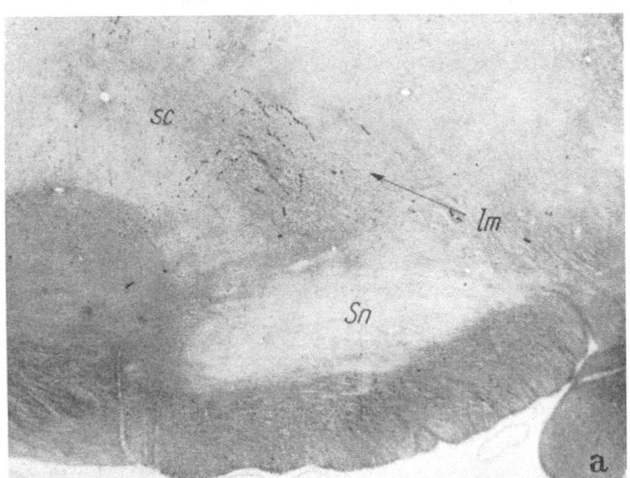

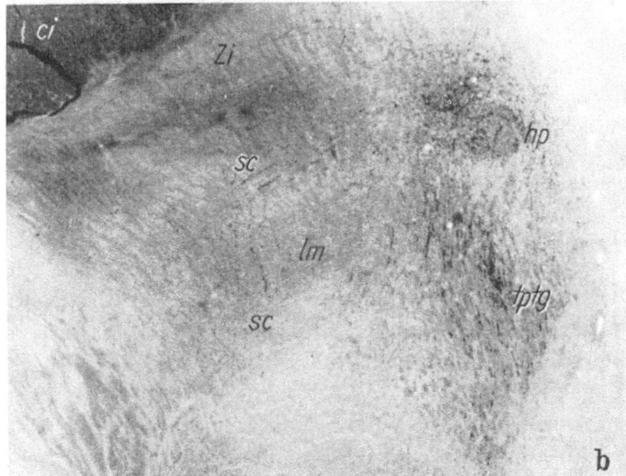

Abb. 40a u. b. Der Fasc. semicircularis *(sc)* im Sagittalschnitt *(413, 432)* durch Subthalamus und rostrales Mesencephalon, seitlich des Nucl. ruber, und im Horizontalschnitt *(369, 498)* durch Subthalamus und Tegmentum mesencephali. Auf dem letzteren sieht man, daß die Fasern lateralwärts ziehen, ehe sie den Lemniscus medialis *(lm)* umschlingen. Oben die charakteristische Spirale. *hp* Fasc. habenulopeduncularis, *Sn* Substantia nigra, *tptg* Fasc. thalamopraetectotegmentalis

---

[1] Gemeint ist sein Fasc. subthalamo-peduncularis.

sie caudalwärts in etwas lockerer Formation über die Substantia nigra hin (Abb. 41)
und scheinen sich dann ziemlich zerstreut im caudoventralen Mittelhirn zu verlieren.
In einem unserer Fälle[1] findet man Elemente, welche zunächst in gleicher Weise über
die Substantia nigra verlaufen, dorsocaudal derselben jedoch zur Gegend des Nucl.
trochlearis ansteigen. Sie wurden früher als Teil des Marburgschen Bündels angesprochen (VI), könnten aber möglicherweise eine besondere Verbindung darstellen[2].

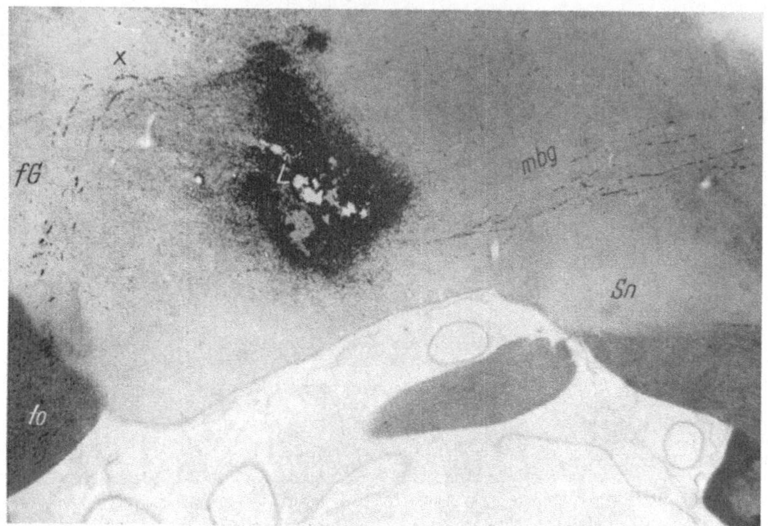

Abb. 41. Der Fasc. Marburgi *(mgb)* im Sagittalbild (*433*, 390) durch den lateralen Hypothalamus und
die Substantia nigra *(Sn)*, über welcher er caudalwärts zieht. *fG* Fasc. decussationis supraopticae
dorsalis, bei *x* das „Ganserknie", *L* Läsion, *to* Tractus opticus

Übersichtshalber und um den „verschachtelten" Verlauf dieser Faserzüge deutlich zu machen, sei hier noch zusammengestellt, wie stark die Degeneration der
einzelnen Systeme ungefähr in Erscheinung tritt, je nachdem sich die Läsion
befindet: a) dorsal des Nucl. subthalamicus, b) im H-Feld, c) in der prärubralen
Gegend:

Ansa praerubralis bei a, b und c ungefähr gleich stark.

Ansa interstitiotegmentalis bei a und b wenig, bei c stark.

Merges praerubralis bei a und b wenig, bei c etwas mehr, ausgesprochen erst bei
Läsion des rostralen Ruberpoles.

Fasc. retro-lemniscalis bei a und c wenig, stark bei b.

Die Fasern, welche die „formation péri-rétro-rubrique" durchlaufen, degenerieren immer nur in geringer Zahl, nach Herden in a, b, c.

Fasc. semicircularis stark nur bei b und zwar im eigentlichen Forelschen Felde.

Marburgscher Faszikel stark bei a.

Herde, welche prärubral liegen oder den rostralen Pol des roten Kern noch
ergreifen, lassen überdies schon früher erwähnte Fasern (S. 61 Fußnote 1) degenerieren, welche sich seitlich an den Fasc. longitudinalis medialis anschließen und

---

[1] *433*.

[2] Über weitere aus dem Subthalamus stammende oder dort unterbrochene Fasern vgl.
Kap. II, XII.

in ihrem Kaliber denjenigen des Fasc. commissuro-oculonuclearis sehr ähnlich sehen[1].

Was die Fortsetzung der pallido-mesencephalen Projektionen und insbesondere diejenigen der Mittelhirngarben betrifft, so ist dieselbe rein anatomisch wohl nicht nachzuweisen, wenigstens wenn wir die Verhältnisse bei der Katze betrachten; denn die Fasern verlieren sich in dermaßen zerstreuter Weise, daß nur ein Bündel mit ebensolchem Ursprung in Frage käme. Man könnte vielleicht an die von PAPEZ (1926) beschriebenen reticulo-spinalen Verbindungen denken, besonders an seinen Fasc. reticulo-spinalis lateralis, welcher gekreuzt absteigt[2], weil sich klinisch die striopallidalen Symptome vorwiegend auf der herdgekreuzten Seite geltend machen. Bei Prozessen im caudaleren Hirnstamm oder gar im Rückenmark werden solche Ausfallserscheinungen aber überhaupt nie gesehen, weshalb gegenüber der Annahme einer vom Striopallidum zum Rückenmark ziehenden, wenn auch polysynaptischen, extrapyramidal-motorischen Bahn prinzipiell Vorsicht am Platze ist.

c) Allgemeine morphologische Betrachtung

Wie sich die hier geschilderten anatomischen Verhältnisse beim Menschen gestalten, ist noch weitgehend unbekannt. Es darf aber auf folgende 2 Punkte aufmerksam gemacht werden: Erstens wird die quantitativ beträchtliche Zunahme der Basalganglien sicher auch eine erhebliche Vermehrung der Efferenzen bedingen, so daß z. B. an Stelle der Garben vielleicht Bündel entstehen. Ein solches, uns bei der Katze nicht bekanntes, ist z. B. bei GLEES u. ZANDER (1950) abgebildet. Es liegt dorsal der zentralen Haubenbahn, ist feiner myelinisiert und scheint nicht bis zur unteren Olive zu gehen. Wir erwähnen dies natürlich nur als eine ins Auge zu fassende Möglichkeit. Zweitens muß nochmals hervorgehoben werden, daß nach unseren Befunden die zentrale Haubenbahn entgegen einer weit verbreiteten Meinung auf jeden Fall nicht die vornehmlichste Efferenz der Basalganglien darstellen kann. Auch von einem „pallido-incerto-tegmento-olivären System (WOODBURNE und Mitarbeiter 1946) könnten wir höchstens insofern sprechen, als die prärubro-tegmentale Mittelhirngarbe tatsächlich einige Elemente an die untere Olive abgibt und möglicherweise vereinzelte, nicht umgeschaltete Efferenzen des Pallidum enthält. Es sei jedoch betont, daß die Oliva inferior zum Kleinhirnsystem gehört, und daß sich klinisch ein Ausfall der zentralen Haubenbahn prinzipiell gleich äußert wie eine Läsion der Olive selbst oder ihrer Projektionen auf das Cerebellum (vgl. Kap. V und XI).

Wenn wir die hier besprochenen Strukturen gesamthaft überblicken, fällt vor allem auf, daß die Verbindungen der Basalganglien recht vielfältiger Natur sind und oft aus sehr locker angeordneten Bündeln bestehen, weshalb denn begreiflicherweise eine Reihe von Einzelheiten noch unbekannt oder kontrovers sind. In Übereinstimmung mit den meisten neueren Autoren sei vor allem die *enge*

---

[1] Wir können nicht mit Sicherheit entscheiden, ob es sich bei diesen Fasern nicht einfach um den im prärubralen Felde unterbrochenen Fasc. mamillo-tegmentalis (Gudden ad tegmentum) handelt.

[2] Nach den Untersuchungen von TORVIK u. BRODAL (1957) sollen die rostralsten reticulospinalen Elemente in der Formatio reticularis pontis und zudem streng ipsilateral entspringen, was den Befunden von PAPEZ widerspricht. Unser Material bestätigt jedoch weitgehend die Darstellung des letzteren Autors.

Verknüpfung des Striopallidum mit dem Thalamus hervorgehoben, deren physiologische Bedeutung allerdings nicht sehr durchsichtig erscheint. Man hat zwar versucht, dieselbe mit den reziproken Verbindungen zwischen Thalamuskernen und Rindenabschnitten in Parallele zu setzen, dabei aber zu wenig beachtet, daß die Verhältnisse hier wesentlich anders liegen. Schematisch gesagt projiziert der Kern A auf das Striatum, dieses auf das Pallidum, von wo aus die Impulse jedoch zu einem Kern B gelangen. Es handelt sich also nicht um einen einfachen Stromkreis, um Hin- und Rückmeldung zwischen gleichen Teilen. Auch die neueren Erfahrungen der Neurochirurgen weisen auf die Bedeutung der pallido-thalamischen Verbindungen hin: Pallidale Symptome können durch Coagulation des Nucl. ventralis oralis weitgehend kompensiert werden. Da es sich aber um eine doppelte Zerstörung handelt (Erkrankung des Pallidum und chirurgische Ausschaltung des betreffenden Thalamuskernes), ist die physiologische Aufgabe der genannten Strukturen auch doppelt schwer zu erkennen. Eine zweite Kategorie von Fasern bilden afferente (Ansa ascendens mesencephalica) und efferente (Fasc. pallido-hypothalamicus) *Verbindungen mit Strukturen des autonomen Systems*, was mit den bekannten emotionellen und vegetativen Störungen bei striopallidalen Erkrankungen im Zusammenhang stehen dürfte. Die zum Mittelhirn und vielleicht weiter caudalwärts ziehenden, plurineuronalen Efferenzen wurden oft als *die eigentlichen Träger der „extrapyramidalen Motorik"* angesehen. Sie bestehen aber — zumindest bei der Katze — samt und sonders aus recht feinen Fasern, die für die Leitung direkt motorischer Impulse kaum in Betracht kommen dürften. Man kann sich daher die Frage vorlegen, ob *man die Basalganglien wirklich als eine echt motorische Instanz und nicht viel mehr als eine zwischengeschaltete, sensomotorische ansehen sollte*, ähnlich wie dies trotz ganz anderer Aufgaben für das Kleinhirnsystem zutrifft.

d) Physiologische Bedeutung

Damit kommen wir noch zur Frage der *Bedeutung der besprochenen Strukturen*. Bei Reizung der Gegend, wo die Ansa lenticularis in den Hypothalamus eintritt, erhielt HESS (1944) Adynamie, also das Gegenteil eines Bewegungseffektes. Wie schon METTLER und Mitarb. (1939), sahen auch AKERT u. ANDERSON (1951) eine Hemmung der Motorik bei Stimulierung des Nucl. caudatus, was auf eine nur indirekte Einflußnahme des Striopallidum auf den Bewegungsapparat spricht. Im Ausschaltungsexperiment fanden WHITTIER u. METTLER (1949b) beim Primaten ähnliche Symptome, wie sie beim Menschen bekannt sind; es stellt uns dies aber vor die gleichen Interpretationsschwierigkeiten, wie sie dem Kliniker schon seit langem bekannt sind. Aus den zahlreichen Beobachtungen bei striopallidalen Erkrankungen des Menschen hat sich immerhin eine einleuchtende und auch weitgehend anerkannte, leider aber noch nicht scharf zu fassende Ansicht herauskristallisiert, wonach das System der Basalganglien irgend etwas mit Reaktions- und Ausdrucksbewegungen, mit Mienen- und Gestenspiel, daneben aber auch mit Tonusverteilung und Bewegungsausmaß zu tun hat und insgesamt eine *„Modulation der Motorik"* ermöglicht. Der starre Ausdruck, die mangelnde Reaktionsfähigkeit, die als Rigor bezeichnete, gleichmäßige Hypertonie der betroffenen Muskeln, die allgemeine Einengung aller willkürlichen und reaktiven Bewegungen (sogar der Atmung) bei den Parkinsonschen Erkrankungen entsprechen dieser Annahme[1]. Aber auch die Kompliziertheit der oben geschilderten Verbindungen und die Tatsache, daß man nie auf echt motorische Fasern stößt, lassen sich mit derselben in Einklang bringen. Es spricht weiter in diesem Sinne der Umstand, daß die Kerne des Systems bei den Anthropoiden und beim Menschen quantitativ eine außerordentliche Zunahme erfahren; denn das Mienenspiel eines Schimpansen bedarf größenmäßig einer ganz anderen Organisation als z. B. dasjenige einer Katze. Bei den Reptilien und Vögeln scheint das qualitativ hochdifferenzierte Striopallidum noch primär motorische Aufgaben zu erfüllen. Beim Säuger werden dieselben offenbar mehr und mehr vom Hirnmantel übernommen. Dafür können die Basalganglien nun für Begleitfunktionen eingesetzt werden, welche es beim primitiven Wirbeltier überhaupt noch nicht gibt.

Summary

The greater number of the afferent fibres that enter the basal ganglia are apparently supplied by the thalamus, break up (predominantly) in the striatum, and are relayed, usually by way of the pallidum, to the rostroventral thalamus, and from thence to the cortex; another discharge path passes to subthalamus (and tegmentum). Some afferent fibres reach the pallidum from the substantia nigra (Fig. 35). Our material indicates that, in the cat, still another group, the *ansa ascendens mesencephalica*, interrupted in the central grey rostral to the IIIrd nucleus, projects on to the region of the entopeduncular nucleus after having ascended in the pathway taken by the pallidofugal ansa and fasciculus lenticulares (Fig. 36).

The *fasciculus lenticularis* (H 2) gives off fibres to the hypothalamus before getting lost in the field of Forel and the prerubral region; some fibres may reach the nucleus interstitialis of Cajal (Fig. 37, 38); a few fibres can be traced into the reticular formation of the tegmentum; a dorsal group, the *thalamic fascicle* (U-shaped bundle of the VOGTS) reaches the thalamus. The finely medullated *ansa lenticularis* runs alongside the fornix before getting lost in the field of Forel and the prerubral region, some fibres being apparently given off to the hypothalamus. Lesions in the subthalamus produce the degeneration of a distinct bundle, the *prerubral fascicle* that can be traced as far as the capsule of the red nucleus (Fig. 37). A few fine fibres are also seen degenerating in the *formatio periretrorubralis* (that lies caudolateral to the red nucleus). More pronounced is the degeneration of a bundle that arises in the prerubral region, swings up and caudalward, and intermingles with the commissuro-oculonuclear tract. Damage to the field of Forel is followed by the degeneration of a bundle that runs outward before swinging back in a semicircle around the (non-degenerated) medial fillet (Fig. 40), lateral to the red nucleus, the *fasciculus semicircularis*. The *fasc. retrolemniscalis*, also interrupted in the field of Forel, runs down behind the fillet. *Marburg's fascicle* (tractus subthalamotegmentalis) was also seen degenerating in our preparations (Fig. 41). Of particular interest are the *merges* (sheaves), scattered fibres that can be followed into the reticular formation of the tegmentum after damage to the nucleus ruber region

---

[1] Der bei diesem Leiden auftretende Tremor und die mannigfaltigen Dyskinesien bei vorwiegend striären Erkrankungen werden allerdings durch die dargelegte Auffassung nicht erklärt. Möglicherweise entsprechen sie physikalischen Problemen, welche sich aus dem Funktionswandel der Basalganglien und der Verlegung der direkten Motorik in die Hirnrinde ergeben haben.

(Fig. 39). Somewhat less abundant degeneration is seen after damage to the prerubral region. Some of these fibres may reach the inferior olive (Fig. 39a).

All the evidence at our disposal is in favour of the view that the striopallidum sends only a few direct fibres to structures situated caudal to the prerubral field. Such fibres in the cat are fine.

X. Die Bahnen der Sensibilität

a) Lemniscus medialis und Lemniscus trigeminalis

Über den phylogenetisch recht jungen *Lemniscus medialis* können wir aus eigener Anschauung insofern nur wenig aussagen, als unsere caudalsten Herde denselben im Rautenhirn unterbrechen, wo er, wie RASMUSSEN u. PEYTON (1948) mit Recht hervorheben, nicht mehr ausschließlich aus Neuronen besteht, deren Ursprungszellen in den Kernen von Goll und Burdach liegen. Ein neuerer Fall des Physiologischen Institutes Zürich[1] mit Läsion der Hinterstrangkerne (vgl. IX, X) hat immerhin einige nennenswerte Bestätigungen ermöglicht. So können wir mit GLEES, LIDDELL u. PHILLIPS (1951) darauf hinweisen, daß bei der Katze eine recht erhebliche Zahl der gekreuzten bulbo-thalamischen Fasern nicht medial, sondern ventral, zum Teil sogar ventrolateral der untern Olive verläuft. Auf der Höhe der Oliva superior liegt das Bündel in und etwas über den kreuzenden Trapezfasern. Weiter oben verschiebt sich der noch eng gebündelte Faserzug lateralwärts und liegt vorerst medioventral des Lemniscus lateralis. Sobald aber letzterer in die nach ihm benannten Kerne eintritt, breitet sich die mediale Schleife vorübergehend stark dorsolateralwärts aus, so daß ein Teil ihrer Elemente nun lateral (!) des Lemniscus lateralis zu liegen kommt, wie dies von GEREBTZOFF (1939) für das Kaninchen, ähnlich von RASMUSSEN u. PEYTON (1948) für den Menschen beschrieben wurde. Die dorsalsten erreichen dabei die seitliche Basis des Nucl. centralis colliculi inferioris, wo einige enden mögen (RANSON u. INGRAM 1932, GEREBTZOFF). Weiter rostralwärts reicht das Areal des Lemniscus medialis nach oben nur bis zum unteren inneren Rande des Brachium colliculi inferioris, dehnt sich aber ventromedialwärts stärker aus. Eine Abgabe von Elementen an die Substantia nigra, das Corpus mamillare, den Subthalamus[2] oder die Basalganglien einerseits, an die Commissura posterior oder die Area praetectalis andererseits haben wir in Übereinstimmung mit RANSON u. INGRAM[3] (1932), GEREBTZOFF (1939), RASMUSSEN u. PEYTON (1948), MATZKE (1951) u. a. nicht gesehen. In der Gegend des roten Kernes legt sich das Bündel vorübergehend an den gekreuzten Bindearm an, weicht dann aber laterodorsalwärts ab (Abb. 42a), um vorwiegend oder ausschließlich im Nucl. ventralis, Pars posterolateralis zu enden (Abb. 35a, b). Ob einige Elemente an die Gegend des Centrum medianum abgegeben werden, konnten wir wegen Mitdegeneration anderer Systeme (Wallenbergbündel, Bindearme) nicht feststellen. Nach LE GROS CLARK enthält dieses Gebiet ebenso wie der Nucl. arcuatus nur durchziehende Fasern.

---

[1] Fall XIV der Experimente HUNSPERGER.

[2] In Übereinstimmung mit MATZKE sahen wir gelegentlich „aberrierende" Fasern, welche den Subthalamus durchziehen, ohne sich darin zu verlieren.

[3] Die Frage der Projektion auf die Substantia nigra wird von diesen Autoren offen gelassen.

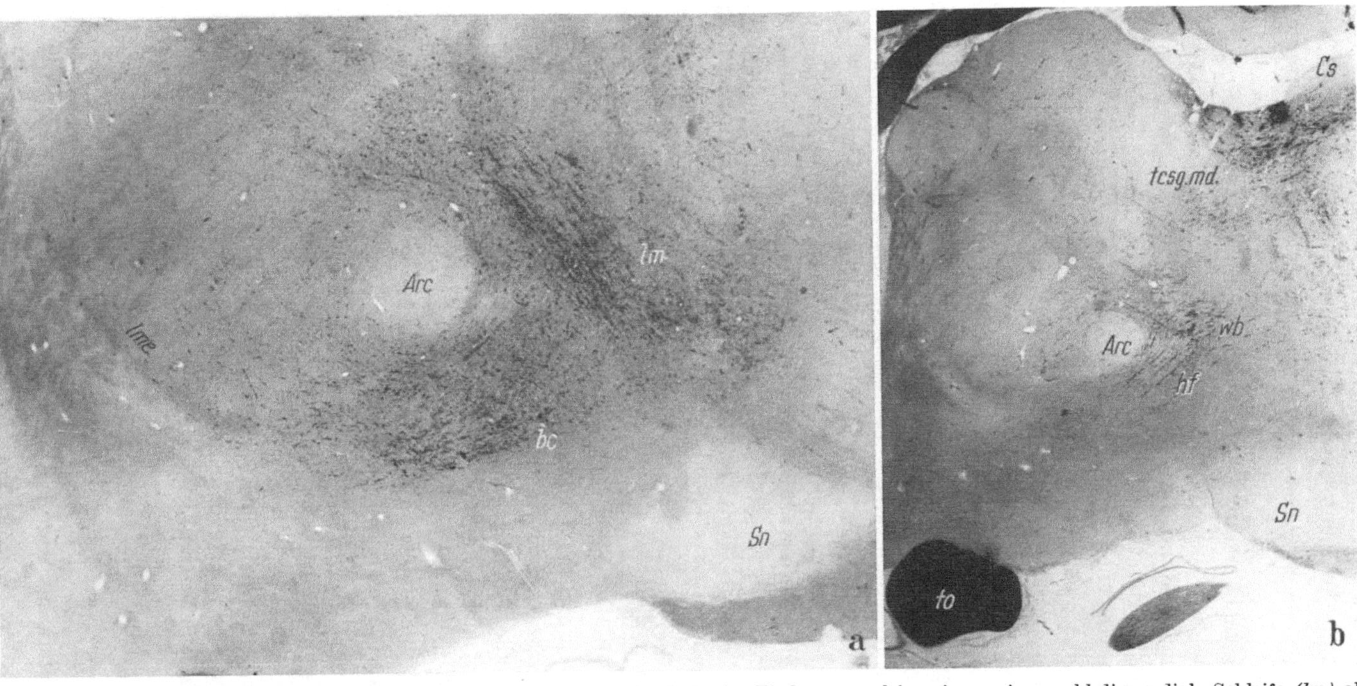

Abb. 42 a u. b. 2 Sagittalschnitte (*446*, 594 u. *447*, 418) durch den Ventralkern des Thalamus, welche zeigen, wie sowohl die mediale Schleife *(lm)* als auch das Wallenbergbündel *(wb)* den Nucl. arcuatus *(Arc)* weitgehend frei lassen. Links sieht man überdies, wie Lemniscus medialis und Brachium conjunctivum (*bc*, hier im Subthalamus) auseinanderstreben. Rechts ziehen Fasern unbekannter Herkunft *(hf)*, welche im Mittelhirn ventral des Wallenbergbündels ansteigen, dem H-Feld zu. *lme* Lamina medullaris externa, *tcsg. md* Fasc. tecto-suprageniculatus mediodorsalis, *to* Tractus opticus

In Übereinstimmung mit Lewandowsky (1904), der sie zuerst beschrieben hat[1], sind wir der Auffassung, daß die eigentliche *Trigeminusschleife* vornehmlich dem sensiblen Hauptkern entspringt. Ihre Fasern kreuzen im rostralen Rhombencephalon anscheinend ähnlich wie die Fibrae arcuatae in der unteren Medulla, um sich dann dem Lemniscus medialis anzulegen. Bei der Katze liegen ihre mittelstark myelinisierten Elemente von medial bis dorsolateral in dessen ganzem Gebiete, nur daß sie fast ausschließlich den dorsomedialen, an die Substantia reticularis angrenzenden Rand der Schleife bilden (Abb. 6b). Nach unseren Beobachtungen[2] gibt das Bündel möglicherweise Fasern an den Colliculus superior ab. Diese Projektion wird von Lewandowsky abgelehnt und von den meisten anderen Autoren überhaupt nicht erwähnt. Auch das zentrale Höhlengrau scheint einige Trigeminusfasern zu erhalten, während ein Eindringen solcher Elemente in die Commissura posterior zwar möglich ist, jedoch nicht sichergestellt werden konnte (s. unten). Die vornehmlichste Endigung der Quintusschlinge findet im Thalamus in der Pars posteromedialis des Ventralkernes statt. Einige Elemente mögen der Gegend des Centrum medianum und via Lamina medullaris interna den inneren Kernen abgegeben werden, was jedoch ebenfalls wegen Mitdegeneration anderer Systeme nicht einwandfrei nachgewiesen werden konnte.

In der Literatur wird weiterhin über eine ungekreuzte, nach einigen Autoren zum Teil auch gekreuzte Verbindung aus dem sensiblen Hauptkern berichtet, welche im dorsolateralen Abschnitt der Substantia reticularis, mit andern Worten im Gebiet der Wallenbergbahn (s. unten) dem Thalamus zustreben soll (Wallenberg 1905, Woodburne 1936, Walker 1939, Papez 1951). Russell (1954) bestreitet das Vorhandensein einer solchen Projektion, indem er wie Lewandowsky das ganze Wallenbergbündel bzw. die sogenannt dorsal ascendierende, sekundäre Trigeminusbahn aus der ipsilateralen Substantia reticularis herleitet. Torvik (1957) hinwiederum beschreibt bei der Katze eine ipsilaterale Projektion, welche nur aus dem dorsomedialsten Abschnitt des sensiblen Hauptkernes entspringen soll und deren Fasern medial im Mesencephalon ansteigen. Wir selbst können zu diesen Streitfragen nicht eindeutig Stellung nehmen, weil wir nur über einen Fall verfügen[3], in welchem die den sensiblen Quintuskern medial umgebende Formatio reticularis kaum mitbetroffen wäre. Die Wallenbergbahn enthält dort einige degenerierte Fasern; da aber das Brachium conjunctivum gleichzeitig unterbrochen wurde, könnte es sich dabei um ascendierende Bestandteile des Russellschen Hakenbündels handeln (s. Kap. XI). Nach unseren Beobachtungen ist somit eine Beteiligung des sensiblen Hauptkerns an dieser Verbindung nicht abzulehnen, sie würde jedoch nur ein relativ kleines Faserkontingent darstellen. Dagegen halten wir es für unsicher, ob es gleichartig verlaufende, aber gekreuzt ansteigende trigemino-thalamische Fasern gibt (Wallenberg 1905, Walker 1939).

b) Wallenbergbündel und Fasc. spino-thalamicus

Die *Wallenbergbahn* selbst, die sogenannt dorsal ascendierende, sekundäre Trigeminusbahn, entspringt zum Teil sicher schon auf der Höhe der Hinterstrang-

---

[1] Nach Wallenberg (1928) ist der von Lewandowsky beschriebene Faserzug völlig identisch mit der ventralen Haubenbahn von Spitzer (1899).

[2] Vor allem *295, 302.* S. jedoch Fußnote 2, S. 15.

[3] *297* links.

kerne (X). Ob diese Fasern jedoch aus dem spinalen Quintuskerne stammen und in betont dorsaler Lage, d. h. knapp unterhalb des hinteren Längsbündels kreuzen, wie dies von WALLENBERG (1896)[1], QUENSEL (1911) und GEREBTZOFF (1939) für das Kaninchen beschrieben wurde, können wir auf Grund unseres Materials nicht sagen. Das Vorhandensein einer solchen Quintusverbindung wird von einigen Forschern strikte in Abrede gestellt (z. B. LEWANDOWSKY, SMYTH, WALKER). Insbesondere für die höheren Säugetiere und den Menschen wird im allgemeinen angenommen, daß die dem spinalen Trigeminuskerne entstammenden Neurone mit den Fibrae arcuatae kreuzen und sich vorerst dem Lemniscus medialis anlegen (SMYTH 1939, WALKER 1939, 1942, RASMUSSEN u. PEYTON 1948). Es entspricht dies der „langen Bahn" von CAJAL bzw. der ventral ascendierenden, sekundären Trigeminusbahn von SPITZER[2]. Nach VAN GEHUCHTEN (1901) gibt es eine solche auch beim Kaninchen. Sie soll aus den caudalsten Segmenten des Spinalkernes stammen, während von etwas rostraleren Abschnitten die von WALLENBERG beschriebenen, dorsal kreuzenden Neurone herkommen.

Über den weiteren Verlauf der trigeminalen Schmerz- und Temperaturbahn, denn um eine solche soll es sich bei beiden Versionen handeln, herrscht Ungewißheit. SMYTH (Mensch) und WALKER (Affe) sind der Meinung, daß sich dieselbe allmählich vom Lemniscus medialis absondert, um sich dem Tractus spino-thalamicus anzuschließen und im dorsolateralen Mittelhirn in recht oberflächlicher Lage anzusteigen. WALKER (1942) hat daraus eine chirurgische Konsequenz gezogen und durch entsprechende operative Eingriffe (mesencephale Tractotomie nach DOGLIOTTI 1938) tatsächlich eine weitgehende Anaesthesie in der gekreuzten Gesichtshälfte hervorgerufen. Es ist dies ein so gewichtiges Argument, daß das Wallenbergbündel wohl nicht mehr als eigentliche trigeminale Schmerz- und Temperaturbahn angesehen werden darf (vgl. dazu X).

Trotzdem muß festgehalten werden, daß bei der Katze einige Elemente des Wallenbergschen Faserzuges zumindest auf der Höhe der Hinterstrangkerne entspringen, sich zunächst dem Lemniscus medialis anzulegen, ihn aber oberhalb der Oliva inferior zu verlassen scheinen, um im rostralen Rhombencephalon und caudalen Mittelhirn allmählich ihre typische Lage im dorsolateralen Tegmentum einzunehmen (X und Abb. 43, vgl. auch Abb. 10, 48). Dieser Befund findet eine weitgehende Bestätigung in Beobachtungen, welche LE GROS CLARK (1936/37) am Affen, RASMUSSEN u. PEYTON (1948) am Menschen gemacht haben. In beiden Fällen wurden nach Verletzung des spinalen Quintuskernes Fasern gesehen, welche nach Kreuzung mit den Fibrae arcuatae zunächst dem Lemniscus medialis folgen, denselben aber allmählich dorsalwärts verlassen, um in den „central tegmental fasciculi" bzw. als „scattered lemniscal fibers" weiterzuziehen. Die Angaben der genannten Autoren stimmen auch insofern mit unsern Feststellungen überein, als diese Elemente wenig zahlreich sein sollen. Was die Herkunft der übrigen Bestandteile des recht umfangreichen Bündels (Abb. 43) betrifft, so wird sie, wie schon erwähnt, von LEWANDOWSKY (1904) und neuerdings von RUSSELL u. JOHNSON (1952) in die ipsilaterale Substantia reticularis verlegt, während andere Autoren vor

---

[1] WALLENBERG nimmt als Ursprung nicht die Substantia gelatinosa, sondern einen medial davon liegenden Kern an.

[2] Man spricht manchmal auch von einer ventralen „Quintusschlinge". Wir möchten diesen Ausdruck nur auf die propriozeptive Impulse leitenden Fasern aus dem Hauptkern anwenden.

allem den sensiblen Hauptkern als Ursprungsort des Faserzuges betrachten. Wie schon oben hervorgehoben, können wir diese Frage nicht entscheiden, weil nach unsern Beobachtungen sowohl die Substantia reticularis des Rautenhirns als auch der ipsilaterale Hauptkern in Frage kommen. Ein weiteres, bei der Katze allerdings kleines Kontingent wird durch die ascendierenden Fasern des Fasc. uncinatus gebildet, das „accessorische Bindearmbündel" von PROBST (1902), dessen Existenz durch mehrere neue Untersuchungen bestätigt worden ist

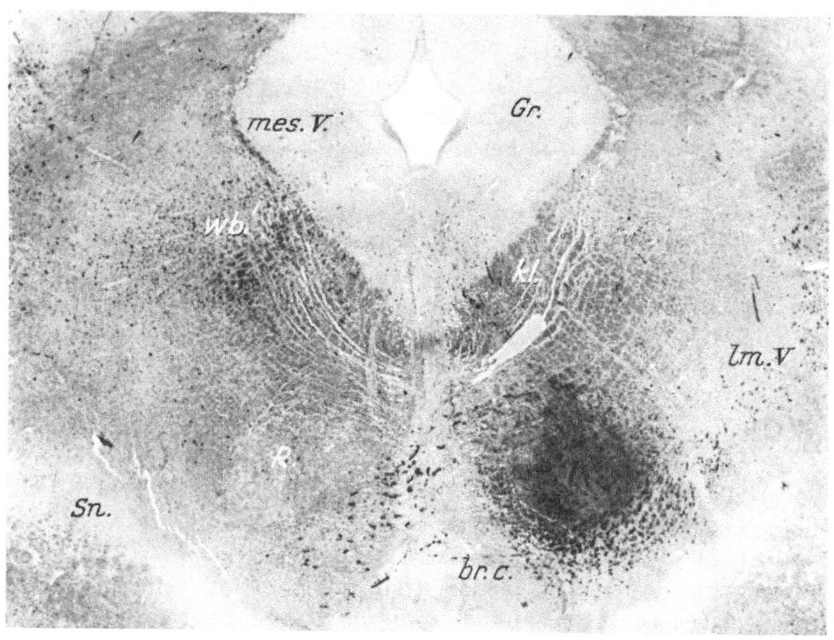

Abb. 43. Das Wallenbergbündel *(wb)* im vorderen Mesencephalon im Frontalschnitt *(295, 430)*. Rechts das Brachium conjunctivum *(br. c)* im roten Kern *(R)*. Es entsendet sogenannte Klimoff-Wallenberg-fasern *(kl)* zum Oculomotorius und Griseum centrale *(Gr)*. Auch die Wallenbergbahn projiziert auf das letztere. *lm V* Trigeminusschleife, *mes V* Radix mesencephalica trigemini, *Sn* Substantia nigra

(CARREA u. METTLER 1954, RAND 1954, JANSEN u. JANSEN 1955, vgl. Kap. XI). Endlich ist zu erwähnen, daß ipsilateral aus dem Nucl. Bechterew zum Oculo-motorius ansteigende Fasern im seitlichen Horn des hintern Längsbündels ver-laufen, und daher zum Teil im gleichen Areal liegen, worauf schon WALLENBERG hingewiesen hatte. All das bedingt, daß die Bahn während ihres Aufsteigens an Faserreichtum zunimmt.

Im Mittelhirn gibt das Bündel vielleicht einige Fasern an den Colliculus superior ab (LE GROS CLARK), was nach unsern Beobachtungen möglich, aber nicht sicher ist. Wahrscheinlich treten auch einige seiner Elemente in die Commissura posterior ein (WALLENBERG 1900, s. weiter unten). Im oberen Mesencephalon begibt sich der Faserzug in die Forelschen Faszikel und liegt hier dorsal des Fasc. thalamopraetecto-tegmentalis (Abb. 10). An dieser Stelle und etwas rostraler da-von findet eine ziemlich starke Projektion auf das zentrale Höhlengrau statt. Das Bündel dringt dann durch den Nucl. subparafascicularis und erreicht via Lamina medullaris interna die Gegend des Centrum medianum (z. T. etwas lateraler) sowie einige Kerne der Massa intermedia (Nucl. submedius und Umgebung), während sich ein weiteres Kontingent dorsal des Nucl. arcuatus, welcher frei zu bleiben scheint, verliert (Abb. 42 b). Einige Elemente verlassen das Bündel schon unterhalb der Ebene des Tractus Meynert, indem sie scharf dorsalwärts abzweigen. Zu erwähnen ist endlich, daß vom Mittelhirn an, ventral an die Wallenbergbahn anschließend, Fasern unbekannter Herkunft verlaufen, welche dem H-Felde zustreben („*hf*" auf Abb. 42 b).

Über den Verlauf des *Fasc. spino-thalamicus* bei der Katze herrscht noch weitgehend Unsicherheit. Weder CHANG u. RUCH (1949) noch GLEES (1952) konnten ihn höher hinauf als bis zum Rhombencephalon bzw. Mittelhirn verfolgen. MORIN und Mitarbeiter (1951) sahen dagegen vereinzelte Elemente in den Thalamus eindringen, aber selbst nach hohen cervicalen Läsionen nur sehr wenige. Auch beim Affen fanden sie die Degeneration im Sehhügel „disappointing". Diesbezüglich ebenfalls positive Resultate erzielten u. a. PROBST (1901) beim Hund, WALLENBERG (1900) und GEREBTZOFF (1939) beim Kaninchen. Sogar beim Menschen und den höheren Primaten scheinen nur wenige Neurone in den Thalamus zu gelangen (Übersicht bei BOWSHER 1957)[1]. Die Frage stellt sich somit, ob der Faserzug zum Teil aus einer Kette von Neuronen besteht, wie dies WALKER (1940) und BECCARI (1943) annehmen, GARDNER u. CUNEO (1953) als Möglichkeit erwähnen. Es ist aber vor allem darauf hinzuweisen, daß schon ältere Autoren (LONG, CAJAL, KOHNSTAMM u. QUENSEL, zit. nach WALLENBERG 1928) auf die Endigung vieler sekundärer Fasern in der Substantia reticularis aufmerksam gemacht und in gewissen Kernen derselben den Ursprung einer tertiären Bahn vermutet haben. Auch MORIN und Mitarbeiter beschreiben die Aufsplitterung von Fasern des Funiculus anterolateralis in der Substantia reticularis. BOWSHER führt den nur teilweisen Erfolg der mesencephalen Tractotomien auf diesen Umstand zurück und nimmt an, daß insbesondere die den eher diffusen, schwer definierbaren Schmerz leitenden Fasern dort umgeschaltet werden.

Nach übereinstimmenden Angaben (WALKER 1940, RASMUSSEN u. PEYTON 1948, GLEES u. BAILEY 1951, GARDNER u. CUNEO 1953, zum Teil schon v. SÖLDNER 1897, QUENSEL 1898) verläuft der Fasc. spino-thalamicus dorsolateral der untern Olive am Rande des Bulbus, dann lateral bzw. laterodorsal der Oliva superior, durchkreuzt die motorische Trigeminuswurzel, überschreitet hierauf die laterale Schleife, teils medial, teils lateral des Nucl. dorsalis lemnisci lateralis, um sich im mittleren Mesencephalon medial des Brachium colliculi inferioris dem Lemniscus medialis von oben und außen anzulegen. Im ganzen Hirnstamm soll eine ziemlich ausgesprochene somatotopische Gliederung vorhanden sein, so daß z. B. im vorderen Mittelhirn die Fasern aus den untersten Segmenten laterodorsal liegen, während sich die aus dem spinalen Trigeminuskern stammenden ganz medioventral im Bündel befinden (WALKER 1942). Die Endigung des Bündels wird etwas unterschiedlich angegeben, im allgemeinen aber vorwiegend in den posterolateralen Abschnitt des Ventralskernes verlegt. LE GROS CLARK sah vereinzelte Fasern via Lamina medullaris interna Richtung Nucl. centralis und paracentralis verlaufen; GEREBTZOFF beschreibt beim Kaninchen eine Endigung im Nucl. parafascicularis bzw. in der Gegend des Centrum medianum. Wir verfügen über keine medullären oder Rückenmarksherde, haben jedoch in einem Falle[2] eine ausgedehnte Läsion

---

[1] GOLDSTEIN allerdings verfolgte den Faserzug selbst nach Läsion in der Lumbalgegend.
[2] *289.*

im Nucl. dorsalis lemnisci lateralis, welche nach den eben gemachten Angaben den Fasc. spino-thalamicus unterbrechen müßte. Vom Herde aus zieht ein starkes Kontingent von Fasern medial des Brachium colliculi inferioris und des Corpus geniculatum mediale nach vorne, um in der Pars posterolateralis des Ventralkerns zu endigen. Es sei ausdrücklich festgestellt, daß keine dieser Fasern zur Commissura posterior oder zur Gegend des Centrum medianum zu ziehen scheint.

Im Anschluß an die spino-thalamische Bahn ist noch der *Fasc. spino-tectalis* zu erwähnen, welcher ebenfalls im Funiculus anterolateralis des Rückenmarks aufsteigen soll[1]. POIRIER u. BERTRAND (1955) geben für das Bündel im Hirnstamm des Menschen und der Affen einen wohldefinierten, vom Fasc. spino-thalamicus leicht getrennten Verlauf an. Seine Fasern sollen insgesamt medial von denen des letzteren liegen, so daß sie u. a. dorsal und nicht lateral der Oliva superior zu suchen sind[2]. Wir haben schon erwähnt (Kap. II), daß wir uns über die Topographie dieses Faszikels bei der Katze nicht im klaren sind, doch könnten einige unserer Beobachtungen den Angaben der eben genannten Autoren entsprechen[3].

c) Weitere Projektionen aufsteigender Systeme

Von *weiteren Projektionen ascendierender Systeme auf das Meso-Diencephalon* ist folgendes zu sagen: Eine Abgabe von Schleifenfasern an den *Colliculus inferior* wird von vielen Autoren vermerkt und ist nach unsern Beobachtungen durchaus möglich. Nach GEREBTZOFF sollen überdies Quintusfasern, nach LE GROS CLARK u. a. spino-tectale die untern Zweihügel erreichen. Was den *Colliculus superior* betrifft, so ist eine Projektion des Lemniscus medialis zumindest fraglich[4], eine Beschickung mit spino-tectalen Elementen, wie oben erwähnt, nach den meisten Autoren vorhanden. LE GROS CLARK beschreibt überdies Fasern des Wallenbergbündels, welche dorthin ziehen. — Nicht geklärt ist des fernern das Problem, welches oder welche Systeme der *Commissura posterior* Fasern entsenden. Sicher ist nur, daß es solche Elemente gibt. Neuere Autoren (THOMAS und Mitarbeiter 1956, CARPENTER und Mitarbeiter 1958) machen u. a. aufsteigende Fasern des Fasc. uncinatus (accessorisches Bindearmbündel von PROBST) dafür verantwortlich, was wir weder bestätigen noch verneinen können. Nach QUENSEL (1898, Mensch), CHANG u. RUCH (1949) sowie GLEES u. BAILEY (1951, Affen) steigen auch im Vorderseitenstrang Elemente auf, welche in die hintere Commissur eintreten, was auf eine Beteiligung der spino-thalamischen Bahn hinweisen könnte. GEREBTZOFF konnte zwar beim Kaninchen keine derartige Projektion beobachten; doch mag dies vielleicht darauf beruhen, daß die betreffende Verbindung bei niederen Säugern aus mehreren Neuronen besteht. — Letzteres scheint ja auch bei einer früher (Kap. IV) erwähnten Komponente der *ventralen supraoptischen Decussation* der Fall zu sein: Beim Menschen und Affen wird sie durch Rückenmarksherde unterbrochen und

---

[1] Letzteres enthält überdies die ventrale spino-cerebelläre Bahn.

[2] Nach anderen Autoren befinden sich in der medialen Lage auch die spino-thalamischen Fasern aus dem Halsmark.

[3] Unsere Präparate sind für die hier besprochenen Fragen auch insofern wenig aufschlußreich, als in allen einschlägigen Fällen Elektrodenspuren durch das Mittelhirndach gehen und im weiteren die Quintusschlinge und/oder das Wallenbergbündel mitgegriffen sind.

[4] LE GROS CLARK beschreibt eine solche zum *rostralen* Tectum.

soll mit dem Fasc. spino-thalamicus aufsteigen, obschon ihr offenbar ein davon verschiedener Ursprungsort zukommt (CHANG u. RUCH 1949, MORIN, SCHWARTZ u. O'LEARY 1951, GLEES 1952). Bei der Katze, auch beim Kaninchen (GEREBTZOFF), sollen spinale Läsionen keine derartige Degeneration bewirken. In unserem Material sieht man jedoch solche Fasern namentlich in 2 Fällen[1] mit Herden medial der Oliva superior, wobei ihr weiterer Verlauf weitgehend demjenigen entspricht, welchen die oben erwähnten Autoren bei Experimenten an Affen festgestellt haben. — Dies alles läßt daran denken, daß es sich bei einigen der hier aufgeführten Verbindungen um Systeme handeln könnte, welche beim Menschen und Affen im Funiculus anteroventralis aufsteigen, bei primitiveren Säugern zwar in ähnlicher Weise vorhanden sind, jedoch mit mehreren Synapsen aufgebaut werden.

d) Mesencephale Trigeminuswurzel und Probstsches Bündel

Was endlich die *mesencephale Trigeminuswurzel* betrifft[2], so degenerieren ihre stark myelinisierten Fasern peripherwärts (Abb. 12b, 16a, 44a) nach Herden in den bekannten bläschenförmigen Zellen, welche sich von der Höhe der hinteren Commissur an seitlich am Rande des zentralen Höhlengraus, unmittelbar innerhalb des zur Kreuzung absteigenden Fasc. tecto-spinalis befinden. Im hinteren Mesencephalon überkreuzt sich das Bündel mit der Trochleariswurzel (Abb. 16a) und durchzieht die Gegend des Locus caeruleus, wo einige Fasern seitwärts abschwenken und sich am Boden der Area cuneiformis verlieren. Es tritt dann zum großen Teil direkt in die motorische Quintuswurzel, die Portio minor ein (Abb. 12b), und im peripheren Nerven sollen seine Bestandteile bis in die einzelnen Muskeln hinein verfolgt werden können (CORBIN 1940). Die Angabe, wonach ein Teil der Fasern in die Portio major gelange (CORBIN 1940, PEARSON 1949a), können wir insofern nicht bestätigen, als wir nie eine sichere Degeneration in derselben gesehen haben. Es muß allerdings hervorgehoben werden, daß Nervenwurzeln im Marchibild oft Pseudoimprägnierungen aufweisen und es daher sehr schwer ist, eine echte Degeneration einwandfrei nachzuweisen. Bei der von PEARSON in Normalmaterial gesehenen Verbindung zwischen Portio major und mesencephaler Trigeminuswurzel könnte es sich u. E. auch um ascendierende Elemente handeln (s. unten).

Dort, wo der Faserzug in den motorischen Quintusnerven eintritt, erscheinen zahlreiche, eher feine Elemente, welche als *Probstsches Bündel* in der Medulla oblongata absteigen (Abb. 12b). Über dessen Ursprung sind sich die Autoren nicht einig. Zum Teil (z. B. LEWANDOWSKY) wird er als verschieden von demjenigen der mesencephalen Trigeminuswurzel angesehen. In unseren Präparaten degeneriert der Faszikel immer gleichzeitig mit der letzteren, selbst wenn die Herde im vorderen Mittelhirn liegen, weshalb wir auch an die Möglichkeit eines Kollateralsystems denken möchten. Doch wie dem auch sei, vom Rhombencephalon an ziehen die Fasern des Probstschen Bündels in ziemlich gerader Richtung caudalwärts, überkreuzen sich mit der Facialiswurzel, um dann ventrolateral des dorsalen Vaguskernes, ventral bis ventromedial des Nucl. tractus solitarii zu verlaufen (Abb. 44a, b).

---

[1] *299 rechts, 302.*

[2] In unserer ersten hirnanatomischen Arbeit (I) sind uns mit Bezug auf die mesencephale Trigeminuswurzel und den Probstschen Faszikel einige Irrtümer unterlaufen, deren Richtigstellung sich aus dem vorliegenden Text ohne weiteres ergibt.

Eine Synapse in diesem letzteren konnte niemals festgestellt werden, sie könnte höchstens durch marklose Endaufsplitterungen erfolgen. Soweit man das im Marchibilde beurteilen kann, verliert sich das Bündel ganz allmählich im dorso-

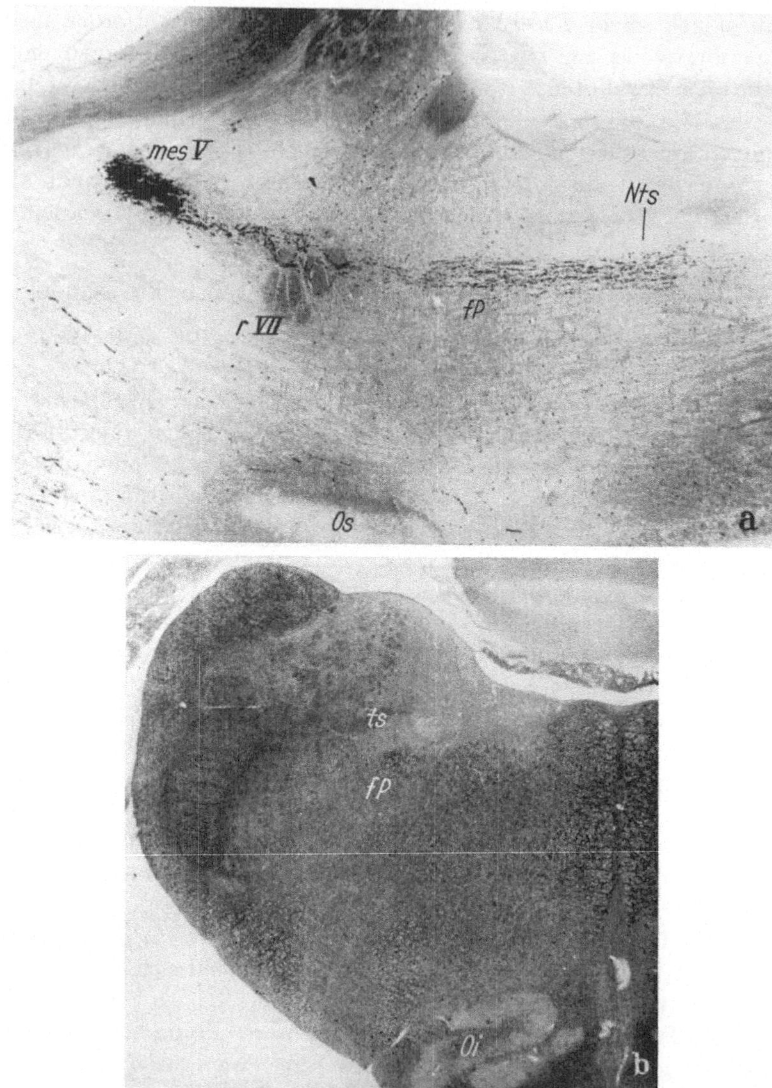

Abb. 44a u. b. Das Probstsche Bündel *(fP)* im Sagittalschnitt *(317, 529)* durch Rhombencephalon und Medulla oblongata und in einem Frontalschnitt *(340, 915)* durch die vordere Oblongata. Nachdem sie die mesencephale Trigeminuswurzel *(mes V)* verlassen haben, verlaufen die Fasern ziemlich direkt caudalwärts, kreuzen sich mit den Facialiswurzeln *(r VII)* und befinden sich dann ventral des Nucl. tractus solitarii *(Nts,* im Übergangsgebiet zum Nucl. dors. vagi*)*. Rechts sieht man sie auf der Höhe der unteren Olive *(Oi)* ventrolateral des dorsalen Vaguskernes, ventral bis ventromedial des Nucl. tractus solitarii und des Tractus solitarius *(ts)*

lateralen Abschnitt der Substantia reticularis der unteren Medulla oblongata. Ob einige Elemente, sei es der mesencephalen Trigeminuswurzel, sei es des Fasc. Probstii in den Nucl. masticatorius eintreten, konnten wir nicht ermitteln. Im übrigen ist aber im Marchibilde keine Beziehung des Probstschen Bündels zu irgendeinem Hirnnervenkerne festzustellen, und in diesem Zusammenhang sei ausdrücklich erwähnt, daß wir auch die oft postulierte, aber nie nachgewiesene Verbindung der mesencephalen Trigeminuswurzel mit den Augenmuskelkernen (WEINBERG 1928, CORBIN 1940, PEARSON 1949a) nicht beobachten konnten. Wie in Kapitel II beschrieben, scheint die propriozeptive Steuerung der letzteren über den sensiblen Hauptkern des Trigeminus zu erfolgen.

Im allgemeinen wird angenommen, die trigeminale Mittelhirnwurzel stelle eine afferente Bahn dar, wenn auch manchmal von doppelläufiger Leitung gesprochen wird (SPATZ 1936, PEARSON 1949b). Dazu ist zu sagen, daß die Richtung, in welcher eine Degeneration im Marchipräparat erscheint, nichts darüber aussagt, in welchem Sinne die Impulse physiologischerweise geleitet werden; sie ist einfach cellulifugal. Man hat daher auch erwogen, die Fasern der mesencephalen Trigeminuswurzel als Dendriten zu betrachten. Eine so außerordentlich starke, höchstens mit derjenigen des Fasc. tecto-spinalis vergleichbare Myelinisierung der Fasern, wie man sie hier antrifft, läßt aber doch die Frage auftauchen, ob man es nicht mit Elementen direkt motorischen Charakters zu tun hat, wie dies besonders von CASTALDI hervorgehoben wurde. Falls es sich um propriozeptive Afferenzen handeln sollte, müßte man sich weiter überlegen, wie die motorische Antwort zustande kommt. Eine Projektion auf den Nucl. masticatorius ist zwar auch nach unseren Beobachtungen möglich; sie scheint aber jedenfalls unbedeutend zu sein. Last but not least ist zu sagen, daß wir in einer Reihe von Fällen mittelstark myelinisierte Fasern gesehen haben, welche aufsteigend degenerieren und in den bläschenförmigen Zellen zu endigen scheinen. Ihren Ursprung kann man mit WALLENBERG (1905) im sensiblen Hauptkern suchen. Nach MAY u. HORSLEY (1910) entspringen jedoch die meisten dieser Fasern im Ganglion Gasseri, was mit den oben erwähnten Literaturangaben übereinstimmen würde, wonach eine Verbindung zwischen Portio major und mesencephaler Quintuswurzel vorhanden sein soll.

e) Physiologische Bedeutung

Was die *Bedeutung* der hier besprochenen Faserzüge betrifft, so wird klassischerweise die Leitung der Schmerz-, Temperatur- und gewisser Tastempfindungen in die spino-thalamische und die vom spinalen Trigeminuskern ansteigende Bahn verlegt, während die Eindrücke der Tiefensensibilität und des diskriminierenden Berührungssinnes durch den Lemniscus medialis und die Trigeminusschleife übermittelt werden sollen. Viele klinische und auch experimentelle Beobachtungen zeigen uns jedoch, daß die alte Anschauung von einem vierfachen System der Oberflächensensibilität mit eigenen Rezeptoren und Fasern für Berührung, Kälte, Wärme und Schmerz nicht mehr haltbar ist. Man denke nur an die Phänomene der Kausalgie oder an das Thalamussyndrom mit ihrem besonderen Schmerzcharakter, an die so häufig auftretende Wärmeempfindung nach spontaner Zerstörung oder operativer Durchtrennung der spino-thalamischen Bahn, an die unendlichen Schattierungen der Berührungswahrnehmung je nach dem angewendeten Reiz oder an die Relativität von Warm und Kalt in Abhängigkeit von der Außentemperatur, um sich die Schwächen der klassischen Theorie zu vergegenwärtigen. Neuere Autoren neigen daher zur Ansicht, ein und dieselbe Faser könne

verschiedene Empfindungen leiten und diese letzteren seien durch die zur Signal-
übermittlung verwendete Chiffre bedingt, durch das „pattern", wie die Angel-
sachsen sagen (Übersicht und Lit. bei SINCLAIR 1955).

Gesicherter scheint die Tatsache zu sein, daß in den Hintersträngen und im
Lemniscus medialis u. a. Nachrichten über Lage und Bewegung des Körpers vermittelt werden, deren Wegfall zu einer Form von Ataxie führt, welche wir im
Gegensatz zur cerebellären als sensible Ataxie bezeichnet haben (BÜRGI 1949).
Mit Hilfe dieser Bahnen wird die notwendige periphere Kontrolle der Motorik
vollzogen und es ist daher begreiflich, daß die experimentelle Reizung derselben
motorische Phänomene hervorruft. Im Heßschen Laboratorium wurden seinerzeit
die Fälle mit Reizung des Lemniscus medialis (incl. Trigeminusschleife) untersucht, wobei festgestellt werden konnte, daß dies zu kleinen, die ganze contra-
laterale Körperhälfte betreffenden Bewegungsausschlägen führt (Hemikinesie,
BÜRGI u. MÜLLER 1945). Diese Effekte erscheinen bei flüchtiger Betrachtung als
ungeordnete und unzweckmäßige Impulse, werden aber verständlich und sinn-
voll, wenn man sich vorstellt, daß es sich dabei um vermittelst des Experimentes
künstlich isoliert zur Darstellung gebrachte Korrekturbewegungen handelt, um
eine peripher erzeugte, auf propriozeptiver Basis beruhende Steuerung der Motorik, deren Wegfall wie gesagt zur sensiblen Ataxie führt.

Über die Wallenbergbahn ist nichts Bindendes auszusagen. Es handelt sich
um ein Bündel, das vielleicht aus verschiedenen Abschnitten des sensiblen
Trigeminuskernes, überdies aber aus der Substantia reticularis gespiesen wird,
einige Kleinhirnfasern erhält und daher zentralwärts an Faserreichtum zunimmt.
Letzteres sowohl wie seine Lage haben uns seinerzeit veranlaßt, die Möglichkeit
einer Beziehung zum Wecksystem von MORUZZI u. MAGOUN (1949) ins Auge zu
fassen, was ausdrücklich im Sinne einer Arbeitshypothese geschah (X). Dies
um so mehr, als die ganze Frage der Aktivierungs- und Dämpfungsmechanismen
auch physiologisch noch wenig geklärt ist. In den Heßschen Experimenten wurden
Weckeffekte vorwiegend bei Reizungen im Hypothalamus beobachtet. HUNS-
PERGER (1956) erhielt solche bei Stimulierung des zentralen Höhlengraus; er betont jedoch, daß es sich nicht um eine reine, sondern um eine mit Affekthand-
lungen in Verbindung stehende Aktivierung handelt. Seit ECONOMO (1911) wird
auch die Möglichkeit erwogen, das Wallenbergbündel als sekundäre Bahn für die
gustatorischen Afferenzen anzusehen. Die meisten Autoren verlegen diese letzteren jedoch in die medialsten Abschnitte der Schleife und lassen sie im Nucl.
arcuatus enden (LE GROS CLARK 1937, GEREBTZOFF 1939). Bei den oben erwähnten
Reizungen des Lemniscus medialis wurden tatsächlich neben der Hemikinesie
manchmal Leckbewegungen, Speichelfluß u. ä. beobachtet. Da die Wallenbergbahn vorwiegend im Bereich des Centrum medianum endet, sei darauf hingewiesen,
daß bei experimenteller Reizung dieser Gegend bei der Katze ein nicht fließend
ausgeführtes ipsiversives Wenden auftritt, welches manchmal wie ein Ausweichen
aussieht und jedenfalls schwer zu interpretieren ist. WALLENBERG (1928) hielt das
Centrum medianum für ein „mimisches Zentrum". Da dieser Kern erst bei den
Primaten und beim Menschen einwandfrei abgrenzbar ist (weshalb wir denn bei
der Katze immer von der „Gegend des Centrum medianum" sprechen) und zudem
recht groß wird, da er überdies in engem Zusammenhang mit dem Striatum zu
stehen scheint, könnte man durchaus denken, daß er u. a. mit der Organisation

des ebenfalls erst bei den Primaten und beim Menschen wohl ausgebildeten Mienen- und Gestenspieles betraut ist. Die Wallenbergbahn könnte diesfalls als Trägerin der propriozeptiven Impulse für die Steuerung der emotionellen Ausdrucksbewegungen in Frage kommen.

Das System der mesencephalen Quintuswurzel soll nach einer weitverbreiteten Ansicht ebenfalls eine Aufgabe propriozeptiven Charakters erfüllen, und zwar vor allem eine Dämpfung der Kieferschließer und somit einen Schutz der Beißwerkzeuge bewerkstelligen (WEINBERG 1928, SPATZ 1936, CORBIN u. HARRISON 1941, PEARSON 1949). Damit stimmt die in den Heßschen Experimenten gemachte Beobachtung überein, daß bei elektrischer Reizung des mesencephalen Quintusgebietes Maulöffnen gesehen wurde, das manchmal wie ein „tonloses Fauchen" erschien. Daneben wurden aber auch Keuchstöße, Züngeln, Lecken, Schlingbewegungen u. a. m. festgestellt, so daß man annehmen darf, daß sich der Aufgabenkreis dieser propriozeptiven Organisation nicht in einer Inhibition der Kieferschließer erschöpft. Funktionell gesehen würde man nicht nur die vielleicht vorhandene Beziehung der trigeminalen Mittelhirnwurzel zum Nucl. masticatorius, sondern auch Verbindungen zum Facialis, Glossopharyngeus, Vagus, Hypoglossus und zum Nucl. tractus solitarii erwarten; anatomisch konnten wir dieselben jedoch niemals nachweisen. Die Bedeutung des Probstschen Bündels bleibt daher vorläufig rätselhaft.

Summary

As the lesions in our material were placed at supra-spinal and supra-medullary levels, our findings throw little light on the course and termination of the spinotectal, spino-thalamic tracts and the spinal trigeminal lemniscus.

The *medial fillet*, as often described, passes to the pars externa of the ventral thalamic nucleus. The *trigeminal fillet*, from the main sensory nucleus and perhaps also from the rostral end of the spinal trigeminal nucleus, crosses in the ventral „Haubenfeld", ascends along the medial margin of the medial fillet (Fig. 6b), reaching up as far as the base of the superior colliculus — to which structure some fibres may be contributed — and terminates in ventromedial portions of the ventral nucleus.

WALLENBERG's *tract* (Fig. 42b, 43) — the so-called dorsal ascending secondary trigeminal tract — carries a few fibres that arise as far back as the bulbus[1]. At the level of the main trigeminal nucleus, the bundle has increased considerably in size (the fibres have been described as arising in reticular cells at isthmic levels and behind, and from discrete portions of the main sensory trigeminal nucleus). The fibres pass via tegmental fascicle of Forel to the region of the „centre médian" of Luys and adjacent periventricular grey (Fig. 42b). The tract ascends close to the direct vestibulo-mesencephalic tract, and may carry a few elements belonging to Russell's uncinate fascicle. The impulses conveyed by Wallenberg's tract remain obscure.

The *mesencephalic root of the trigeminus* contains coarse descending fibres that make their exit at the pons level by the portio minor of the fifth nerve, and finer ascending elements that break up around the characteristic bladder-shaped cells,

---

[1] Exp. XIV of HUNSPERGER.

found at superior colliculus to isthmic levels. Fine fibres (collaterals? accompanying fibres of the mesencephalic Vth root?) descend in the reticular formation ventromedial to the nucleus tractus solitarii and disappear at the level of the caudal end of the XIIth nucleus: *Probst's fascicle* (Fig. 44).

XI. Kleinhirnverbindungen

Das Kleinhirn hat ausgiebige Verbindungen mit dem oder durch das Meso-Diencephalon, die hier besprochen werden müssen. Es handelt sich aber gleichzeitig um ein Organ, dessen Aufbau derart einförmig ist (vgl. neuerdings wieder BRAITENBERG u. ATWOOD 1958), daß es uns unumgänglich erscheint, in einer anatomischen Arbeit mit Bemerkungen über die funktionelle und klinische Bedeutung der besprochenen Strukturen kurz auf die weiteren Zusammenhänge hinzuweisen. Anatomisch gesehen kann man zunächst von einem „der cerebrospinalen Achse im Nebenschluß angegliederten Apparat" sprechen (BING 1909), weil das Cerebellum in erster Linie mit schon organisierten Instanzen in Verbindung steht. In den letzten Jahren mehren sich allerdings die Befunde von Afferenzen, welche dem Kleinhirn mehr oder weniger direkt aus der Peripherie zuströmen. Man wußte schon lange, daß einige Vestibularisfasern ohne Umschaltung die archicerebelläre Rinde erreichen (Nodulo-Flocculus, Terminologie nach LARSELL 1937). Auch das ventrale spino-cerebelläre Bündel, offenbar ähnlich organisiert wie der Tractus spino-thalamicus (YOSS 1953), scheint ziemlich direkt aus der Peripherie zu kommen. Reticulo-cerebelläre Fasern sind seit VAN GEHUCHTEN (1904) bekannt. BRODAL und seine Mitarbeiter haben weitere Verbindungen beschrieben (BRODAL 1953), so eine spino-reticulo- und eine spino-ponto-cerebelläre, welche u. a. Berührungsempfindungen vermitteln sollen. Daß taktile Impulse dem Kleinhirn zustreben müssen, ging schon aus experimentellen Beobachtungen hervor (Dow u. ANDERSON 1942, BÜRGI 1943). In neuerer Zeit ist vor allem auf neuronographischem Wege (SNIDER u. STOWELL 1944) nachgewiesen worden, daß das Cerebellum überdies optische und akustische Impulse erhält. Bei alledem ist jedoch zu betonen, daß selbst bei vollständigem Verlust des Kleinhirns weder die Berührungsempfindung noch Gesicht oder Gehör zu leiden scheinen. Auch eine operative Durchtrennung der Gowersschen Bahn führt zu keinen klinisch manifesten cerebellären Symptomen (z. B. HYNDMAN u. VAN EPPS 1939). Dies im Gegensatz zu den schweren Störungen, welche ein Ausfall des Flechsigschen Bündels hervorzurufen scheint; wird doch im allgemeinen angenommen, daß z. B. die Erscheinungen bei der Friedreichschen Ataxie weitgehend auf denselben zurückzuführen sind[1]. Es könnte dies mit dem Umstand zusammenhängen, daß die dorsale spino-cerebelläre Bahn nicht aus der Peripherie kommt, sondern den Clarkeschen Säulen entspringt, und diese letzteren sind nach den Untersuchungen von LARUELLE u. REUMONT (1938) nicht als eine einfache Umschaltungsstelle, sondern als eine hochentwickelte Rückenmarksorganisation anzusehen.

---

[1] Dies ist die klinische Interpretation. Experimentell soll die Unterbrechung der dorsalen spino-cerebellären Bahn und selbst des Corpus restiforme kaum Folgen haben (FERRARO u. BARRERA 1935, ORIOLI u. METTLER 1958).

Insgesamt sieht es aus, als ob das Kleinhirn einerseits eine ganze Reihe von Impulsen aus der Peripherie erhalte, deren Verlust klinisch nicht manifest wird[1]. Andererseits strömen ihm Nachrichten von höher organisierten Stellen zu (u. a. Clarkesche Säulen, Vestibulariskernkomplex, Oliva inferior, Substantia reticularis, Tectum opticum, Hirnrinde), deren Ausfall nach gewissen Beobachtungen zu cerebellären Symptomen zu führen scheint. Mit Bezug auf diese letzteren Verbindungen wäre der Ausdruck eines „im Nebenschluß angegliederten Apparates“ berechtigt, und er ist es auch hinsichtlich der Efferenzen, welche sich großenteils an Organisationen, nur in seltenen und schwer verständlichen Ausnahmefällen[2] direkt an einen Effector wenden.

a) Afferenzen

Was die anatomische Frage der *Afferenzen* betrifft, so haben wir darüber wenig eigene Erfahrung und möchten uns daher kurz fassen. Abgesehen von den schon erwähnten und vielleicht noch weiteren spino- und medullo-cerebellären Systemen (BRODAL 1953)[3] ist vorerst auf die mächtige *olivo-cerebelläre Projektion* hinzuweisen, welche nach den Untersuchungen von BRODAL (1940) in sehr systematischer Weise zu erfolgen scheint. Daß die untere Olive zum Kleinhirnsystem gehört, ist zwar schon längst bekannt, ihre Bedeutung aber dem Verständnis noch weitgehend entzogen. Afferenzen erhält sie erstens durch die bei der Katze noch recht dürftig entwickelte zentrale Haubenbahn, d. h. unseren Fasc. tegmento-olivaris (Kap. VI), zweitens unter Vermittlung der praerubro-tegmentalen Mittelhirngarbe indirekt, zum Teil vielleicht sogar direkt vom Pallidum; ferner soll sie vom Rückenmark, vom Cortex (insbesondere von der sensomotorischen Gegend) und vielleicht vom Nucl. caudatus Impulse erhalten (WALBERG 1956). Eine cerebello-oliv[illegible]re Leitung wird im allgemeinen abgelehnt, nach PROBST (1902b) nur durch wenige Fasern dargestellt. In der Pathologie hat die Oliva inferior insofern eine Sonderstellung, als es beim Menschen zu einer transneuronalen Pseudohypertrophie dieses Gebildes kommen kann, welche gleich wie die Zerstörung seiner Kleinhirnprojektionen oder die Unterbrechung der zentralen Haubenbahn nicht zu den üblichen cerebellären Symptomen führt, sondern einen besondern, vorwiegend im Gaumen lokalisierten Myoclonus hervorruft (vgl. XV). Experimentell haben WILSON u. MAGOUN (1945) nach Olivenzerstörung auch bei der Katze ähnliche Erscheinungen neben den üblichen Kleinhirnsymptomen angetroffen.

Ein weiteres, ebenfalls bedeutsames Afferenzensystem wird durch die *ponto-cerebellären Verbindungen* dargestellt. Die Projektion der Brückenkerne auf das Kleinhirn soll weniger systematisch als diejenige des Olivenkomplexes und zudem sowohl ipsi- wie contralateral erfolgen. Im Gegensatz zu der früher üblichen Auf-

---

[1] Es sei denn, das in den letzten Jahren von HALPERN (1949 u. a. O.) herausgearbeitete „Syndrom sensomotorischer Induktion“ beruhe auf dem Verlust dieser Afferenzen. Es besteht u. a. in unwillkürlichem Abweichen und in Veränderungen der taktilen, visuellen und akustischen Empfindungen, welche Störungen lagebedingt sind oder z. B. durch das Schließen eines Auges hervorgerufen werden.

[2] Es betrifft dies vor allem den Nucl. Edinger-Westphal, während man die Vestibulariskerne als organisatorische Instanz auffassen kann.

[3] Es sei jedoch erwähnt, daß z. B. die Kleinhirnprojektion des Nucl. cervicalis lateralis (REXED u. BRODAL 1951) von MORIN u. CATALANO (1955) abgelehnt wird. In Wirklichkeit finde eine Projektion auf die gekreuzte Substantia reticularis mesencephali statt.

fassung scheint sie nicht nur die Hemisphären, sondern auch den Wurm zu betreffen, mit Ausnahme der archicerebellären Rinde des Nodulo-Flocculus (BRODAL u. JANSEN 1946)[1]. Die Ponskerne selbst erhalten ihre Afferenzen vor allem von der Hirnrinde, daneben aber auch vom Tectum opticum und vom Rückenmark. Erinnert sei nochmals daran, daß auch die Substantia reticularis, so der Nucl. reticularis tegmenti pontis Bechterew (PAPEZ 1926), aber auch Kerne der Oblongata dem Cerebellum Fasern entsenden (VAN GEHUCHTEN 1904 u. a.).

b) Efferenzen

Bei den *Efferenzen* scheiden für uns die direkten, im Corpus juxtarestiforme verlaufenden *fastigio-vestibulären Fasern* aus, da wir über keine diesbezüglichen Präparate verfügen. Das gleiche gilt für die vorwiegend aus dem contralateralen Dachkern im *Fasc. uncinatus Russell* via laterales Corpus restiforme zu den Vestibulariskernen und in die Medulla absteigenden Elemente. Dagegen interessiert uns dessen mit dem Brachium conjunctivum ins Mittelhirn eintretender Ast. Nach den von RASMUSSEN (1933), neuerdings von RAND (1954), JANSEN u. JANSEN (1955), THOMAS und Mitarbeiter (1956), CARPENTER und Mitarbeiter (1958) bestätigten Befunden von PROBST (1902 b) handelt es sich um Elemente, welche dem Dachkern entspringen und innerhalb des Kleinhirns kreuzen, ehe sie sich dem Bindearm auflegen. Sie verlaufen zunächst mit diesem Faserzug, trennen sich aber schon auf Höhe des unteren Zweihügels, um ipsilateral vorwiegend in der dorsolateralen Substantia reticularis, d. h. im Gebiete des Wallenbergbündels weiterzuziehen. Da letzteres in unserm Material regelmäßig von der Läsion mitergriffen wurde, waren wir uns lange nicht im klaren, ob der scheinbar ipsilateral ascendierende, auch von CARREA u. METTLER (1954) wiederentdeckte Ast des Brachium conjunctivum wirklich existiert oder auf einer Täuschung beruht. Eine neuerliche Überprüfung des einschlägigen Materials hat ergeben, daß nur in einem Falle von Unterbrechung des Brachium conjunctivum bei seinem Eintritt ins Mittelhirn eine Verletzung der Wallenbergbahn mit großer Wahrscheinlichkeit ausgeschlossen werden kann[2]. Trotzdem verlaufen einige degenerierte Fasern innerhalb derselben, allerdings eine geringe Zahl, wie dies schon von PROBST hervorgehoben wurde. Dieser Autor hat einige Fasern bis in den Thalamus verfolgt, was THOMAS und Mitarbeiter (1956, Katze), CARPENTER und Mitarbeiter (1958, Katze) bestätigen, während RAND (1954) beim Affen als rostralste eine Endigung in den Kernen der hintern Commissur angibt.

---

[1] LARSELL (1937) empfahl, den Ausdruck *Neocerebellum* auf diejenigen Abschnitte anzuwenden, welche vorwiegend pontine Fasern erhalten. BRODAL u. JANSEN haben dem als zweites, wichtiges Kriterium die Abwesenheit vestibulärer und spinaler Projektionen beigefügt, wonach dann das Neocerebellum aus den lateralen Teilen des Lobus anterior, dem Lobulus ansoparamedianus (mit dem Lobulus c2) und dem Paraflocculus, z. T. also morphologisch alten Strukturen bestehen würde. Im Moment jedoch, wo BRODAL und seine Mitarbeiter (z. B. WALBERG u. BRODAL 1953) spino-ponto-cerebelläre Fasern beschreiben, sind diese Kriterien wohl nicht mehr anwendbar. Man muß ferner beachten, daß auch das Tectum opticum die Ponskerne beschickt und die entsprechenden Kleinhirnabschnitte (wahrscheinlich vorwiegend der Paraflocculus) sicher nicht zum Neocerebellum im ursprünglichen Sinne EDINGERS gehören. Am besten wäre wohl eine funktionelle Einteilung (Kleinhirnabschnitte, welche mit teleokinetischen oder ereismatischen Instanzen in Verbindung sind); doch scheint dies zur Zeit noch nicht möglich zu sein.

[2] *291.*

c) Insb. Brachium conjunctivum

Das *Brachium conjunctivum* wurde in unserem Material in den Fällen mit caudalster Herdlokalisation dort unterbrochen, wo es ins Mittelhirn eintritt. Über seinen Ursprung können wir daher aus eigener Anschauung nichts aussagen; doch wird derselbe in der Literatur ganz übereinstimmend in die gleichseitige laterale Kerngruppe (Nucl. dentatus und Nucl. emboliformis) verlegt (ALLEN 1923/24, RASMUSSEN 1933, RAND 1954 u. a.). Auch die Frage, ob einige Bindearmelemente im ipsilateralen Tegmentum enden, wie dies von RAND behauptet wird, können wir nicht entscheiden, weil unsere Läsionen immer noch weitere Systeme mitergriffen haben, so vor allem das Wallenbergbündel, einen aufsteigenden Ast des Fasc. longitudinalis dorsalis Schütz und die Probstsche Commissur. Nach RASMUSSEN würde es sich bei diesen Aufsplitterungen um Fasern des Hakenbündels, nicht aber der dento-rubrothalamischen Bahn handeln. Im übrigen kreuzt das Brachium conjunctivum vollständig in der Wernekinkschen Decussation (Abb. 45), um sich erst nachher in verschiedene Äste aufzuteilen. Als erster derselben sei das *Brachium conjunctivum descendens* erwähnt (Abb. 17b, 19a, b), welches im ventromedialen Tegmentum abwärts zieht, um von der Brückengegend an allmählich an Faserreichtum einzubüßen. Auf der Höhe des Trapezkörpers liegt es dorsal desselben und medial des Fasc. tegmento-olivaris, verliert sich dann bald vollständig, und zwar ehe die Oliva inferior erscheint. Im

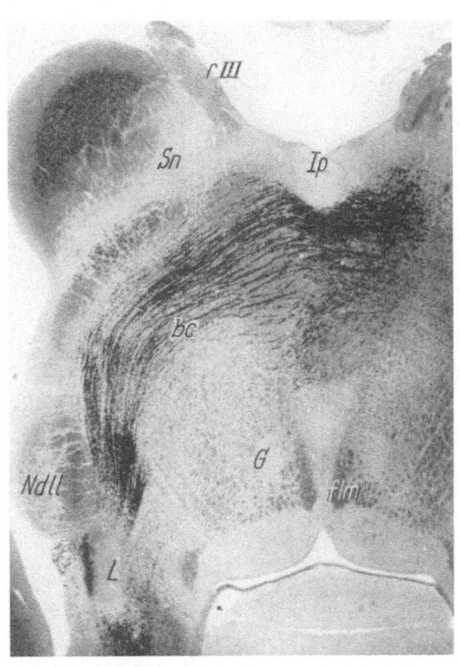

Abb. 45. Auf dem Horizontalschnitt (*291, 275*) durch das Tegmentum mesencephali sieht man das degenerierte Brachium conjunctivum *(bc)* medial des Nucl. dorsalis lemnisci lateralis *(Ndll)* ins Mittelhirn eintreten, darin rostroventralwärts verlaufen und auf die Gegenseite kreuzen. *G* Nucl. Gudden, *Ip* Nucl. interpeduncularis, *L* Läsion, *r III* Oculomotoriuswurzeln, *Sn* Substantia nigra

Gegensatz zu RAND (Affen) konnten wir bei der Katze keine Endigung in der letzteren feststellen; eine solche wird u. a. auch von ALLEN und indirekt von WALBERG (1956) in Abrede gestellt. Nach COHEN, CHAMBERS u. SPRAGUE (1958) endet der Ast im Nucl. reticularis tegmenti pontis Bechterew, wie dies schon die alten Autoren behauptet haben (z. B. LEWANDOWKY 1904). Ein Absteigen der Fasern bis ins Rückenmark (CARREA u. METTLER, Affen) ist in unserem Material erst recht nicht nachzuweisen.

Ebenfalls kurz nach der Kreuzung werden die sogenannten *Klimoff-Wallenberg-Fasern* abgegeben, welche dorsalwärts zur Gegend der Oculomotoriuskerne ziehen (Abb. 43). Sie scheinen jedoch nur den Nucl. Edinger-Westphal zu beschicken (ALLEN, RAND, COHEN und Mitarbeiter u. a.)[1], was vielleicht damit in Zusammen-

---

[1] Eine Endigung von Bindearmfasern in den für die äußeren Augenmuskeln bestimmten Oculomotoriuskernen wäre schwer verständlich; denn einmal gibt das Brachium conjunctivum

hang steht, daß eine Reizung des Lobulus simplex u. a. Miosis hervorrufen soll
(MORUZZI 1950). Unser Material zeigt vor allem, daß eine erhebliche Zahl der
Klimoff-Fasern über das Kerngebiet des Oculomotorius hinaus ins zentrale Höhlengrau eindringt. Es handelt sich dabei ungefähr um dasselbe Niveau, auf welchem
auch andere ascendierende Bündel, vor allem die Wallenbergbahn, das Griseum
beschicken (vgl. Kap. XII).

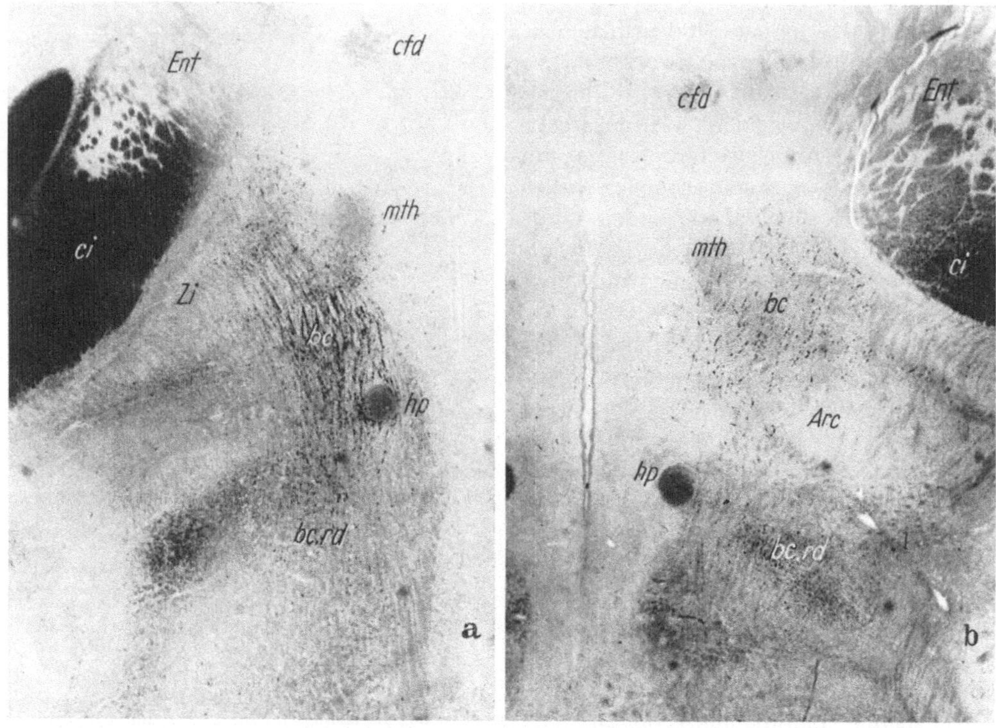

Abb. 46a u. b. 2 Horizontalschnitte, der eine *(289, 236)* durch H-Feld und Tegmentum mesencephali,
der andere *(282, 260)* durch Ventralkern und Basis der Area praetectalis, welche Einzelheiten des rubro-
thalamischen Verlaufes des Brachium conjunctivum *(bc)* zeigen. Der Faserzug wurde an ähnlicher Stelle
unterbrochen wie auf Abb. 45. Links sieht man die Fasern des Hauptastes das H-Feld durchziehen,
während die Radiatio dorsalis *(bc. rd)* über den Nucl. subparafascicularis ansteigt. Rechts hat letztere die
Gegend des Centrum medianum erreicht, und der Hauptast beginnt, sich im rostrodorsalen Abschnitt des
Ventralkernes aufzuspplittern. *Arc* Nucl. arcuatus, *cfd* Columna fornicis descendens, *ci* Capsula interna, *Ent*
Nucl. entopeduncularis, *hp* Fasc. habenulo-peduncularis, *mth* Fasc. mamillo-thalamicus, *Zi* Zona incerta

　　Eine teilweise *Endigung der Bindearme im Nucl. ruber,* und zwar im klein- und
großzelligen Anteil, kann als sichergestellt gelten. Die Frage der prozentualen Bedeutung dieser Projektion ist öfters erörtert, aber nie entschieden worden. Da die
jedenfalls sehr zahlreichen Bindearmfasern, welche ins Diencephalon eindringen,
im Marchibilde schwächer myelinisiert erscheinen als die dento-rubralen, möchten wir mit PROBST (1902b) annehmen, daß die Synapsen im roten Kern durch

---

weder dem Trochlearis noch auch dem Abducens Fasern ab, und auch eine anderweitige Kleinhirnprojektion auf dieselben wird von den meisten Autoren abgelehnt. Eine solche müßte
übrigens vom Dachkern, also von einer ganz anderen cerebellaren Instanz aus erfolgen. Im
weiteren ist eine Kleinhirnprojektion auf einen direkt effektorischen Kern an sich nicht leicht
zu begreifen.

Kollateralen bewerkstelligt werden und die Hauptmasse des Bündels weiter rostralwärts zieht. Ob sich diesen dento-rubro-thalamischen noch echte rubro-thalamische Elemente anschließen, ist ungewiß. Noch im Mittelhirn werden übrigens einige Fasern an die Substantia reticularis, den Nucl. commissurae posterioris und den Nucl. interstitialis Cajal abgegeben.

Die *Hauptendigung des Brachium conjunctivum* findet jedenfalls *im Thalamus* statt. Die größte Zahl der dento-thalamischen Fasern tritt zunächst ins prärubrale, dann ins H-Feld ein (Abb. 32, 42a, 46a), wo sich einige Elemente aufsplittern, während andere der Zona incerta, nicht aber dem Nucl. subthalamicus oder

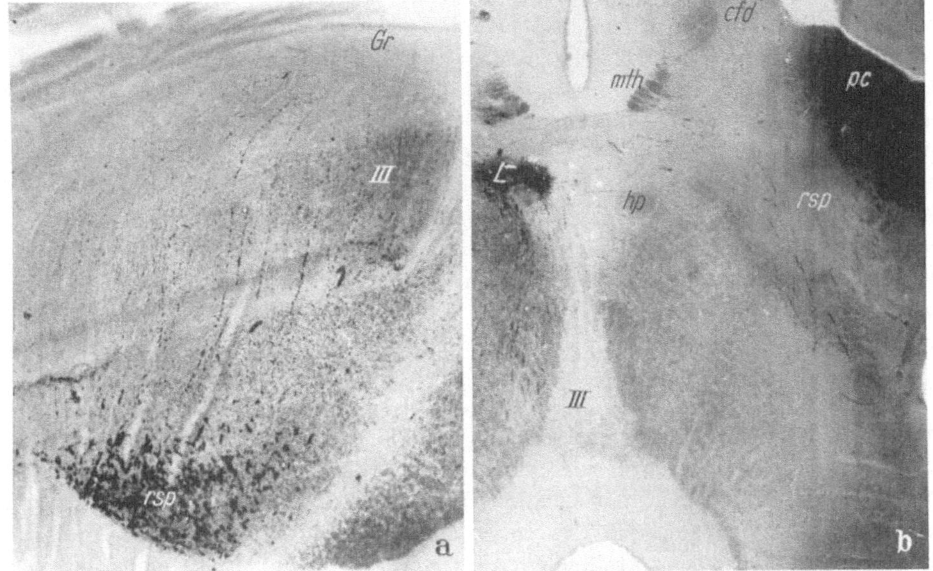

Abb. 47a u. b. Der Sagittalschnitt *(322, 503)* durch Nucl. oculomotorius *(III)* und Tegmentum mesencephali zeigt Kollateralen des Fasc. rubrospinalis *(rsp)* Richtung Nucl. oculomotorius und Griseum centrale *(Gr)* ansteigen. Auf dem Horizontalschnitt *(372, 501)* durch Nucl. oculomotorius und Hypothalamus stark rostral kreuzende, dann im weiten Bogen nach hinten ziehende Elemente des Fasc. rubro-spinalis. *cfd* Columna fornicis descendens, *hp* Fasc. habenulo-peduncularis, *L* Läsion, *mth* Fasc. mamillo-thalamicus

dem Striopallidum zuzustreben scheinen. Weitaus die meisten beschicken den Ventralkern, rostromedial der Lemniscusendigungen, wobei sie, zum Teil längs der Lamina medullaris externa (Abb. 36b, 42a), recht weit dorsorostralwärts ziehen (Abb. 46b). Als zweiter Ast ist die *Radiatio dorsalis* zu erwähnen, deren Fasern dorsal über den Nucl. subparafascicularis ansteigen und lateral des Fasc. habenulopeduncularis in die Gegend des Centrum medianum eintreten (Abb. 46a, b). Von dieser Radiato dorsalis spalten sich Elemente ab, welche rostromedialwärts einigen Kernen der Massa intermedia zustreben, wobei es sich vorwiegend um die Nuclei submedius, paracentralis und centralis medialis zu handeln scheint. Vereinzelte Fäserchen überschreiten dabei die Mittellinie. Beim Kaninchen scheint diese Rückkreuzung reichlicher vorhanden zu sein (GERBETZOFF 1939), beim Affen vollständig zu fehlen (RAND 1954).

Über die Projektionen von den genannten Endstätten aus, d. h. über die Frage, wo die durch die Bindearme geleiteten Kleinhirneinflüsse weiterhin gelangen, haben wir keine eigene Erfahrung. Vom rostraleren Teil (nicht vom rostralsten!) des Ventralkerns soll der Weg zu mittleren Abschnitten des Frontalhirns führen, während die Gegend des Centrum medianum direkt oder indirekt mit dem Strio-pallidum in Verbindung zu stehen scheint.

Ob der *Fasc. rubro-spinalis* zum Kleinhirnsystem gehört oder als spezialisierter Anteil der reticulo-spinalen Verbindungen anzusehen ist, steht nicht fest. Da er beim Menschen trotz der mächtigen Entwicklung des Cerebellum kaum mehr nach-weisbar ist, könnte man geneigt sein, das letztere als wahrscheinlicher zu be-trachten; es ist aber auch möglich, daß die Kleinhirnefferenzen in viel stärkerem Maße dem Cortex zufließen. Doch wie dem auch sei, bei der Katze stellt der Fasc. rubro-spinalis noch ein recht umfangreiches Bündel dar, dessen stark myelinisierte Fasern (Abb. 2 b, 31) restlos in Forels Decussatio tegmenti ventralis kreuzen, um dann lateroventral im Mittelhirn und stark lateral in der Medulla abzusteigen. Wir möchten hier nur auf 2 bei der Katze nachzuweisende Eigentüm-lichkeiten aufmerksam machen: Erstens gibt es Fasern, welche so weit rostralwärts ausholen, daß sie ventral der Decussatio supramamillaris zu liegen kommen, ehe sie die Mittellinie überschreiten (Abb. 47 b). Zweitens wurden oft Kollateralen beobachtet, welche scheinbar von der Decussatio aus Richtung Nucl. oculo-motorius und Griseum centrale ansteigen (Abb. 47 a).

d) Physiologische Bedeutung

Über die *Bedeutung des Kleinhirnsystems* ist außerordentlich viel geschrieben und in den letzten Jahren eine derartige Fülle von experimentellen Befunden mitgeteilt worden (z. B. Moruzzi 1950), daß eine abgekürzte Darstellung derselben mehr Verwirrung als Klarheit schaffen würde. Überdies halten wir es für wenig aussichtsreich, von gewissen experimentell beobachteten Symptomen auf die Funktion eines Organes zu schließen; so wenn z. B. bei einem Mittelhirntier oder einem „cerveau isolé" bestimmte Abschnitte des Cerebellum gereizt oder ab-getragen werden und das Verhalten der Reflexe dieses „Präparates" während der Stimulierung oder nach der Abtragung als Ziel der Beobachtung dient. Solche Ex-perimente erhalten ihren vollen Wert erst, wenn man einmal die funktionelle Bedeutung des Kleinhirns in ihren Grundzügen erkannt haben wird.

Wir möchten uns deshalb darauf beschränken, auf Grund der anatomischen Befunde, der klinischen Symptomatologie und eindeutiger, d. h. am wachen und frei beweglichen Ganztier durchgeführter Untersuchungen einige diesbezügliche Möglichkeiten in Betracht zu ziehen. Was zunächst das Morphologische betrifft, so haben schon viele Autoren auf die erstaunliche Einförmigkeit der Kleinhirn-rindenstruktur hingewiesen. Nach neueren Untersuchungen scheint dieselbe übrigens noch ausgesprochener zu sein, als bisher angenommen wurde. Braiten-berg u. Atwood (1958) haben in quantitativen Studien nachgewiesen, daß u. a. sogar ein konstantes Verhältnis zwischen der Zahl der Purkinjeschen Zellen und dem Volumen der Molekularschicht, ein ebensolches zwischen dem letzteren und dem Volumen der Granularschicht vorhanden ist usf. Sie sprechen daher geradezu von einer „general geometrical invariance in the cerebellar cortex". Eine solche Gleichförmigkeit der Struktur deutet aber auch auf eine Einheitlichkeit der funktionellen Aufgaben hin. Man darf natürlich die morphologische Differenzierung der Kleinhirnkerne dabei nicht übersehen. Dieselbe könnte jedoch nur dadurch bedingt sein, daß hier die an sich einförmigen Rindeneinflüsse für ganz verschiedenartige motorische Organisationsstätten, wie z. B. die Vestibulariskerne, die Substantia reticularis oder den Cortex verarbeitet und ihnen zugeleitet werden. Die Differenzierung der Kerngebilde würde demnach der Verschiedenheit der Empfängerorganisationen entsprechen, und es bedürfte daher nicht einmal der Annahme einer zusätzlichen und beträchtlichen extracerebellären Innervation der Kleinhirnkerne (CHAMBERS u. SPRAGUE 1955), um verständlich zu machen, daß Rinden- und Kernabtragungen zu einer verschiedenartigen Symptomatologie führen können.

Was diese letztere angeht, so haben uns die im Heßschen Laboratorium gemachten Versuche gezeigt (BÜRGI 1943), daß die Reizung des Brachium conjunctivum einerseits den Kopf betreffende Raddrehungen geringen Ausmaßes durch Heben der ipsilateralen Seite hervorruft. Nach Ausschaltung tritt eine spiegelbildliche Kopfhaltung in Erscheinung. Vor allem aber ruft der Reiz tonisch und phasisch ausgeführte Bewegungsstöße in der ganzen gleichseitigen Körperhälfte hervor, eine Hemikinese, welche zwar an die bei Stimulierung des Lemniscus medialis beobachtete erinnert (Kap. IX), aber doch etwas verschieden davon und natürlich auf der reizgerechten Seite auftritt. So kann an den Extremitäten eine gewisse Bevorzugung der Beugebewegungen und vielleicht eine stärkere Beteiligung der proximalen Abschnitte festgestellt werden. Trotzdem ist das Bild zunächst verwirrend. Da jedoch die mit der gleichen Elektrode ausgeführte Ausschaltung zu eindeutig cerebellären Koordinationsstörungen führt, darf man sagen: Der Reiz hat üblicherweise nicht sichtbare, weil als Komponenten in die normalen Bewegungen eingebaute Korrektureffekte des Kleinhirns isoliert zur Darstellung gebracht, Korrektureffekte, deren Fehlen nach Ausschaltung des Organes die Erscheinungen der cerebellären Ataxie hervorruft. Anders ausgedrückt stellen die Reizeffekte „Bewegungen" dar, welche sich normalerweise nur negativ, d. h. bei ihrem Nichtvorhandensein als cerebelläre Symptome manifestieren, im physiologischen Experiment jedoch positiv gezeigt werden können. Gerade deshalb ist das Bild zunächst verwirrend und sieht es so aus, als ob es sich um „sinnlose" Bewegungen handelte.

Die zahlreichen in der Literatur verankerten Experimente über Zerstörung des Kleinhirns und seiner Verbindungen lehren uns ebenfalls, daß dies weder zu Lähmungen noch zum Verlust sensorischer Eigenschaften, wohl aber zu mangelhafter Koordination führt. Auch nach totaler Decerebellation sind z. B. alle Reflexe vorhanden, nur daß sie oft in verstärktem Maße hervortreten, „hypermetrisch" werden, wie dies Dow (1942) von den vestibulären gesagt hat. Die Klinik zeigt uns etwas ähnliches. Ob wir an die Dysdiadochokinese, das mangelnde Rückschlagphänomen beim Steward-Holmesschen Versuch, an den Pendelreflex, den Finger-Nasen-Versuch, das Ergreifen eines Glases oder das freie Heben der Arme denken, immer weist der Kleinhirnkranke in den befallenen Gebieten ein Übermaß, eine Hypermetrie auf, er schießt über das Ziel hinaus, weil offenbar irgend eine Bremsung nicht statthat.

Wenn wir uns fragen, was hier nicht gebremst wird und dieses Zuviel veranlaßt diese besondere Koordinationsstörung, müssen wir vom morphologischen Standpunkt aus annehmen, daß irgend eine einfache Funktion wegfällt, und es scheint uns daher gegeben, auf eine an sich alte, aber wenig beachtete Hypothese zurückzugreifen, wonach es *die Aufgabe des Kleinhirns wäre, die aus der Bewegung und*

aus der Haltung selbst resultierenden Trägheitskräfte zu kompensieren. Diese von
BABINSKI (1906, neben seiner viel beachteten „asynergie cérébelleuse") auf-
gestellte, von ECTORS (1946 u. a. O.) weiterentwickelte Theorie kann u. E. praktisch alle cerebellären Symptome dem Verständnis näher bringen. Man müßte sie
allerdings etwas weiter fassen und auf die Annahme verzichten, es handle sich
durch das Band weg um eine Hemmung der Inertie. Trägheitskräfte können sehr
nützlich sein (man denke z. B. an das Training eines Boxers), sie müssen aber
kontrolliert und bei Verursachung durch verschiedene motorische Organisationsstätten aufeinander abgestimmt werden. Die Babinskische Hypothese ist ohne
weiteres einleuchtend für alle Fälle von Hypermetrie, von mangelndem Eingreifen
der Antagonisten (vgl. das Stewart-Holmessche Phänomen usf.). Sie kann aber
selbst für die Erklärung des Schütteltremors bei Erkrankungen des Wurms heran-
gezogen werden. Derselbe tritt bekanntlich erst im Sitzen und ganz besonders im
Stehen auf, d. h. bei Haltungen, welche die Innervation von teilweise antago-
nistischen Muskeln bedingen. Wenn jeder dieser Antagonisten über das Ziel hinausschießt, muß daraus ein Zittern oder Schütteln entstehen. Ganz ähnlich verhält
es sich mit dem Intentionstremor bei Willkürbewegungen; denn in diesen Fällen,
man denke etwa an den Finger-Nasen-Versuch, wird nicht nur, nach Art der reziproken Innervation[1], die der zielgerichteten Bewegung, sondern auch die der
Fixierung dienende Muskulatur innerviert. Dabei nimmt die Innervation, wovon
sich jedermann im Selbstversuch sofort überzeugen kann, gegen Ende der Bewegung zu, weshalb denn auch der Intentionstremor der Kleinhirnkranken bei
Annäherung an das Ziel stärker wird oder überhaupt erst auftritt. Daß der Patient
trotzdem über das Ziel hinausschießt, ergibt sich aus der mangelhaften Bremsung
der teleokinetischen Innervationskomponente[2].

Einer besonderen Erwähnung bedürfen die experimentell bei Bindearmreizung
beobachteten Raddrehungen (HESS 1954). Bei Stimulierung des ins Mittelhirn eintretenden Brachium conjunctivum treten kleine, durch Heben der ipsilateralen Seite
erfolgende und auf den Kopf beschränkte Rotationen auf, denen nach Zerstörung
des Substrates eine schon von vielen älteren Autoren beobachtete, spiegelbildliche
Kopfhaltung entspricht. U. E. könnte es sich auch bei diesem Symptom um eine
Kompensation von Trägheitskräften handeln (Votum BÜRGI in HESS 1950), denn
bei der Lokomotion, und zwar beim Menschen wie beim Tier, löst jeder Schritt
u. a. ein Drehmoment um die Längsachse des Körpers aus, ein Drehmoment,
welches sich vorwiegend auf den Kopf auswirken müßte. Die Haltung des Kopfes
darf aber durch diese Kräfte nicht gestört werden, weshalb sie einer automatisch
funktionierenden Kompensation bedürfen[3]. — Rostral der Wernekinkschen Decussation und bis zur Bindearmendigung im Thalamus erscheinen die Raddrehungen
im Reizexperiment in spiegelbildlicher Form, d. h. sie erfolgen durch Heben der

---

[1] Daß in Wirklichkeit sowohl reziproke (SHERRINGTON's Theorie) als auch antagonistische
Innervation (DUCHENNE DE BOULOGNE u. a.), sowie alle möglichen Übergangsformen vorkommen, haben vor allem FOERSTERS Mitarbeiter der Breslauer Schule elektrophysiologisch
nachgewiesen (ALTENBURGER, WACHHOLDER u. a., Literatur bei BÜRGI 1949).

[2] Der Intentionstremor bei multipler Sklerose ist stärker ausgebildet und nur selten hypermetrisch im Sinne eines Hinausfahrens über das Ziel; er darf aber kaum als rein cerebelläres
Symptom gewertet werden.

[3] Die gleichzeitig von außen erfolgende Erschütterung des Körpers wird bezeichnender
Weise durch das Vestibularissystem kompensiert: „Tanzen der Bulbi" nach Labyrinthverlust.

kontralateralen Seite, was den anatomischen Daten durchaus entsprechen würde. Sie sind aber zugleich stärker ausgebildet und betreffen fast immer auch den Körper, insbesondere den Vorderkörper des Versuchstieres, weshalb man sich fragen kann, ob hier nicht eine Interferenz durch Stimulierung eines weiteren Substrates stattfindet (vgl. dazu HASSLER u. HESS 1954).

Endlich sei darauf hingewiesen, daß die ungenügende Überwindung von aus einer Haltung resultierenden Trägheitskräften jedem Beginne einer Bewegung entgegenwirkt und ihn daher verzögern muß. Es zeigt sich dies in dem Phänomen, welches ANDRÉ-THOMAS (1937) als „dyschronométire cérébelleuse" beschrieben hat, und erklärt zum Teil auch die Dysdiadochokinese; denn eine Hin- und Herbewegung kann nur dann rasch erfolgen, wenn am Ende einer Phase die durch sie hervorgerufene Inertie sofort kompensiert wird. Typischerweise findet man beim Kleinhirnkranken nicht nur eine Verspätung des Einsetzens, sondern auch einen übermäßigen Ausschlag (Hypermetrie) jeder einzelnen Phase.

Die hier kurz skizzierte Hypothese scheint jedenfalls geeignet, die cerebelläre Ataxie verständlicher zu machen und von der sensiblen Ataxie abzugrenzen. Letztere beruht auf dem Ausfall einer peripheren, fakultativ dem Bewußtsein zugänglichen, propriozeptiven Bewegungsführung, während wir uns über die durch unsere eigenen Bewegungen ausgelösten Trägheitskräfte im allgemeinen ebensowenig Rechenschaft geben können wie über deren automatisch erfolgende Bremsung.

Summary

The *brachium conjunctivum* (Fig. 45) as is well known, besides crossing in the decussation of Wernekink and giving off the descending root (that reaches the nucleus reticularis tegmenti pontis), and the Klimoff-Wallenberg fibres (that pass to the region of the IIIrd nucleus), ends in the red nucleus and in the rostro-ventral thalamus (Fig. 46 b). Our material indicates that the fibres that proceed to the region of the „centre médian" of Luys run up along the ventromedial margin of the pretectum. Some fibres cross the midline by way of the internal medullary lamina, and a few enter the periventricular grey of the caudal thalamus and commissura posterior region. The fibres conveyed by the dento-rubral portion of the brachium conjunctivum are thick (Fig. 45), whereas those carried by the rubro-thalamic portion are medium-sized (Fig. 46a, b). A few fibres of *Russell's uncinate fascicle* ascend in the mesencephalon with Wallenberg's tract, and may give off fibres to the periventricular grey at the commissura posterior level, or farther rostrally. Some fibres of this system were seen descending to vestibular nuclei of the medulla oblongata.

XII. Markhaltige Fasern in vegetativen Strukturen[1]

Bei den markhaltigen Fasern, welche die vegetativen Strukturen des Zwischen- und Mittelhirns durchziehen, handelt es sich vor allem um Bestandteile des *Fasc. longitudinalis dorsalis Schütz. Sensu strictiori* gehören hierzu zwar nur die Elemente,

---

[1] Die diesem Kapitel zugrunde liegenden Untersuchungen (XVI) wurden zum Teil an Material des Physiologischen Institutes Zürich (Prof. O. WYSS, Experimente HUNSPERGER) gemacht, für dessen Überlassung auch an dieser Stelle gedankt sei.

welche ventral und vor allem ventrolateral des Aquäduktes dahinziehen, zum
Zwecke einer einfachen Benennung möchten wir aber alle im Griseum centrale
longitudinal verlaufenden Fasern unter dem Begriff des *dorsalen Längsbündels
im weiteren Sinne* subsumieren. Wie die übrigen Verbindungen des vegetativen
Systems soll auch das letztere vorwiegend nicht myelinisierte Elemente enthalten,
weshalb unsere Untersuchungen an Marchipräparaten nur einen Teil dieser insgesamt noch wenig abgeklärten und recht heiklen morphologischen Fragen be-
rühren. Trotzdem möchten wir die anderswo im einzelnen mitgeteilten Befunde
(XVI) hier vorlegen; denn sie haben zu einer der allgemeinen Ansicht etwas widersprechenden Auffassung geführt. Auf Einzelheiten der recht verwickelten Materie
möchten wir jedoch verzichten und verweisen auf unsere ausführliche Darstellung
(XVI).

Das dorsale Längsbündel wird vielfach als eine Verbindung angesehen, welche
die im Hypothalamus erzeugten Impulse den vegetativen Organisationen der
Medulla oblongata, vielleicht sogar des Rückenmarkes übermittelt (SCHÜTZ 1891,
GURDJIAN 1927, GREVING 1928, MARBURG 1931, KRIEG 1932, SPATZ, DIEPEN u.
GAUPP 1948, CROSBY u. WOODBURNE 1951 u. a.). Von seiten der RANSONschen
Schule wurde jedoch auf Grund zahlreicher neurophysiologischer Experimente
hervorgehoben, daß viele hypothalamische Efferenzen die Formatio reticularis und
nicht das zentrale Höhlengrau durchziehen müssen (INGRAM 1940, MAGOUN 1940).
Überdies haben experimentell arbeitende Forscher seit langem darauf hingewiesen,
daß einerseits etliche aufsteigende Bahnen, vor allem das Brachium conjunctivum,
der ascendierende Ast des Fasc. uncinatus Russell, das Wallenbergbündel, der
Tractus spino-thalamicus und die Trigeminusschleife das Griseum centrale mit
rostralwärts degenerierenden Fasern beschicken (WALLENBERG 1896, 1900,
PROBST 1902, ALLEN 1923, LE GROS CLARK 1936/37, GEREBTZOFF 1939, RAND
1954 u. a.). Andererseits wird über Elemente berichtet, welche nach verschiedenartigen corticalen Läsionen bis ins zentrale Höhlengrau hinein verfolgt werden
können (BOYCE 1897, BEEVOR u. HORSLEY 1902, METTLER 1932, 1935a—c, 1936).

In unserem Material konnte das Vorhandensein von mehreren auf- oder absteigenden Gruppen markhaltiger Fasern festgestellt werden; es war in den meisten
Fällen jedoch nicht möglich, die Ursprungsstätten derselben ausfindig zu machen,
so daß wir diesbezüglich auf Vermutungen angewiesen sind. Nur mit Bezug auf die
ins Grau eintretenden Kollateralen bekannter Systeme kann etwas Bindendes
ausgesagt werden. In allen andern Fällen müssen wir uns darauf beschränken, die
Gegend zu definieren, in welcher die Fasern unterbrochen wurden, und vielleicht
einige Möglichkeiten in Erwägung zu ziehen.

a) Befunde

Über die *Kollateralen im Mittelhirn aufsteigender Bahnen* ist folgendes zu
sagen: Kurz nach seiner Kreuzung in der Wernekinkschen Decussation gibt das
Brachium conjunctivum die sogenannten Klimoff-Wallenberg-Fasern ab, welche
dorsalwärts der Oculomotoriusgegend zustreben, nach verschiedenen Literaturangaben den Nucl. Edinger-Westphal beschicken, sich zum Teil jedoch im eigentlichen Griseum zu verlieren scheinen. Wie schon im vorigen Kapitel erwähnt,
zweigen weiter vorne Fasern der Radiatio dorsalis mediorostralwärts ab und streben

zur Gegend der Nuclei submedius, paracentralis und centralis medialis. Mutatis mutandis ist fast das gleiche von der *Wallenbergbahn* zu sagen, welche auch die spärlichen ascendierenden Elemente des Hakenbündels enthält. Eine Projektion auf das Griseum findet vor allem dort statt, wo sie in die Forelschen Haubenfaszikel eintritt, in stärkerem Maße auf der Höhe der hinteren Commissur, und endlich beschickt auch dieses Bündel mit kurz vor seiner Aufsplitterung abzweigenden

Fasern die erwähnten Kerne der Massa intermedia, wenn auch weniger ausgiebig als die Bindearme. Unterhalb der Commissura posterior treten überdies einige Elemente der *Trigeminusschleife* ins Höhlengrau ein. Endlich ist zu sagen, daß *Herde im caudalen Grau des Mittelhirns* nicht sehr zahlreiche ascendierende Fasern unterbrechen, welche ebenfalls den genannten Kernen der Massa intermedia zustreben.

Auf Sagittalschnitten sieht man sehr schön, wie sich viele zum Thalamus ziehende Fasern unterhalb der Commissura posterior etwas senken, dann wellenförmig erheben, ehe sie rostroventralwärts zur Gegend des Nucl. submedius ziehen.

Vorwiegend *dem caudomediodorsalen Hypothalamus und dem davorliegenden thalamo-hypothalamischen Grenzgebiet zustrebende Elemente* scheinen vor allem einem Kontingent zu entsprechen, welches in unserem Material in der Gegend des caudolateralen Haubenfeldes und der Area cuneiformis unterbrochen wurde, d. h. un-

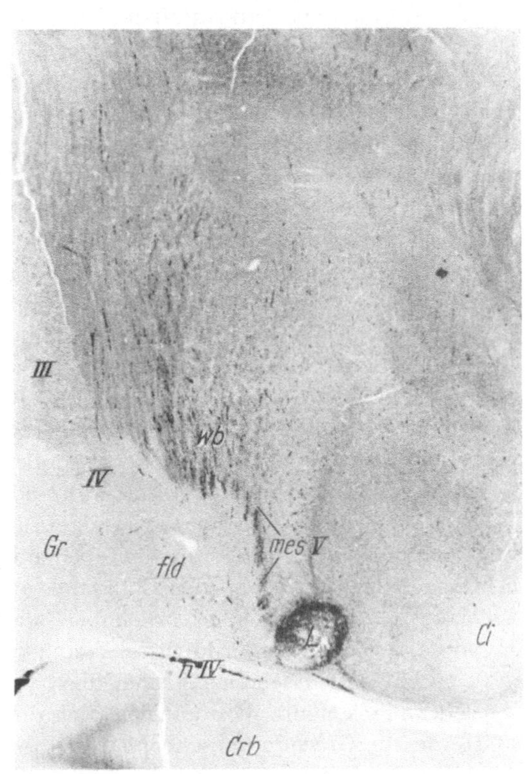

Abb. 48. Der Horizontalschnitt (*282, 258*) durch Tegmentum mesencephali und Basis des Colliculus inferior *(Ci)* zeigt eine im lateralen Haubenfeld unterbrochene Fasergruppe *(fld)*, welche ascendierend ins zentrale Höhlengrau *(Gr)* eintritt. Der Herd *(L)* hat auch das Wallenbergbündel *(wb)* unterbrochen. *Crb* Cerebellum, *n IV* Nervus trochlearis (im Velum medullare anterius), *III* und *IV* dritter und vierter Hirnnervenkern

gefähr dort, wo das Brachium conjunctivum ins Mittelhirn eintritt. Die in unseren Präparaten stets gleichzeitig mit dem Wallenbergbündel unterbrochenen Fasern erreichen das Höhlengrau auf der Höhe des Trochleariskernes in einem nach innen konvexen Bogen durch die mesencephale Trigeminuswurzel (Abb. 48) und ziehen dann ordentlich gebündelt ventrolateral des Aquäduktes, also im eigentlichen dorsalen Längsbündel knapp oberhalb des IV. und dann des III. Kernes nach vorne. Sagittal geschnittene Fälle zeigen, daß die Mehrzahl der in dieser Lage rostralwärts strebenden Elemente nach Passieren des Aquädukteinganges in vorwiegend ventrale Richtung übergeht, zum Teil den dorsocaudomedialen Hypothalamus erreicht, sich zum Teil aber weiter nach vorne begibt und im thalamo-hypothalamischen Grenzgebiet verliert (XVI). In einem Falle sahen wir eine Faser in großem Bogen längs des vorderen und dann oberen Sehhügelrandes zur Gegend des Nucl. parataenialis ziehen.

Ein *descendierendes Kontingent vielleicht corticalen Ursprunges* wurde caudolateral des Fasc. mamillo-thalamicus im dorsalsten Abschnitt des H-Feldes, in einigen Fällen aber weiter lateral bei Herden in der innern Kapsel mit Übergreifen auf den subthalamischen Anteil des Nucl. reticularis unterbrochen. Von hier ziehen die Fasern mediocaudodorsalwärts gegen den vorderen innern Rand des Nucl. arcuatus, caudolateral des Vicq d'Azyrschen Bündels, steigen dann stärker an und treten ins zentrale Höhlengrau ein (vgl. Abb. 37), wobei sie innen am Nucl. Darkschewitsch vorbeigleiten. Sie verlaufen vorwiegend ventrolateral und lateral des Aquäduktes bis auf Höhe des Colliculus inferior, wo sie sich ziemlich zerstreut verlieren. Einige Elemente werden den Vierhügeln abgegeben. Ein *zweites Kontingent möglicherweise corticaler Herkunft* zieht caudalwärts durch den lateralen Abschnitt der Zona incerta caudalis, durchstößt den Lemniscus medialis oder verläuft durch und unter dem Nucl. subparafascicularis und erreicht via Substantia reticularis mesencephali das Griseum centrale erst auf der Höhe des Trochleariskernes, um sich dann rasch zu verlieren.

Vielleicht dem caudodorsomedialen Hypothalamus entspringende Fasern wurden dorsal dieser Gegend im praerubralen Felde unterbrochen. Von hier aus zieht ein Kontingent (möglicherweise andern Ursprungs) dorsal- und leicht rostralwärts gegen den Nucl. submedius hin, während zahlreichere Elemente in leichtem Bogen dorsal- und etwas caudalwärts dem Aquädukteingang zustreben, um dann ganz analog den weiter oben beschriebenen im Griseum nach hinten zu laufen und sich spätestens auf Höhe des Colliculus inferior in zerstreuter Anordnung aufzusplittern. Negativ sei hervorgehoben, daß der vordere, mittlere und laterale Hypothalamus keine oder höchstens ganz vereinzelte Fasern ins zentrale Höhlengrau zu entsenden scheinen. Auch der hypothalamische Ursprung der eben beschriebenen Elemente wird ausdrücklich nur als Möglichkeit erwähnt.

Herde im Griseum mesencephali selbst verursachen überdies mehr minder *umschriebene Degenerationen* von Elementen, welche ganz nahe des Aquäduktes auf eine kurze Strecke rostralwärts verfolgbar sind. Im ferneren bewirken selbst kleine Läsionen, auch wenn sie am äußern Rande des Griseum liegen, eine medialwärts eindringende, lokal bleibende, eher staubförmige Imprägnierung. Weiterhin sieht man, vorwiegend in der Nähe der Mittellinie, perpendikulär zwischen Höhlengrau und Mittelhirndach verlaufende Fäserchen.

Endlich ist auf ein kleines, *im Rhombencephalon descendierendes Kontingent* hinzuweisen: Die Läsionen im caudolateralen Haubenfeld, welche u. a. das Brachium conjunctivum und zum Teil das Hakenbündel treffen, bedingen auch die Degeneration von Fasern, welche erst auf der Höhe des Facialisknies im Griseum centrale erscheinen und sich vorwiegend ipsi-, zum Teil aber auch kontralateral in den Nuclei triangularis und Deiters verlieren.

Im Gegensatz zu den bisher erwähnten Verbindungen, welche dem hinteren Längsbündel im weiteren Sinne zugerechnet werden können, scheint es sich beim *Fasc. anulo-perifornicalis* (V, XI) um ein spezielles System zu handeln. Seine Fasern degenerieren gleichzeitig mit denjenigen der Ansa ascendens mesencephalica (Kap. VIII) nach Herden, welche rostral des Nucl. oculomotorius im zentralen

Höhlengrau liegen und u. a. auch den Nucl. Darkschewitsch erfassen. Von hier aus erreichen sie ventralwärts den Boden des Griseum (Abb. 36a), wenden sich dann rostrolateralwärts, verlaufen am Rande der Fossa interpeduncularis, laterodorsal des Corpus mamillare, oberhalb der dort eintretenden Columna fornicis descendens und verlieren sich in der Regio perifornicalis am rostralen Ende des Hypothalamus posterior (Abb. 49). Caudaler gelegene Läsionen im zentralen Höhlengrau unterbrechen diese Elemente nicht. Dagegen sahen wir sie teilweise degeneriert in einem

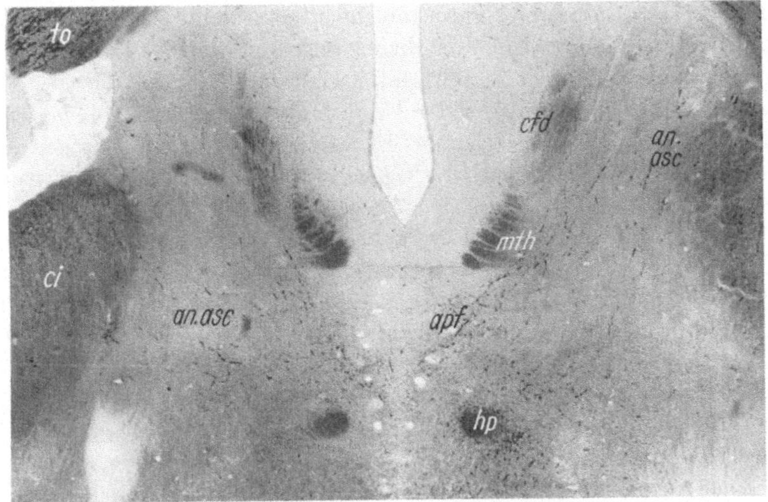

Abb. 49. Der Horizontalschnitt (*330, 590*) durch Basis des Nucl. ruber *(R)* und Hypothalamus zeigt den beidseits unterbrochenen Fasc. anulo-perifornicalis *(apf)*, welcher bis zur Umgebung der Columna fornicis descendens *(cfd)* fortschreitet. Auch die Ansa ascendens *(an. asc)* ist degeneriert. *ci* Capsula interna, *hp* Fasc. habenulo-peduncularis, *mth* Fasc. mamillo-thalamicus, *to* Tractus opticus

Falle, in welchem die von der Area cuneiformis bis dorsorostral des Nucl. masticatorius reichende Gegend zerstört war. Es kommt somit auch für dieses System ein Ursprung in cerebro-spinalen Strukturen in Frage.

Im weiteren muß hier nochmals auf das schon im I. Kapitel aufgeführte *basale Riechbündel* (medial forebrain bundle) hingewiesen werden, dessen auf- und absteigende Fasern die Area hypothalamica lateralis durchziehen und darin zum Teil Synapsen eingehen mögen. Als vielleicht spezialisierter Anteil dieses Systems wird von CROSBY u. WOODBURNE (1951) ein *Tractus hypothalamo-tegmentalis anterior* beschrieben, welcher aus der präoptischen Gegend via Area hypothalamica lateralis zum ventralen Tegmentum ziehen soll. Wir haben in einigen Fällen nach kleinen Läsionen rostral des Fasc. pallido-hypothalamicus ähnlich verlaufende myelinisierte Fasern gesehen, welche der subrubralen Formatio reticularis zuzustreben scheinen. Über den Ursprung derselben können wir nur sagen, daß uns ihre Herkunft aus vegetativen Strukturen zumindest nicht gesichert erscheint. An Hand von Normalmaterial beschreiben CROSBY u. WOODBURNE beim Makaken im weiteren einen Tractus hypothalamo-tegmentalis posterior und einen gleichnamigen dorsalen, welche bei der Katze jedenfalls keine markhaltigen Elemente zu enthalten scheinen.

b) Besprechung

Wenn wir die hier beschriebenen *markhaltigen Fasern in vegetativen Strukturen* gesamthaft überblicken, so fällt zunächst auf, daß sie, soweit man etwas bestimmteres über ihren Ursprung aussagen kann, samt und sonders *aus Anteilen des cerebro-spinalen Systemes stammen*. Das gilt vor allem für die Kollateralen des Kleinhirns, der Wallenbergbahn, der Quintusschlinge und der von LE GROS CLARK (1936/37) erwähnten Projektion des Fasc. spino-thalamicus, aber auch für die nur vermutete Herkunft zweier Faserkontingente aus dem Cortex. Eine Ausnahme würde die Gruppe bilden, welche möglicherweise dem dorsocaudomedialen Hypothalamus entspringt; aber diese Herkunft ist alles andere als sichergestellt. Auch beim Fasc. anulo-perifornicalis ist der Ursprung im zentralen Höhlengrau durchaus nicht über jeden Zweifel erhaben. Unsere Untersuchungen haben uns somit dazu geführt, der Entstehung markhaltiger Fasern in vegetativen Strukturen ganz allgemein mit einer gewissen Skepsis zu begegnen.

Mit Rücksicht auf die myelinisierten Elemente des dorsalen Längsbündels im weiteren Sinne ist im ferneren auf folgende Punkte hinzuweisen: Erstens haben wir gesehen, daß offenbar recht verschiedene Systeme mit dem zentralen Höhlengrau Kontakt aufnehmen oder dasselbe als Durchgangsstraße benutzen. Der *Fasc. longitudinalis dorsalis* scheint somit *in keiner Weise eine einheitliche Verbindung* darzustellen, was übrigens zum Teil schon aus den Untersuchungen von SCHÜTZ (1891) hervorgeht. Diese Auffassung wird noch bekräftigt durch eine zweite Feststellung, daß nämlich in unserem Material *wesentlich mehr auf- als absteigend degenerierende Elemente* angetroffen werden. Als dritter Punkt ist zu erwähnen, daß alle caudalwärts verlaufenden Fasern spätestens auf der Höhe des Colliculus inferior ihr Ende finden oder zumindest ihre Markscheiden verlieren. Der in der Literatur oft mit dem Fasc. longitudinalis dorsalis in Zusammenhang gebrachte Nucl. dorsalis tegmenti Gudden scheint dabei höchstens eine ganz untergeordnete Rolle zu spielen (XVI). Ungefähr auf demselben Niveau tritt das caudalste der ascendierenden Kontingente unseres Materials ins Griseum ein (Abb. 48). Eine direkte Verbindung zwischen dem Mittelhirngrau und demjenigen der Oblongata scheint also mit Rücksicht auf die markhaltigen Fasern nicht vorhanden zu sein. Dabei ist noch besonders zu erwähnen, daß wir weiter unten, das heißt ungefähr auf der Höhe des Facialisknies, wiederum solche Elemente ins Grau eintreten sahen. Beim vergleichend-anatomischen Studium von Normalmaterial hat MARBURG (1931) einen ganz analogen *Hiatus* auch für die nicht myelinisierten Elemente nachgewiesen. Zwischen der Gegend der Striae acusticae und derjenigen der Trochleariskreuzung sei das dorsale Längsbündel praktisch nicht mehr vorhanden. Alle diese Beobachtungen sprechen doch sehr gegen die Auffassung, wonach das Schützsche Bündel die hauptsächlichste Verbindungsstraße zwischen Hypothalamus und den vegetativen Organisationen des verlängerten Markes darstellen soll.

Damit kommen wir auf die Frage nach der *Bedeutung* der besprochenen Verbindungen. Hier ist ganz allgemein zu sagen, daß hinsichtlich der vegetativen Strukturen die funktionell orientierte Forschung zur Zeit weiter fortgeschritten ist, als die von der morphologischen Betrachtung ausgehende. Die Befunde der Reiz- und Ausschaltungsexperimente gestatten es heute weitgehend, zum Beispiel verschiedene Regionen des Hypothalamus mit definierten Effekten in Verbindung zu bringen (vgl. die Schemata in Hess 1954). Die Zuordnung der letzteren zu bestimmten Strukturen ist jedoch schon deshalb nicht möglich, weil die Kerne zwar bekannt, ihre Verbindungen und die darin vorhandene Leitungsrichtung jedoch vielfach noch in Dunkel gehüllt sind. Ausnahmen wie der Tractus supraoptico-hypophyseos bestätigen die Regel. Wir müssen uns hier auf den Hinweis beschränken, daß das zentrale Höhlengrau gemäß unseren Untersuchungen eher als eine Organisationsstätte, denn als eine Durchgangsstraße für hypothalamische Efferenzen erscheint, und wir möchten diese allgemeine Beobachtung mit neueren physiologischen Experimenten in Zusammenhang bringen.

Bei Reiz- und Ausschaltungsversuchen nach der Heßschen Methode hat Hunsperger (1956) im Griseum centrale, vorwiegend unterhalb des Colliculus superior, ganz regelmäßig typische Affektreaktionen erhalten. Sie stimmen weitgehend mit der „affektiven Abwehrreaktion" überein, welche Hess u. Brügger (1943) bei Stimulierung der Area perifornicalis beschrieben haben. Hunsperger konnte jedoch nachweisen, daß es sich im Mesencephalon nicht einfach um ein Effektorensystem handelt; denn die betreffende Organisation ist auch nach beidseitiger Zerstörung des hypothalamischen Substrates wirksam. Bei Reizung in der zentralen Zone des aktiven Mittelhirngebietes kann der Effekt in einen gezielten Angriff übergehen, während man in der Peripherie desselben eher Flucht beobachtet. Es scheint nun einleuchtend, daß eine Reaktion, welche zu Fauchen, Ohrlitzen, Pupillendilatation, Haarsträuben, aber auch zu Angriffs- und Fluchtbewegungen führt, anatomisch gesehen eine ganze Reihe verschiedenartigster Faserverbindungen haben muß. Dieser allgemeinen Anforderung entsprechen unsere Befunde, obschon wir nur über die markhaltigen Fasern dieser Gegend berichten können.

Summary

The *fasc. longitudinalis dorsalis of Schütz* carries medullated fibres of medium size, interrupted in the area cuneiformis and the lateral „Haubenfeld" (Fig. 48). These fibres *pass up* ventrolateral to the aqueduct and gain the caudodorsomedial hypothalamus; some elements can be followed along the hypothalamo-thalamic border. A few scattered fibres ascend dorsolateral to the aqueduct and enter the periventricular grey at the level of the caudal thalamus and posterior commissure, intermingling here with collaterals of the radiatio dorsalis of the brachium conjunctivum and of Wallenberg's bundle, and with some fibres that are probably derived from the trigeminal lemniscus and Russell's uncinate fascicle (ascending portion). A few fine fibres ascend alongside the aqueduct for a short distance. Damage to the outer aqueductal wall produces degeneration of fine perpendicularly-running fibres, visible medial to the focus, and strewn among osmic granules in the groundwork of the wall.

Medium-sized and thicker fibres *descend* in the dorsal longitudinal fascicle after damage to the rostral H-field. The fibres swing up and back, enter the central grey of the aqueduct, and then run back and outwards. Their trace was lost at the level of the inferior colliculus. Such fibres are also seen after damage to the capsula interna/pes pedunculi, caudal to the entopeduncular nucleus. Such lesions, in addition, produce the degeneration of fibres that run through the zona incerta and enter the central grey matter at the level of the IVth nucleus, where their trace was lost. Some descending elements are possibly derived from the caudodorso-medial hypothalamus, but there was no evidence of descending fibres to the aqueductal grey after damage to other parts of the hypothalamus. No descending fibres, derived from thalamic or suprathalamic levels, could be traced farther back than the level of the inferior colliculus.

On the whole, there appear to be more ascending than descending medullated fibres in the central grey of the mesencephalon.

Damage to the floor of the aqueductal grey, rostral to the IIIrd nucleus, besides involving the ansa ascendens (see ch. IX), produces the degeneration of a fascicle that can be traced to the perifornical region of the hypothalamus: the *fasc. anulo-perifornicalis* (Fig. 49).

Schlußwort

Die mitgeteilten Befunde sind das Ergebnis einer morphologischen Analyse. Wir haben zwar versucht, dieselben in einen etwas weiteren Rahmen zu stellen, sind uns aber bewußt, daß unsere Ausführungen über die funktionelle und klinische Bedeutung der dargestellten Strukturen nur als Hinweise gelten dürfen. Ihren vollen Wert erhält eine anatomische Untersuchung jedoch erst, wenn die gewonnenen Resultate mit den physiologisch erhärteten Tatsachen in Übereinstimmung gebracht werden können, mit andern Worten, wenn der Analyse die Synthese folgt. Wie die Besprechungen in der vorliegenden Arbeit gezeigt haben, ist das bis jetzt erst in Ausnahmefällen möglich, und es bleibt daher der künftigen Hirnforschung noch ein großes Arbeitsfeld übrig.

Die Heßsche Methode der Reizung, Ausschaltung, Herdlokalisation und Verfolgung der von dort ausgehenden Degenerationen hat sich seit vielen Jahren restlos bewährt, ist aber bisher systematisch fast nur auf die Erforschung des Zwischen- und Mittelhirns angewandt worden, und auch da mit Beschränkung auf die eher median liegenden Strukturen. Es braucht wohl kaum gesagt zu werden, daß es sich lohnen würde, das ganze Gehirn auf diese Weise „abzutasten", wobei man ohne große Schwierigkeiten weitere Methoden damit verbinden könnte. Wir denken zum Beispiel an elektrencephalographische Ableitungen, was zum Teil schon geschehen ist, oder an die Prüfung der hervorgerufenen Potentiale („evoked potentials"). Wir selbst müssen allerdings von einem solchen Unternehmen absehen und dies jüngeren Hirnforschern überlassen, welche die Gelegenheit haben, in reich dotierten Instituten und womöglich im Teamwork zu arbeiten.

Literaturverzeichnis

I. Hirnanatomische Arbeiten von Verena M. Bucher und S. Bürgi, welche der vorliegenden Monographie als Grundlage dienten

I. Bucher, V. M., u. S. Bürgi: Untersuchungen über die Faserverbindungen im Zwischen- und Mittelhirn der Katze. Confin. neurol. (Basel) **6**, 317—340 (1945).

II. — — Some observations on the fiber connections of the di- and mesencephalon in the cat. I. Fiber connections of the tectum opticum. J. comp. Neurol. **93**, 139—172 (1950).

III. — — Some observations ... II. Fiber connections of the pretectal region and the posterior commissure. J. comp. Neurol. **96**, 139—178 (1952).

IV. — — Some observations ... III. The supraoptic decussations. J. comp. Neurol. **98**, 355—380 (1953).

V. — — Some observations ... IV. The ansa lenticularis pars ascendens mesencephalica, with observations on other systems ascending from and descending to the mesencephalon. J. comp. Neurol. **99**, 415—436 (1953).

VI. Bürgi, S.: Über die zentralen Haubenbahnen. Schweiz. med. Wschr. **84**, 57—61 (1954).

VII. — Über zwei Anteile der Stria medullaris und die Frage eines besonderen neurovegetativen Mechanismus. Arch. Psychiat. Nervenkr. **192**, 301—310 (1954).

VIII. — Die supraoptischen Decussationen bei der Katze. Dtsch. Z. Nervenheilk. **171**, 220—233 (1954).

IX. Bürgi, S., u. V. M. Bucher: Über einige rhinencephale Verbindungen des Zwischen- und Mittelhirns. Dtsch. Z. Nervenheilk. **174**, 89—106 (1955).

X. Bürgi, S.: Über Wallenbergs Syndrom und seine dorsal ascendierende sekundäre Trigeminusbahn. Arch. Psychiat. Nervenheilk. **194**, 67—87 (1955).

XI. — Über die Verbindungen der Kerne der hinteren Commissur und die Frage des Vorhandenseins ascendierender Vestibularisbahnen. Dtsch. Z. Nervenheilk. **174**, 235—254 (1956).

XII. Bürgi, S., and V. M. Bucher: Some fiber systems passing through the mesencephalic tegmentum in the cat. Progr. Neurobiology (Proc. First Intern. Meeting of Neurobiologists), 256—263 (1956).

XIII. — — Über die Probstsche Commissur und weitere Verbindungen des akustischen Systems im Hirnstamm der Katze. Dtsch. Z. Nervenheilk. **175**, 435—451 (1957).

XIV. Bürgi, S.: Das Tectum opticum. Seine Verbindungen bei der Katze und seine Bedeutung beim Menschen. Dtsch. Z. Nervenheilk. **176**, 701—729 (1957).

XV. — Les homologues félins du faisceau central de la calotte. Encéphale 1957: 530—539.

XVI. Bürgi, S., u. V. M. Bucher: Über die markhaltigen Fasern des zentralen Höhlengraus bei der Katze (Fasc. longitudinalis dorsalis Schütz und verwandte Systeme). — (Erscheint in Arch. Psychiat. Nervenheilk.)

II. Vorträge und Demonstrationen, welche im Text nicht erwähnt wurden

Bürgi, S., et V. M. Bucher: Quelques observations concernant les connexions méso-diencéphaliques chez le chat. IVe Congr. Intern. Neur. **2**, 57 (1949).

Bürgi, S.: Le decussazioni sopraottiche nel gatto. Arch. Psicol. Neurol. Psichiat. **13**, 9—14 (1952).

— Des fibres pallido-pétales de l'anse lenticulaire chez le chat. Schweiz. Arch. Neurol. Psychiat. **71**, 326/7 (1953).

Bürgi, S.: Zur Frage der zentralen Haubenbahnen. Schweiz. Arch. Neurol. Psychiat. **73**, 425/6 (1954).
— Some observations on so-called olfactory connections of the dia- and mesencephalon in the cat. Schweiz. Arch. Neurol. Psychiat. **75**, 385 (1955).

III. Literaturnachweis [1]

Akert, K.: Der visuelle Greifreflex. Helv. physiol. pharmacol. Acta **7**, 112—134 (1949).
— u. B. Andersson: Experimenteller Beitrag zur Physiologie des Nucleus caudatus. Acta physiol. scand. **22**, 281—298 (1951).
Allen, W. F.: Distribution of the fibers originating from different basal cerebellar nuclei. J. comp. Neurol. **36**, 399—439 (1923/4).
— Degeneration in the dog's mammillary body and Ammon's horn following transection of the fornix. J. Comp. Neurol. **80**, 283—291 (1944).
André-Thomas: La dyschronométrie cérébelleuse. Réflexe antagoniste, équilibre actif, réactions d'équilibration. Presse méd. **1937**, 1643—1646.
Apter, Julia T.: Projection of the retina on superior colliculus in cats. J. Neurophysiol. **8**, 123—134 (1945).
— Eye movements following strychninization of the superior colliculus of cats. J. Neurophysiol. **9**, 73—86 (1946).
Ariëns-Kappers, C. U.: Anatomie comparée du système nerveux. S. 754. Paris: Masson Cie. 1947.
Aubry, M.: Oto-neurologie. Technique et interprétation des examens labyrinthiques. S. 328. Paris: Masson Cie. 1944.
Babinski, J.: Asynergie et inertie cérébelleuses. Rev. neur. **14**, 685—686 (1906).
Bailey, P., and E. W. Davis: The syndrome of obstinate progression in the cat. Proc. Soc. exp. Biol. (N. Y.) **51**, 307 (1942).
Barnes, W. T., H. W. Magoun and S. W. Ranson: The ascending auditory pathway in the brain stem of the monkey. J. comp. Neurol. **79**, 129—152 (1943).
Barris, R. W.: A pupillo-constrictor area in the cerebral cortex of the cat and its relationship to the pretectal area. J. comp. Neurol. **63**, 353—368 (1936).
— W. R. Ingram and S. W. Ranson: Optic connections of the diencephalon and midbrain of the cat. J. comp. Neurol. **62**, 117—153 (1935).
Beccari, N.: Neurologia comparata. S. 777. Firenze: Sanson 1943.
Bechteerw, W. v.: Über eine bisher unbekannte Verbindung der großen Olive mit dem Großhirn. Neur. Cbl. **4**, 193—196 (1885).
— Der hintere Zweihügel als Zentrum für das Gehör, die Stimme und die Reflexbewegungen. Neur. Cbl. **14**, 706—712 (1895).
— Die Funktionen der Nervencentra. 2. Bd. S. 1336. Jena: G. Fischer 1909. (2. Bd.: 3. Der hintere Vierhügel, S. 1065—1077).
Becker, H.: Zur Faseranatomie des Stamm- und Riechhirns auf Grund von Experimenten an jugendlichen Tieren. Dtsch. Z. Nervenheilk. **168**, 345—383 (1952).
— Retrograde und transneuronale Degeneration der Neurone. Abhandl. d. Akademie d. Wissensch. u. d. Lit. in Mainz. Math.-Naturw. Klasse 653—811 (1952).
Beevor, Ch. E., u. V. Horsley: On the pallio-tectal or cortico-mesencephalic system of fibres. Brain **25**, 436—443 (1902).
Bergman, Ph. S., G .G. Hirschberg and M. Nathanson: Measurement of quadriceps reflex in spastic paralysis. Neurology (Minneap.) **5**, 542—549 (1955).
Berkelbach van der Sprenkel, H.: Stria terminalis and amygdala in the brain of the opossum (didelphis virginiana). J. comp. Neurol. **42**, 211—254 (1926).
Bing, R.: Kompendium der topischen Gehirn- und Rückenmarksdiagnostik. I. Aufl. S. 142. Basel: B. Schwabe Co. 1909.

---

[1] Es werden hier nur die im Text zitierten Arbeiten aufgeführt. Wie schon in der Einleitung hervorgehoben, wurde auf eine eingehende Literaturbesprechung verzichtet, insofern sie schon in den grundlegenden Arbeiten (I—XVI) erfolgt ist. Das Literaturverzeichnis erhebt daher keinerlei Anspruch auf Vollständigkeit.

Bing, R. u. R. Brückner: Gehirn und Auge. Grundriß der Ophthalmo-Neurologie. S. 248. Basel: B. Schwabe Co. 1954.

Bodian, D.: Studies on the diencephalon of the Virginia Opossum. Part. I. The nuclear pattern in the adult. J. comp. Neurol. **71**, 259—324 (1939).

— Studies ... Part. II. The fiber connections in normal and experimental material. J. comp. Neurol. **72**, 207—298 (1940).

Bowsher, D.: Termination of the central pain pathway in man; the conscious appreciation of pain. Brain **80**, 606—622 (1957).

Boyce, R.: A contribution to the study of I., some of the decussating tracts of the mid- and inter-brain, and II., of the pyramidal system in the mesencephalon and bulb. Phil. Trans. **188 B**, 211—221 (1897).

Braitenberg, V., and R. P. Atwood: Morphological observations on the cerebellar cortex. J. comp. Neurol. **109**, 1—33 (1958).

Brodal, A.: Experimentelle Untersuchungen über die olivo-cerebellare Lokalisation. Z. Neur. **169**, 1—153 (1940).

— Les bases anatomiques des localisations cérébelleuses. Acta neurol. belg. **11**, 657—674 (1953).

— and J. Jansen: The ponto-cerebellar projection in the rabbit and cat. Experimental investigations. J. comp. Neurol. **84**, 31—118 (1946).

— and O. Pompeiano: The origin of ascending fibres of the medial longitudinal fasciculus from the verstibular nuclei. Acta morphol. neerlando-scand. **1**, 306—328 (1958).

Brouwer, B., W. P. C. Zeeman u. A. W. Mulock Houwer: Experimentell-anatomische Untersuchungen über die Projektion der Retina auf die primären Opticuszentren. Schweiz. Arch. Neurol. Psychiat. **13**, 118—137 (1923).

— and W. P. C. Zeeman: The projection of the retina in the primary optic neuron in monkeys. Brain **49**, 1—35 (1926).

Brown, J. O.: The nuclear pattern of the non-tectal portions of the midbrain and isthmus in the dog and cat. J. comp. Neurol. **78**, 365—406 (1943).

Buchanan, A. R.: The course of the secondary vestibular fibers in the cat. J. comp. Neurol. **67**, 183—204 (7937).

Bucher, Verena M., and W. J. H. Nauta: A note on the pretectal cell groups in the rat's brain. J. comp. Neurol. **100**, 287—296 (1954).

Bürgi, S.: Reizung und Ausschaltung des Brachium conjunctivum. Helv. physiol. pharmacol. Acta **1**, 359—380 und 467—487 (1943).

— Die Ataxien in ihrem funktionellen Aspekt. Confin. neurol. (Basel) **9**, 273—344 (1949).

— s. Hess (1950).

— et W. R. Hess: La question d'un „réflexe de préhension acoustique" et quelques remarques sur la commissure intercolliculaire de Probst. Schweiz. Arch. Neurol. Psychiat. **74**, 495/6 (1954).

— u. H. R. Müller: Proprioceptive Einflüsse auf den Ventralkern des Thalamus. Helv. physiol. pharmacol. Acta **3**, 497—518 (1945).

Canestrini, L.: Un caso di paralisi sopranucleare isolata dell' abducente. Riv. Neurol. **26**, 597—602 (1956).

Carmichael, E. A., M. R. Dix and C. S. Hallpike: Lesions of the cerebral hemispheres and their effects upon optokinetic and caloric nystagmus. Brain **77**, 345—372 (1954).

Carpenter, M. B., G. M. Brittin and J. Pines: Isolated lesions of the fastigial nuclei in the cat. J. comp. Neurol. **109**, 65—89 (1958).

Carrea, R. M. E., and F. A. Mettler: The anatomy of the primate brachium conjunctivum and associated structures. J. comp. Neurol. **101**, 565—690 (1954).

Castaldi, L.: Studi sulla struttura e sullo sviluppo del mesencefalo. Ricerche in Cavia Cobaya. I. Arch. ital. Anat. **20**, 23—225 (1923); II. Arch. ital. Anat. **21**, 172—263 (1924); III. Arch. ital. Anat. **23**, 481—609 (1926); IV. Arch. ital. Anat. **25**, 157—306 (1928).

Chambers, W. W., and J. M. Sprague: Functional localization in the cerebellum. I. Organization in longitudinal cortico-nuclear zones and their contribution to the control of posture, both extrapyramidal and pyramidal. J. comp. Neurol. **103**, 105—130 (1955).

Chang, H. T., and Th. C. Ruch: Spinal origin of the ventral supraoptic decussation (Gudden's commissure) in the spider monkey. J. Anat. (Lond.) **83**, 1—9 (1949).

Clara, M.: Das Nervensystem des Menschen (2. Aufl.). S. 772. Leipzig: J. A. Barth 1953.

CLARK, W., E. LE GROS: The thalamus of Tarsius. J. Anat. (Lond.) **64**, 371—414 (1929/30).
— The medial geniculate body and the nucleus isthmi. J. Anat. (Lond.) **67**, 536—548 (1932/3).
— The thalamic connexions of the temporal lobe of the brain in the monkey. J. Anat. (Lond.) **70**, 447—464 (1936).
— The termination of ascending tracts in the thalamus of the macaque monkey. J. Anat. (Lond.) **71**, 7—40 (1936/7).
— The connexions of the arcuate nucleus of the thalamus. Proc. roy. Soc. **123 B**, 166—176 (1937).
CLARK, W., E. LE GROS, J. BEATTIE, G. RIDDOCH and N. M. DOTT: The Hypothalamus. Morphological, functional, clinical and surgical aspects. S. 203. London: Oliver & Boyd 1938.
COHEN, D., W. W. CHAMBERS and J. M. SPRAGUE: Experimental study of the efferent projections from the cerebellar nuclei to the brainstem of the cat. J. comp. Neurol. **109**, 233—259 (1958).
COOPER, SYBIL, P. M. DANIEL and D. WHITTERIDGE: Afferent impulses from the muscle spindles of the extrinsic eye muscles and their course within the brainstem. Trans. ophthal. Soc. U. K. **74**, 435—440 (1954).
— — — — Muscle spindles and other sensory endings in the extrinsic eye muscles; the physiology and anatomy of these receptors and of their connexions with the brainstem. Brain **78**, 564—583 (1955).
CORBIN, K. B.: Observations on the peripheral distribution of fibers arising in the mesencephalic nucleus of the fifth cranial nerve. J. comp. Neurol. **73**, 153—177 (1940).
— and F. HARRISON: Function of mesencephalic root of fifth cranial nerve. J. Neurophysiol. **3**, 423—435 (1940).
CRANMER, R.: Nystagmus related to lesions of the central vestibular apparatus and the cerebellum. Ann. Otol. (St. Louis) **60**, 186—196 (1951).
CROSBY, ELIZABETH C.: Relations of brain centers to normal and abnormal eye movements in the horizontal plane. J. comp. Neurol. **99**, 437—480 (1953).
— and J. W. HENDERSON: The mammalian midbrain and isthmus regions. II. Fiber connections of the superior colliculus. B. Pathways concerned in autonomic eye movements. J. comp. Neurol. **88**, 53—92 (1948).
— and R. T. WOODBURNE: The mammalian ... Part. II. The fiber connections. C. The hypothalamo-tegmental pathways. J. comp. Neurol. **94**, 1—32 (1951).
DARKSCHEWITSCH, L. v.: Über die hintere Commissur des Gehirns. Neur. Cbl. **4**, 100/1 (1885).
— Über den oberen Kern des Nucl. oculomotorius. Arch. Anat. Entw. **1889**, 107—116.
— u. G. PRIBYTKOW: Über die Fasersysteme am Boden des dritten Hirnventrikels. Neur. Cbl. **10**, 417—429 (1891).
DIX, M. R., and C. S. HALLPIKE: Lesions of the cerebral hemispheres and their effects upon optokinetic and caloric nystagmus. J. Physiol. (Lond.) **114**, 550 (1951).
DOW, R. S., and R. ANDERSON: Cerbellar action potentials in response to stimulation of proprioceptors in the rat. J. Neurophysiol. **5**, 363—371 (1942).
DUKE-ELDER, SIR W. ST.: Text-book of ophthalmology. Vol. IV: The neurology of vision. Chapt. XLIX: Ocular deviations, S. 4149—4198. London: Henry Kimpton 1949.
ECONOMO, C. v.: Über dissoziierte Empfindungslähmung bei Ponstumoren und über die zentralen Bahnen des sensiblen Trigeminus. Jb. Psychiat. Neurol. **32**, 107—138 (1911).
— Wilsons Krankheit und das Syndrome du corps strié. Z. Neur. **43**, 173—209 (1918).
— u. J. P. KARPLUS: Zur Physiologie und Anatomie des Mittelhirns. Arch. Psychiat. **46**, 275—356 und 377—429 (1910).
ECTORS, L.: Le cervelet freine l'inertie des muscles immobiles et en mouvement. Rev. neurol. **78**, 14—23 (1946).
EDINGER, L.: Vorlesungen über den Bau der nervösen Zentralorgane des Menschen und der Tiere. S. XII, 530. Leipzig: F. C. W. Vogel 1911.
FERRARO, A., and S. E. BARRERA: The effects of lesions of the dorsal spinocerebellar tract and corpus restiforme in the Macacus rhesus monkey. Brain **58**, 174—202 (1935).
FERRARO, A., B. L. PACELLA and S. E. BARRERA: Effects of lesions of the medial vestibular nucleus. J. comp. Neurol. **73**, 7—36 (1940).
FILLENZ, MARIANNE: Responses in the brainstem of the cat to stretch of extrinsic oculor muscles. J. Physiol. (Lond.) **128**, 182—199 (1955).
FLECHSIG, P.: Zusatz zu vorstehender Mitteilung. Neur. Cbl. **4**, 196 (1885).

Fox, C. A.: The mammillary peduncle and ventral tegmental nucleus in the cat. J. comp. Neurol. **75**, 411—426 (1941).
— The stria terminalis, longitudinal association bundle and precommissural fibers in the cat. J. comp. Neurol. **79**, 277—296 (1943).
and J. T. Schmitz: The substantia nigra and the entopeduncular nucleus in the cat. J. comp. Neurol. **80**, 323—334 (1944).
Gamble, H. J.: An experimental study of the secondary olfactory connexions in Testudo graeca. J. Anat. **90**, 15—29 (1956).
Gardner, E., and H. M. Cuneo: Lateral spinothalamic tract and associated tracts in man. Arch. Neurol. Psychiat. (Chicago) **53**, 423—430 (1945).
Gehuchten, A. van: Recherches sur les voies sensitives centrales. La voie centrale du trijumeau. Névraxe **3**, 235—261 (1901).
— Le corps restiforme et les connexions bulbo-cérébelleuses. Fibres réticulo-cérébelleuses ventrales. Névraxe **6**, 135—139 (1904).
Gerebtzoff, M. A.: Les voies centrales de la sensibilité et du goût et leurs terminaisons thalamiques. Cellule **48**, 91—146 (1939).
— Les connexions thalamo-striées. Le noyau parafasciculaire et le centre médian. J. belge Neurol. Psychiat. **40**, 407—416 (1940).
— Note anatomo-expérimentale sur le fornix, la corne d'Ammon et leurs relations avec diverses structures encéphaliques, notamment l'épiphyse. J. belge Neurol. Psychiat. **41**, 7—8 (1941/42).
Glees, P.: The contribution of the medial fillet and strio-hypothalamic fibers to the dorsal supra-optic decussation, with a note on the termination of the lateral fillet. J. Anat. **78**, 113—117 (1944).
— The interrelation of the strio-pallidum and the thalamus in the macaque monkey. Brain **68**, 331—346 (1945).
— Der Verlauf und die Endigung des Tractus spinothalamicus und der medialen Schleife, nach Beobachtungen beim Menschen und Affen. Verh. Anat. Ges., 50. Vers. 1952: 48—58.
— u. R. A. Bailey: Schichtung und Fasergröße des Tractus spinothalamicus des Menschen. Mschr. Psychiat. Neurol. **122**, 129—141 (1951).
— E. G. T. Liddell u. C. G. Phillips: Der Verlauf der medialen Schleife im Hirnstamm der Katze. Z. Zellforsch. **35**, 487—494 (1951).
— and P. D. Wall: Fibre connections of the subthalamic region and the centro-median nucleus of the thalamus. Brain **69**, 195—210 (1946).
— u. E. Zander: Der Tractus tegmento-olivaris des Menschen. Mschr. Psychiat. Neurol. **120**, 21—30 (1950).
Goldmann, H.: Diskussionsbemerkung. Ophthalmologica (Basel) **114**, 260/1 (1947).
Goldstein, K.: Über die aufsteigende Degeneration nach Querschnittsunterbrechung des Rückenmarks (Tractus spino-cerebellaris posterior, Tractus spino-olivaris, Tractus spino-thalamicus). Neur. Cbl. **29**, 898—911 (1910).
Gray, L. P.: Some experimental evidence on the connections of the vestibular mechanism in the cat. J. comp. Neurol. **41**, 319—364 (1926).
Greving, R.: Die zentralen Anteile des vegetativen Nervensystems. Handb. mikr. Anat. (Möllendorf) **IV 1**, 917—1060 (1928).
Gudden, B.: Experimentaluntersuchungen über das peripherische und zentrale Nervensystem. Arch. Psychiat. **2**, 693—723 (1870).
Guillain, G., et P. Mollaret: Deux cas de myoclonies synchrones et rythmées vélo-pharyngo-laryngo-oculo-diaphragmatiques. Le problème anatomique et physiopathologique de ce syndrome. Rev. neurol. **1931 II**, 545—566.
— — Nouvelle contribution à l'étude des myoclonies vélo-pharyngo-laryngo-oculo-diaphragmatiques. Rev. neurol. **1932 II**, 249—264.
Gurdjian, E. S.: The diencephalon in the albino rat. Studies on the brain of the rat. No. 2. J. comp. Neurol. **43**, 1—114 (1927).
Halpern, L.: The syndrome of sensorimotor induction in disturbed equilibrium. Arch. Neurol. Psyichiat. (Chicago) **62**, 330—354 (1949).
Hassler, R.: Über die afferenten Bahnen und Thalamuskerne des motorischen Systems des Großhirns. I. Bindearm und Fasciculus thalamicus. Arch. Psychiat. Neurol. **182**, 759—785 (1949).

HASSLER, R.: Über die afferenten ... II. Weitere Bahnen aus Pallidum, Ruber, vestibulärem System zum Thalamus. Arch. Psychiat. Neurol. **182**, 786—818 (1949).

— u. W. R. HESS: Experimentelle und anatomische Befunde über die Drehbewegungen und ihre nervösen Apparate. Arch. Psychiat. Neurol. **192**, 488—526 (1954).

HESS, W. R.: Die Methodik der lokalisierten Reizung und Ausschaltung subcoricaler Hirnabschnitte. S. 122. Leipzig: G. Thieme 1932.

— Die Motorik als Organisationsproblem. Biol. Zbl. **61**, 545—572 (1941).

— Biomotorik als Organisationsproblem. Naturwissenschaften **30**, 441—446 und 537—542 (1942).

— Hypothalamische Adynamie. Helv. physiol. pharmacol. Acta **2**, 137—147 (1944).

— Vegetative Funktionen und Zwischenhirn. S. 72. Helv. Physiol. Pharmacol. Acta, Suppl. IV, 1947.

— Zwischenhirn und Motorik. S. 89. Helv. Physiol. Pharmacol. Acta, Suppl. V, 1948.

— Symposion über das Zwischenhirn. Helv. physiol. pharmacol. Acta. Suppl. VI, S. 80 (1950). (Diskussionsbemerkung S. 52/3).

— Das Zwischenhirn (2. Aufl.). S. 218. Basel: B. Schwabe Co. 1954.

— u. M. BRÜGGER: Das subkortikale Zentrum der affektiven Abwehrreaktion. Helv. physiol. pharmacol. Acta **1**, 32—52 (1943).

— S. BÜRGI u. V. M. BUCHER: Motorische Funktion des Tectal- und Tegmentalgebietes. Mschr. Psychiat. Neurol. **112**, 1—52 (1946).

HIRASAWA, K., S. OKANO u. S. KAMIO: Beitrag zur Kenntnis über die corticalen extrapyramidalen Fasern aus der Area temporalis superior (Area 22) beim Affen. Z. mikrosk.-anat. Forsch. **44**, 74—84 (1938).

HONEGGER, J.: Vergleichend-anatomische Untersuchungen über den Fornix und die zu ihm in Beziehung gebrachten Gebilde im Gehirn des Menschen und der Säugetiere. Recueil zool. Suisse **5**, 201—434 (1890).

HOESSLY, G. F.: Über optisch induzierte Blickbewegungen. Helv. physiol. pharmacol. Acta **5**, 333—347 (1947).

HUBER, G. C., and E. C. CROSBY: A comparison of the mammalian and reptilian tecta. J. comp. Neurol. **78**, 133—368 (1943).

HUNSPERGER, R. W.: Affektreaktionen auf elektrische Reizung im Hirnstamm der Katze. Helv. physiol. pharmacol. Acta **14**, 70—92 (1956).

HYNDMAN, O. R., and C. VAN EPPS: Possibility of differential section of the spinothalamic tract. Arch. Surg. (Chicago) **38**, 1036—1053 (1939).

INGRAM, W. R.: Nuclear organization and chief connections of the primate hypothalamus. Res. Publ. Ass. nerv. ment. Dis. **20**, 195—244 (1940).

JANSEN, J., and J. JANSEN jr.: On the efferent fibers of the cerebellar nuclei in the cat. J. comp. Neurol. **102**, 607—632 (1955).

JOHNSTON, J. B.: Further contributions to the study of the evolution of the forebrain. J. comp. Neurol. **35**, 337—481 (1923).

JUNG, R.: Nystagmographie. Hdb. inn. Med. (Bergmann-Frey-Schwiegk) **V 1**, 1325—1379. Berlin-Göttingen-Heidelberg: Springer 1953.

KEENE, M. F. L.: The connexions of the posterior commissure. J. Anat. (Lond.) **72**, 488—501 (1937).

KESTENBAUM, A.: Clinical methods of neuro-ophthalmologic examination. S. 384. New York: Grune & Stratton 1946.

KIMMEL, D. L.: Nigrostriatal fibers in the cat. Anat. Rec. **82**, 425 (1942).

KODAMA, S.: Über die sogenannten Basalganglien. II. Pathologisch-anatomische Untersuchungen mit Bezug auf die sogenannten Basalganglien und ihre Adnexe. B. Über die Faserverbindungen zwischen den Basalganglien und ihren Adnexen sowie den übrigen subkortikalen Kerngebieten beim Menschen, nebst einigen experimentellen Mitteilungen. Schweiz. Arch. Neurol. Psychiat. **23**, 38—100 und 179—265 (1928).

KOELLIKER, A.: Hdb. der Gewebelehre des Menschen. Bd. **2**, IV, 491—533. Leipzig: W. Engelmann 1896.

KOHNSTAMM, O., u. F. QUENSEL: Über den Kern des hinteren Längsbündels, den roten Haubenkern und den Nucleus intratrigeminalis. Neur. Cbl. **27**, 242—252 (1908).

KÖRNYEY, ST.: Zur Faseranatomie des Striatum, des Zwischen- und Mittelhirns auf Grund der Markreifung in den ersten drei Lebensmonaten. Z. Anat. Entwickl.-Gesch. **81**, 620—632 (1926).

KRIEG, W. J. S.: The hypothalamus of the albino rat. J. comp. Neurol. **55,** 19—89 (1932).

KUHLENBECK, H., and R. N. MILLER: The pretectal region of the rabbit's brain. J. comp. Neurol. **76,** 323—365 (1942).

LARSELL, O.: The differentiation of the peripheral and central acoustic apparatus in the frog. J. comp. Neurol. **60,** 437—527 (1934).

— The cerebellum. A review and interpretation. Arch. Neurol. Psychiat. (Chicago) **38,** 580—607 (1937).

LARUELLE, L.: Les centres végétatifs du diencéphale médian. Rev. neurol. **41 I,** 809—842 (1934).

— et M. REUMONT: La colonne de Stilling-Clarke. C. R. Ass. Anat. **1938,** 1—20.

LAURSEN, A. M.: An experimental study of pathways from the basal ganglia. J. comp. Neurol. **102,** 1—26 (1955).

LE GROS CLARK: s. CLARK, LE GROS.

LEIDLER, R.: Wie weit kann man aus der Vestibularisuntersuchung auf Art und Sitz einer Hirnerkrankung schließen? Pract. oto-rhinolaryng. (Basel) **1939 II,** 86—96 und 152—190.

LEMMEN, L. J.: An anatomical and experimental study of temporal and occipital association areas. J. comp. Neurol. **95,** 521—560 (1951).

LEMOYNE, J.: Les examens oto-rhino-laryngologiques en neurologie. S. 342. Paris: Masson Cie. 1956.

LEVIN, P. M.: The efferent fibers of the frontal lobe of the monkey, Macaca mulatta. J. comp. Neurol. **63,** 369—419 (1936).

LEWANDOWSKY, M.: Untersuchungen über die Leitungsbahnen des Truncus cerebri und ihren Zusammenhang mit denen der Medulla spinalis und des Cortex cerebri. Denkschr. der med.-naturw. Ges. zu Jena **10,** Neurobiol. Arb., II. Serie, Bd. **1,** 63—111 (1904).

LORENTE DE Nó, R.: Ausgewählte Kapitel aus der vergleichenden Physiologie des Labyrinthes. Die Augenmuskelreflexe beim Kaninchen und ihre Grundlagen. Ergebn. Physiol. **32,** 73—242 (1931).

— Analysis of the activity of the chains of internuncial neurons. J. Neurophysiol. **1,** 207—244 (1938).

LUBSEN, J. (zit. nach BROUWER u. Mitarb.).

McLARDY, T.: Observations on the fornix of the monkey. I. Cell studies. J. comp. Neurol. **103,** 305—326 (1955a). — II. Fiber studies. J. Comp. Neur. **103,** 327—344 (1955b).

MAGOUN, H. W.: Descending connections from the hypothalamus. Res. Publ. Ass. nerv. ment. Dis. **20,** 270—285 (1940).

— and MARY RANSON: The supraoptic decussations in the cat and monkey. J. comp. Neurol. **76,** 435—459 (1942).

MARBURG, O.: Das dorsale Längsbündel von Schütz — Fasciculus periependymalis — und seine Beziehungen zu den Kernen des zentralen Höhlengrau. Arb. neurol. Inst. Univ. Wien **33,** 135—164 (1931).

— The structure and fiber connections of the human habenula. J. comp. Neurol. **80,** 211—233 (1944).

MARBURG, O., and F. J. WARNER: The pathways of the tectum (anterior colliculus) of the midbrain in cats. J. nerv. ment. Dis. **106,** 415—446 (1947).

MATZKE, H. A.: The course of the fibers arising from the nucleus gracilis and cuneatus of the cat. J. comp. Neurol. **94,** 439—452 (1951).

MAY, O., and SIR V. HORSLEY: The mesencephalic root of the fifth nerve. Brain **33,** 175—203 (1910).

METTLER, F. A.: Connections of the auditory cortex of the cat. J. comp. Neurol. **55,** 139—183 (1932).

— Corticifugal fiber connections of the cortex of Macaca mullatta. The occipital region. J. comp. Neurol. **61,** 231—256 (1935a).

— Corticifugal fiber . . . The frontal region. J. comp. Neurol. **61,** 509—542 (1935 b).

— Corticifugal fiber connections of Macaca mulatta. The parietal region. J. comp. Neurol. **62,** 263—291 (1935 c).

— Corticifugal fiber . . . The temporal region. J. comp. Neurol. **63,** 25—47 (1936).

— The tegmento-olivary and central tegmental fasciculi. J. comp. Neurol. **80,** 149—175 (1944).

— Fiber connections of the corpus striatum of the monkey and baboon. J. comp. Neurol. **82,** 169—204 (1945 a).

METTLER, F. A.: Pallidal isolation in the monkey: chronic physiological and anatomical results. J. comp. Neurol. **83**, 93—111 (1945 b).

METTLER, F. A., H. W. ADES, E. LIPMAN and E. A. CULLER: The extrapyramidal system. An experimental demonstration of function. Arch. Neurol. Psychiat. (Chicago) **41**, 984—995 (1939).

MEYNERT, TH.: Vom Gehirne der Säugetiere. In: S. STRICKER: Hdb. der Lehre von den Geweben des Menschen und der Tiere. Cap. 31, S. 694—808. Leipzig: Wilh. Engelmann 1871.

MINKOWSKI, M.: Über den Verlauf, die Endigung und die zentrale Repräsentation von gekreuzten und ungekreuzten Sehnervenfasern bei einigen Säugern und beim Menschen. Schweiz. Arch. Neurol. Psychiat. **6**, 201—252 (1920) und **7**, 268—303 (1920).

MORIN, F.: An experimental study of hypothalamic connections in the guinea pig. J. comp. Neurol. **92**, 193—213 (1950).

MORIN, F., and J. V. CATALANO: Central connections of a cervical nucleus (Nucl. cervicalis lateralis of the cat). J. comp. Neurol. **103**, 17—32 (1955).

MORIN, F., H. G. SCHWARTZ and J. L. O'LEARY: Experimental study of the spinothalamic and related tracts. Acta psychiat. scand. **26**, 371—396 (1951).

MORUZZI, G.: Problems in cerebellar physiology. S. 116. Springfield (Ill.): Charles C. Thomas 1950.

MORUZZI, G., and H. W. MAGOUN: Brain stem reticular formation and activation of the EEG. Electroenceph. clin. Neurophysiol. **1**, 455—473 (1949).

MÜNZER, E., u. H. WIENER: Das Zwischen- und Mittelhirn des Kaninchens und die Beziehungen dieser Teile zum übrigen Zentralnervensystem, mit besonderer Berücksichtigung der Pyramidenbahn und der Schleife. Mschr. Psychiat. Neurol. **12**, 241—279 (1902).

MUSKENS, L. J. J.: An anatomico-physiological study of the posterior longitudinal bundle in its relation to forced movements. Brain **36**, 352—426 (1913/4).

NAUTA, W. J. H.: An experimental study of the fornix system in the rat. J. comp. Neurol. **104**, 247—271 (1956).

OGAWA, T.: The tractus tegmenti medialis and its connection with the inferior olive in the cat. J. comp. Neurol. **70**, 181—190 (1939).

— Experimentelle Untersuchungen über die mediale und zentrale Haubenbahn bei der Katze. Arch. Psychiat. **110**, 365—444 (1939).

ORIOLI, F. L., and F. A. METTLER: Consequences of section of the simian restiform body. J. comp. Neurol. **109**, 195—204 (1958).

PAPEZ, J. W.: Reticulo-spinal tracts in the cat. Marchi method. J. comp. Neurol. **41**, 365—399 (1926).

— Comparative neurology. New York: T. Y. Crowell Co. 1929 (zit. n. HUBER u. CROSBY).

— A summary of fiber connections of the basal ganglia with each other and with other portions of the brain. Res. Publ. Ass. nerv. ment. Dis. **21**, 21—68 (1942).

— Dorsal trigeminothalamic tract in the brain stem of quadrupeds. Anat. Rec. **109**, 405 (1951).

— and W. RUNDLES: The dorsal trigeminal tract and the centre median nucleus of Luys. J. nerv. ment. Dis. **85**, 505—519 (1937).

— and W. A. STOTLER: Connections of the red nucleus. Arch. Neurol. Psychiat. (Chicago) **44**, 776—791 (1940).

PEARSON, A. A.: The development and connections of the mesencephalic root of the trigeminal nerve in man. J. comp. Neurol. **90**, 1—46 (1949 a).

— Further observations on the mesencephalic root of the trigeminal nerve. J. comp. Neurol. **91**, 147—194 (1949 b).

POIRIER, L. J., and C. BERTRAND: Experimental and anatomical investigations of the lateral spino-thalamic and spino-tectal tracts. J. comp. Neurol. **102**, 745—757 (1955).

PROBST, M.: Experimentelle Untersuchungen über die Schleifenendigung, die Haubenbahnen, das dorsale Längsbündel und die hintere Commissur. Arch. Psychiat. **33**, 1—57 (1900 a).

— Zur Anatomie und Physiologie experimenteller Zwischenhirnverletzungen. Dtsch. Z. Nervenheilk. **17**, 141—168 (1900 b).

— Über den Verlauf und die Endigung der Rinden-Sehhügelfasern des Parietallappens sowie Bemerkungen über den Verlauf des Balkens, des Gewölbes, der Zwinge und über den Ursprung des Monakowschen Bündels. Arch. Anat. Entw.Gesch. **1901**, 357—368 (1901).

PROBST, M.: Über den Verlauf der zentralen Sehfasern (Rinden-Sehhügelfasern) und deren Endigung im Zwischen- und Mittelhirn und über die Associations- und Commissurenfasern der Sehsphäre. Arch. Psychiat. **35**, 22—43 (1902 a).

— Zur Anatomie und Physiologie des Kleinhirns. Arch. Psychiat. **35**, 692—777 (1902 b).

QUENSEL, F.: Ein Fall von Sarcom der Dura spinalis. Beitrag zur Kenntnis der secundären Degenerationen nach Rückenmarkscompression. Neur. Cbl. **17**, 482—493 (1898).

— Untersuchungen über die Tektonik von Mittel- und Zwischenhirn des Kaninchens. Pflügers Arch. ges. Physiol. **139**, 47—92 (1911).

RAMÓN, P.: Estructura del encéfalo del cameleón. Rev. trimest. micrograf **1**, 46—82 (1896).

RAMÓN Y CAJAL, S.: Histologie du système nerveux de l'homme et des vertébrés. Bd. II. S. 993. Paris: A Maloine 1911.

RAND, R. W.: An anatomical and experimental study of the cerebellar nuclei and their efferent pathways in the monkey. J. comp. Neurol. **101**, 167—223 (1954).

RANSON, S. W., and W. R. INGRAM: The diencephalic course and termination of the medial lemniscus and the brachium conjunctivum. J. comp. Neurol. **56**, 257—275 (1932).

RANSON, S. W., and H. W. MAGOUN: The central path of the pupilloconstrictor reflex in response to light. Arch. Neurol. Psychiat. (Chicago) **30**, 1193—1202 (1933).

RANSON, S. W., and MARY RANSON: Pallidofugal fibers in the monkey. Arch. Neurol. Psychiat. (Chicago) **42**, 1059—1067 (1939).

RANSON, S. W., S. W. RANSON jr. and MARY RANSON: Fiber connections of corpus striatum as seen in Marchi preparations. Arch. Neurol. Psychiat. (Chicago) **46**, 230—249 (1941).

RANSON, S. W. and S. W. RANSON jr.: Efferent fibers of the corpus striatum. Res. Publ. Ass. nerv. ment. Dis. **21**, 69—76 (1942).

RASMUSSEN, A. T.: Secondary vestibular tracts in the cat. J. comp. Neurol. **54**, 143—171 (1932).

— Origin and course of the fasciculus uncinatus (RUSSELL) in the cat, with observations on other fiber tracts arising from the cerebellar nuclei. J. comp. Neurol. **57**, 165—197 (1933).

— Tractus tecto-spinalis in the cat. J. comp. Neurol. **63**, 501—525 (1935).

RASMUSSEN, A. T., and W. T. PEYTON: The course and termination of the medial lemniscus in man. J. comp. Neurol. **88**, 411—424 (1948).

RASMUSSEN, G. L.: The olivary peduncle and other fiber projections of the superior olivary complex. J. comp. Neurol. **84**, 114—220 (1946).

REXED, B., and A. BRODAL: The nucleus cervicalis lateralis. A spino-cerebellar relay nucleus J. Neurophysiol. **14**, 399—407 (1951).

RIESE, W.: Beiträge zur Faseranatomie der Stammganglien. J. Psychol. Neurol. (Lpz.) **31**, 81—122 (1925).

RIOCH, D. McK.: Studies on the diencephalon of carnivora. II. Certain nuclear configurations and fiber connections of the subthalamus and midbrain of the dog and cat. J. comp. Neurol. **49**, 121—154 (1929).

— Studies ... Certain myelinated fiber connections of the diencephalon of the dog (canis familiaris), cat (felis domestica) and aevisa (crossarchus obscurus). J. comp. Neurol. **53**, 319—388 (1931).

ROSE, J.: The cell structure of the mammillary body in mammals and man. J. Anat. (Lond.) **74**, 91—115 (1939/40).

— The thalamus of the sheep: cellular and fibrous structure and comparison with pig, rabbit and cat. J. comp. Neurol. **77**, 469—523 (1942).

ROSEGAY, H.: An experimental investigation of the connections between the corpus striatum and substantia nigra in the cat. J. comp. Neurol. **80**, 293—321 (1944).

RUSSELL, G. V.: The dorsal trigemino-thalamic tract in the cat reconsidered as a lateral reticulo-thalamic system of connections. J. comp. Neurol. **101**, 237—263 (1954).

RUSSELL, G. V., and F. H. JOHNSON: A reticulo-thalamic system of connections. Anat. Rec. **112**, 464 (1952).

SACHS, E.: On the structure and functional relations of the optic thalamus. Brain **32**, 95—186 (1909).

SCHÜTZ, H.: Anatomische Untersuchungen über den Faserverlauf im zentralen Höhlengrau und den Nervenfaserschwund in demselben bei der progressiven Paralyse der Irren. Arch. Psychiat. **22**, 527—587 (1891).

SIGRIST, F.: Zur Physiologie des Vicq d'Azyrschen Bündels und seiner unmittelbaren Umgebung. Helv. physiol. pharmacol. Acta **3**, 361—372 (1945).

SIMPSON, S.: Preliminary note on secondary degeneration following unilateral lesions of the
    cerebral motor cortex. J. Physiol. (Lond.) **27**, PX—XII (1901).
SINCLAIR, D. C.: Cutaneous sensation and the doctrine of specific energy. Brain **78**, 584—614
    (1955).
SMYTH, G. E.: The systematization and central connections of the spinal tract and nucleus of
    the trigeminal nerve. Brain **62**, 41—87 (1939).
SNIDER, R. S., and A. STOWELL: Receiving areas of the tactile, auditory, and visual systems
    in the cerebellum. J. Neurophysiol. **7**, 331—357 (1944).
SÖLDER, F. VON: Degenerierte Bahnen im Hirnstamm bei Läsionen des unteren Cervikalmarks.
    Neur. Cbl. **16**, 308—312 (1897).
SPATZ, H.: Anatomie des Mittelhirns. Hdb. Neur. (BUMKE-FOERSTER), **1**, 474—540. Berlin:
    J. Springer 1936.
SPATZ, H., R. DIEPEN u. V. GAUPP: Zur Anatomie des Infundibulum und des Tuber cinereum
    beim Kaninchen. Dtsch. Z. Nervenheilk. **159**, 229—268 (1948).
SPIEGEL, E.: Experimentalstudien am Nervensystem. XV. Der Mechanismus des labyrinthären
    Nystagmus. Z. Hals-, Nas.- u. Ohrenheilk. **25**, 200—217 (1930).
SPITZER, A.: Ein Fall von Tumor am Boden der Rautengrube. Beitrag zur Kenntnis des hin-
    teren Längsbündels. Arb. neurol. Inst. Univ. Wien. **6**, 1—58 (1899).
STEPHAN, H.: Vergleichend-anatomische Untersuchungen an Insektivorengehirnen. Morph.
    Jb. **97**, 77—146 (1956).
THOMAS, D. M., R. P. KAUFMAN, J. M. SPRAGUE and W. W. CHAMBERS: Experimental studies
    of the vermal cerebellar projections in the brain stem of the cat (fastigiobulbar tract).
    J. Anat. (London) **90**, 371—385 (1956).
THOMPSON, ELIZABETH L.: The dorsal longitudinal fasciculus in Didelphis Virginiana. J. comp.
    Neurol. **76**, 239—281 (1942).
TORVIK, A.: The ascending fibers from the main trigeminal sensory nucleus. Amer. J. Anat.
    100, 1—15 (1957).
TORVIK, A., and A. BRODAL: The origin of reticulo-spinal fibers in the cat. Anat. Rec. **128**,
    113—137 (1957).
TSAI, CH.: The descending tracts of the thalamus and midbrain of the opossum, Didelphis
    Virginiana. J. comp. Neurol. **39**, 217—248 (1925).
VERHAART, W. J. C.: The central tegmental tract. J. comp. Neurol. **90**, 173—192 (1949).
VIDAL, F.: Comisura supraoptica ventral en el hombre. Pren. méd. argent. **28**, No. 25, 1—27
    (1941).
— Haces mielinicos hipotalámicos (pars supraóptica) en el hombre. Sem. méd. (B. Aires),
    No. **23**, 1—38 (1942).
VOGT, CÉCILE, u. O. VOGT: Zur Kenntnis der pathologischen Veränderungen des Striatum
    und des Pallidum und zur Pathophysiologie der dabei auftretenden Krankheitserscheinungen.
    S.-B. Heidelb. Akad. Wissensch., math.-naturw. Klasse. Abt. B: Biolog. Wissensch. **14**.
    Abh., **B 14**, 1—56 (1919).
WALBERG, F.: Descending connections to the inferior olive (an experimental study in the cat).
    J. comp. Neurol. **104**, 77—173 (1956).
WALBERG, F., and A. BRODAL: Spino-pontine fibers in the cat. J. comp. Neurol. **99**, 251—287
    (1953).
WALDVOGEL, W.: Zur Physiologie der Commissura anterior und deren Umgebung. Helv.
    physiol. pharmacol. Acta **3**, 243—259 (1943).
WALKER, A. E.: The origin, course and terminations of the secondary pathways of the trige-
    minal nerve in primates. J. comp. Neurol. **71**, 59—89 (1939).
— The spinothalamic tract in man. Arch. Neurol. Psychiat. (Chicago) **43**, 284—298 (1940).
— Somatotopic localization of spinothalamic and secondary trigeminal tracts in the mesence-
    phalon. Arch. Neurol. Psychiat. (Chicago) **48**, 884—889 (1942).
WALLENBERG, A.: Die secundäre Bahn des sensiblen Trigeminus. Anat. Anz. **12**, 95—110
    und 474 (1896).
— Secundäre sensible Bahnen im Gehirnstamme des Kaninchens, ihre gegenseitige Lage und
    ihre Bedeutung für den Aufbau des Thalamus. Anat. Anz. **18**, 81—105 (1900).
— Sekundäre Bahnen aus dem frontalen sensiblen Trigeminuskerne des Kaninchens. Anat.
    Anz. **26**, 145—155 (1905).
— Beiträge zur Kenntnis des Iltisgehirns. Z. Anat. Entwickl.-Gesch. **79**, 352—365 (1926).

WALLENBERG, A.: Anatomie, Physiologie und Pathologie des sensiblen Systems (anatomischer Teil des Vortragszyklus). Dtsch. Z. Nervenheilk. 101, 111—155 (1928).

WEINBERG, E.: The mesencephalic root of the fifth nerve. A comparative anatomical study. J. comp. Neurol. 46, 249—271 (1928).

WEISSCHEDEL, E.: Die zentrale Haubenbahn und ihre Bedeutung für das extrapyramidalmotorische System. Arch. Psychiat. 107, 443—579 (1937).

WHITTIER, J. R., and F. A. METTLER: Studies on the subthalamus of the rhesus monkey. I. Anatomy and fiber connections of the subthalamic nucleus of Luys. J. comp. Neurol. 90, 281—317 (1949 a).

— Studies . . . II. Hyperkinesia and other physiologic effects of subthalamic lesions, with special reference to the subthalamic nucleus of Luys. J. comp. Neurol. 90, 319—372 (1949 b).

WILSON, S. A. K.: An experimental research into the anatomy and physiology of the corpus striatum. Brain 36, 427—492 (1913/4).

WILSON, W. C., and H. W. MAGOUN: The functional significance of the inferior olive in the cat. J. comp. Neurol. 83, 69—77 (1945).

WINKLER, C., and A. POTTER: An anatomical guide to experimental researches on the cat's brain. Amsterdam: Versluys 1914.

WOODBURNE, R. T.: A phylogenetic consideration of the primary and secondary centers and connections of the trigeminal complex in a series of vertebrates. J. comp. Neurol. 65, 403—501 (1936).

WOODBURNE, R. T., E. C. CROSBY and R. E. McCOTTER: The mammalian midbrain and isthmus regions. Part II. The fiber connections. A. The relations of the tegmentum of the midbrain with the basal ganglia in macaca mulatta. J. comp. Neurol. 85, 67—92 (1946).

WOOLLARD, H. H., and J. A. HARPMAN: The connexions of the inferior colliculus and of the dorsal nucelus of the lateral lemniscus. J. Anat. (Lond.) 74, 441—458 (1939/40).

YOSS, R. E.: Studies of the spinal cord. Part II. Topographic localization within the ventral spino-cerebellar tract in the macaque. J. comp. Neurol. 99, 613—638 (1954).